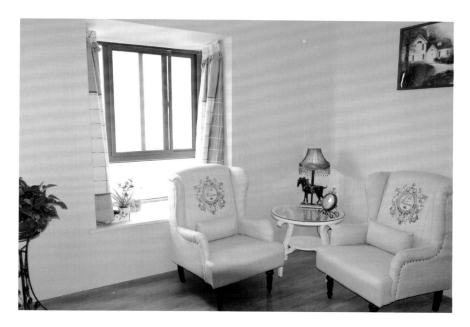

新建的心理咨询室

U0249120

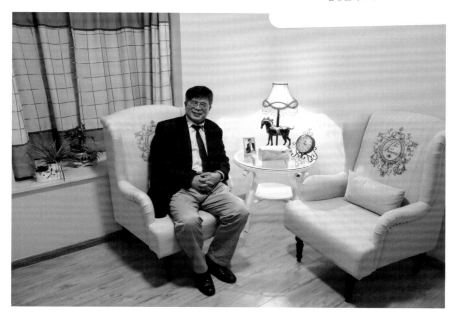

还原当年哈佛的心理咨询室

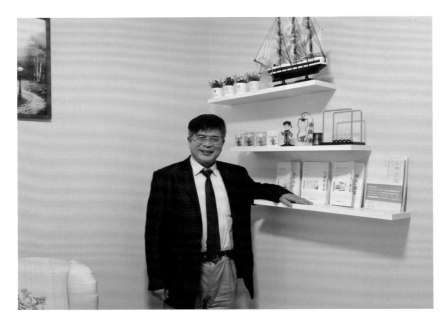

咨询室中书架和画作的设置都"别有用心"

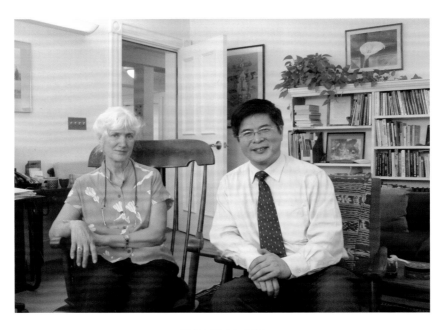

岳晓东博士与督导

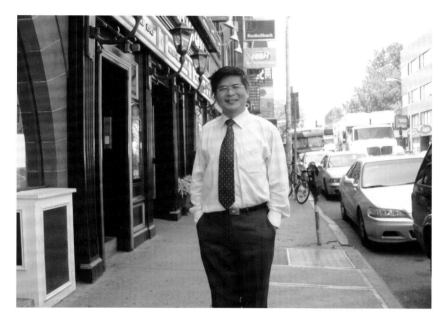

岳晓东博士在林登街5号

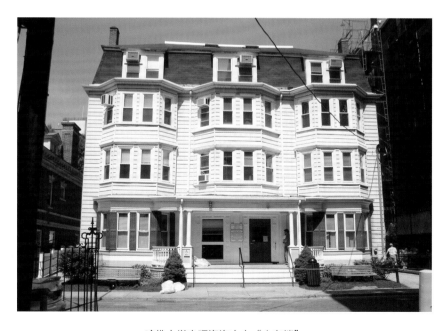

哈佛大学心理咨询中心"小白楼"

心理咨询基本功技术

岳晓东 ◎ 编著

清华大学出版社
北京

图书在版编目（CIP）数据

心理咨询基本功技术 / 岳晓东编著. —北京：清华大学出版社，2015（2024.11重印）
ISBN 978-7-302-37905-8

Ⅰ. ①心… Ⅱ. ①岳… Ⅲ. ①心理咨询 Ⅳ. ①R395.6

中国版本图书馆CIP数据核字（2014）第204927号

责任编辑：刘志英　娄志敏
封面设计：王文莹
责任校对：王荣静
责任印制：宋　林

出版发行：清华大学出版社
　　　　网　　　址：https://www.tup.com.cn，https://www.wqxuetang.com
　　　　地　　　址：北京清华大学学研大厦A座　　　邮　　编：100084
　　　　社　总　机：010-83470000　　　　　　　　邮　　购：010-62786544
　　　　投稿与读者服务：010-62776969，c-service@tup.tsinghua.edu.cn
　　　　质量反馈：010-62772015，zhiliang@tup.tsinghua.edu.cn
印 装 者：涿州汇美亿浓印刷有限公司
经　　销：全国新华书店
开　　本：185mm×260mm　　印　张：22.5　　插　页：2　　字　数：483千字
版　　次：2015年2月第1版　　　　　　　　　　　印　次：2024年11月第29次印刷
定　　价：59.80元

产品编号：058868-04

>>>>>>
练好心理咨询的基本功

近年来，心理咨询行业在国内飞速发展，这一方面吸引了许多有志者参加到心理咨询的学习与实践中去，另一方面又为心理咨询行业的职业化发展带来了诸多挑战。初入道者的普遍困惑是：为什么我参加了那么多场心理培训，学了那么多高深的技术，却做不好一场心理咨询呢？对此，我很想耐心地告诉大家，心理咨询绝不是靠玩几套绝招，或是真情伴随就能尽得真谛的。它需要大家先练好基本功，再确定个人的专业取向。其实，看似一场浅显的用心倾听，或是一场真诚的思想面质，都需要有坚实的基本功作基础，才能获得水到渠成之功。

由此，我向各位读者推荐《心理咨询基本功技术》这本书，因为岳晓东博士在书中回答了心理咨询初学者的一个普遍问题，即什么是心理咨询基本功。

在《心理咨询基本功技术》一书中，岳晓东博士提出，心理咨询师基本功技术应包括三大板块内容：（一）心理咨询师的入门管理技术，包括心理咨询的环境管理技术、心理咨询的关系确立技术、心理咨询的会面接待技术、心理咨询的倾听反应技术；（二）心理咨询的拓展深入技术，包括心理咨询的同感共情技术、心理咨询的洞察分析技术、心理咨询的沟通表达技术、心理咨询的觉察内省技术；（三）心理咨询的精神分析技术，包括心理咨询的关系处理技术、心理咨询的投射分析技术、心理咨询的解梦解析技术、心理咨询的催眠治疗技术。我很认同这些提法，因为它们为咨询师的理论学习、实践操作与个人成长提供了很好的参考。

《心理咨询基本功技术》一书有三大特点：（一）**实用性强**，书中不仅每节论述都附有简明扼要的理论探讨和案例示范，还配用了大量通俗易懂的图表，令人耳目一新；（二）**可操作性强**，书中对于心理咨询各种技巧的操作都有十分具体的建议，令人深受启发；（三）**趣味性强**，书中除了介绍心理咨询基本功的有关理念和技巧，还增添了大量心理咨询发展史的趣闻轶事，令人感觉意趣莹然。更难能可贵的是，岳晓东博士还结合其多年的教学经验和临床实践，提出了诸多原创性极强的实用技术，如第十章中的岳晓东重要他人投射分析技术、第十一章中的岳晓东简易解梦技术、第十二章中的简易催眠技术等，都堪称独树一帜。这些都使得《心理咨询基本功技术》这本著作不似一本枯燥乏味的教科书，而是一本人人可读、人人可懂的必读佳作。

在《心理咨询基本功技术》书中，岳晓东博士还将其多年的案例在保密原则的前提下巧妙展开，以揭开心理咨询的神秘面纱，还原其本真面貌。这种真诚严谨的态度呈现给读者的，不仅是心理咨询该怎样操作，也是咨询案主该怎样保护。

最后，我与岳晓东博士都是国内最早一批到国外学习心理咨询理论与技术的学人，1991年我们首次相遇，并一直合作到如今。岳晓东博士自1997年出版《登天的感觉》一书以来，就一直说要完成一部有关心理咨询基本功技术的书籍。经过十多年的整理、修改，他终于完成了这本书，我分享他的这份快乐。我想说，这本书的完稿，不仅圆了岳晓东博士多年来的一个梦想，也是医治当今"浮躁咨询"的一副良方。

是为序。

樊富珉

2015年5月于清华园

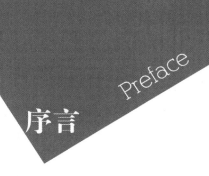

序言

Preface

>>>>>>
为什么要练好基本功

心理咨询师"不练基本功，练高难度动作"，令人堪忧

自2000年劳动部推出国家心理咨询师证书的培训计划以来，心理咨询师的培训与就业如雨后春笋，发展迅速。这对于国人心理与精神疾患的治疗，家庭与婚姻冲突的化解，儿童与青少年的健康成长，职场与工作压力的化解等都作出了突出的贡献。可以说，心理咨询行业已经成为当今中国社会发展最快的行业之一。据初步统计，十多年来，我们已有近百万人接受过各类心理咨询师的专业培训。

然而，比较港、台地区及西方社会对于心理咨询与治疗从业人员之培训及认定的严格要求，我国心理咨询师的培训及认定仍处在相当原始的阶段，这突出表现为：（1）心理咨询师的培训是短期教育，甚至是远程教育，而非硕士学位教育，所以其资格认定只是技能证书，而非学位证书；（2）咨询师在就业上岗前，严重缺乏实践经验，对于什么是心理咨询师的基本要求缺乏明确的认识；（3）咨询师的督导十分不健全，也不系统，咨询师无从了解其业务成长与个人成长的方向、方法与评估手段；（4）心理咨询与心理治疗仍划分不清，咨询师对其服务范围知之不详，了解不透；（5）咨询师在没有练好基本功之前就开始分流定向，主攻心理咨询的某一流派或技巧。凡此种种，不仅造成了有关部门对心理咨询服务之监察的严重混乱，也造成了社会大众对于心理咨询师之接纳的严重不足。这也造就了当今心理咨询市场之"叫好不叫卖，旺市不旺财"的趋势，而且越来越严重。

由此，咨询师在学习心理咨询课程时大多曾满怀激情，雄心壮志，力图在心理咨询与治疗行业中有所作为，并打造自己的品牌；但在冷酷的现实面前，他们当中许多人很快变得心灰意懒，意兴阑珊，不得不另择职业发展方向。可以说，心理咨询师行业也是当今社会流动性最大的职业之一。

还有的咨询师，为了能够尽快证明自己的实力，将自己刚刚学过的咨询技术立刻应用到咨询当中去，期望获得立竿见影的效果。这种急功近利的做法不仅忽略了来访者的个体差异与所学技术的使用时机，也造就了某些咨询师的"一招打遍天下，单眼望穿世界"的尴尬局面。另有一些心理咨询师，对于心理咨询的各类课程学习成瘾，却疏于亲身实践，且缺乏融会贯通，结果不接地气，学而难用。其结果，许多来访者和咨询师都会对心理咨询的具体事实与检测备感困惑和挫败。

所以，咨询师亟须苦练基本功，才能在心理咨询行业中站稳脚跟。

什么是心理咨询师的基本功技术

什么是心理咨询师的基本功技术？它应该包括哪些内容？

笔者查阅了国外心理咨询师培训的大量资料，并结合我国心理咨询师的短期培训模式，提出心理咨询师基本功技术应包括三大板块的内容。第一大板块是心理咨询接待管理技术，它包括心理咨询的环境管理技术（第一章）、心理咨询的关系确立技术（第二章）、心理咨询的会面接待技术（第三章）、心理咨询的倾听反应技术（第四章）。心理咨询师掌握了这些技术，就会知道怎样去布置心理咨询的外在环境，建立心理咨询的信任关系，整理心理咨询的档案资料，展现心理咨询的心灵陪伴。

第二大板块是心理咨询拓展深入技术，它包括心理咨询的同感共情技术（第五章）、心理咨询的洞察分析技术（第六章）、心理咨询的沟通表达技术（第七章）、心理咨询的觉察内省技术（第八章）。心理咨询师掌握了这些技术，就会知道怎样去强化心理咨询的共情反应，发现心理咨询的问题所在，表现心理咨询的沟通艺术，明确心理咨询师的个人成长。

第三大板块是心理咨询精神分析技术，它包括心理咨询的关系处理技术（第九章）、心理咨询的投射分析技术（第十章）、心理咨询的解梦解析技术（第十一章）、心理咨询的催眠治疗基本技术（第十二章）。咨询师掌握了这些"精分"的技术，就会知道怎样去化解来访者的移情和阻抗，对来访者进行不同的投射分析，解析来访者的各种梦境，给来访者实施适合的催眠治疗。

有必要强调的是，在这里，我把精神分析技术（或心理动力学技术）列为心理咨询师的基本功技术，因为所有心理咨询的理论与技术都源于精神分析的理论和技术。所以，咨询师无论师从哪一派的心理咨询理论或技术，他（她）都应该对精神分析的核心理论与技术有一个整体了解。因为精神分析理论与技术，可谓心理咨询之母。

还有必要指出的是，在精神分析的基本功技术中，我加入了催眠治疗的技术，这是因为在一定程度上，精神分析的技术也源于催眠治疗的技术，所以学习精神分析技术自然也要了解催眠治疗技术，两者的关系是互补的，而不是相克的。而在实际操作中，催眠治疗的技术比想象的要简单得多，也方便得多，因而是每个咨询师的必备技术。

最后，心理测量技术也堪称心理咨询师的基本功技术。但它不仅需要咨询师具有深入的心理测量学知识，还需要具有相应的资格认定。所以，它应该算作心理咨询师的高级基本功技术，没有列入此书中。

心理咨询是配方加偏方

在对心理咨询近30年的学习、教学和实践中，我深深地感到：心理咨询是配方加偏方。心理咨询之所以是配方，是因为心理咨询与治疗的有力实施，需要在来访者的问题性质及个人气质与咨询师的个人风格及主攻方向之间寻求平衡，达到两者的最佳匹配，这样才能使咨询师对来访者的问题灵活调整，应对自如。心理咨询师对此不可不察，否则就会出现咨询师"以不变应万变"的尴尬局面，令心理咨询找不到切合实际的方向。

心理咨询之所以是偏方，是因为心理咨询作为一种非药物性治疗手段，是没有标准化的诊断与治疗手册的。也就是说，心理咨询师在面对来访者的主述问题时，往往是根据自身的实践经验、生活阅历和主攻方向为来访者提供个性化服务。在这层意义上讲，心理咨询师的角色定位，与其说像个西医师，倒不如说像个中医师。因为正如中医调理一样，没有哪一种疾病的调理（如脾、肝、肾病）会用完全统一的药方；也没有哪一个中医师会用一模一样的药方去处理同一类型的问题；同样，在心理咨询中，没有哪一个心理问题的咨询（如婚姻问题、择业问题、亲子教育问题）会得到完全统一的疏导；也没有哪一个心理咨询师会用一模一样的模式去处理同一类型的心理问题。

由此，心理咨询师要根据来访者的特定问题、特定气质、特定需求采取特定的心理咨询方法与手段。在这层意义上，咨询师也类似于一个艺术家，在心理咨询的杏林里寻求确立个人化的咨询风范与表现。

完成本书的写作，是我十年的梦想

自从1991年我第一次回国讲授心理咨询的基本理论与技巧以来，我就一直想写一本有关心理咨询师基本功的书籍。1995年，我开始了本书的写作，但初稿令我十分不满，于是我开始了心理咨询的科普写作，并在1997年出版了《登天的感觉》一书。这本书的出版，虽令许多人了解并爱上了心理咨询行业，却没有能解答什么是心理咨询师基本功的问题。自2004年起，我开始在内地讲授心理咨询的基本功课程，并在此过程中不断整理思路，查阅资料，如此又过了10年，才有眼下的书稿。

在本书的写作中，我沿用了国家职业资格培训课程之《心理咨询师》（三级）（由民族出版社出版）的排版范式，为的是能使读者能沿袭此书的阅读和理解习惯，以便于更好地理解本书的讲授内容。

在本书写作中，我还增加了案例阅读的部分，以增强本书的实用性和可操作性，期望读者可借此深入了解所述基本功技术在现实生活中的运用。

在本书写作中，我还增加了拓展阅读的部分，以增强本书的可读性和趣闻性，期望读者在了解心理咨询基本功技术的同时，也对心理咨询的发展史有所了解。

总之，在本书写作中，我追求的境界是"复杂的概念化、简单的概念操作化"。希望此书能给您这样的感觉。

在本书写作中，我得益于下列助手的帮助，在此一并感谢。他们是严飞（2006—2008年）、梁湘（2009—2010年）、孙珠蓉（2011—2012年）和沙亦辰（2013—2014年）。他们为本书的资料整理及文稿修改付出了辛勤的努力，令我十分感激。在书的最后整理当中，我还得益于汪瞻的帮助，在此也一并致谢。最后，我还深深感谢清华大学出版社的刘志英女士，她对此书的校对和编辑付出了大量的心血，令此书的装帧和版式设计十分出色，令我十分喜悦！

是为序。

上篇　心理咨询接待管理技术 / 1

第一章　心理咨询的环境管理技术 / 2
　第一节　心理咨询室的布置 / 2
　一、咨询室的心理意义 / 2
　二、咨询室布置的注意事项 / 6
　第二节　心理咨询师的形象管理 / 11
　一、心理咨询师的气质特点 / 11
　二、心理咨询师的形象管理 / 13
　小结：岳晓东论咨询师气质养成 / 23

第二章　心理咨询的关系确立技术 / 24
　第一节　心理咨询关系的确立 / 24
　一、心理咨询关系的概念 / 24
　二、心理咨询的收费问题 / 27
　第二节　心理咨询的伦理问题 / 30
　一、心理咨询的界限概念 / 30
　二、心理咨询的伦理问题 / 32
　小结：岳晓东论心理咨询关系的确立 / 39

第三章　心理咨询的会面接待技术 / 41
　第一节　心理咨询的流程管理技术 / 41
　一、心理咨询的预约模式 / 41
　二、心理咨询的记录整理 / 44
　第二节　心理咨询的会面接待技术 / 51
　一、心理咨询的首次会面 / 51
　二、心理咨询的会面收尾 / 56
　小结：岳晓东论心理咨询会面接待 / 60

第四章　心理咨询的倾听反应技术 / 61

第一节　心理咨询倾听反应 / 61

一、心理咨询的倾听反应 / 61

二、倾听反应的四种沟通类型 / 67

第二节　心理咨询倾听反应的注意事项 / 73

一、倾听反应的聆听注意事项 / 73

二、倾听反应的回应注意事项 / 76

小结：岳晓东论心理咨询倾听反应技术 / 81

中篇　心理咨询拓展深入技术 / 83

第五章　心理咨询的同感共情技术 / 84

第一节　心理咨询同感共情的概念介绍 / 84

一、心理咨询同感共情的概念介绍 / 84

二、心理咨询同感共情技术的层次理论 / 89

第二节　心理咨询同感共情的操作技巧 / 94

一、心理咨询同感共情的操作技巧 / 94

二、心理咨询同感共情的"是"与"不是" / 100

第三节　心理咨询同感共情能力的注意事项 / 105

一、心理咨询同感共情的两大障碍 / 105

小结：岳晓东论同感共情力 / 111

第六章　心理咨询的洞察分析技术 / 112

第一节　心理咨询洞察分析能力的概念 / 112

一、心理咨询洞察分析能力的概念 / 112

二、心理咨询洞察分析的步骤 / 117

第二节　心理咨询洞察能力的操作 / 123

一、心理咨询的情绪洞察技术 / 123

二、心理咨询的认知洞察技术 / 126

三、心理咨询的人格洞察技术 / 135

四、心理咨询的意识洞察技术 / 144

小结：岳晓东论洞察力 / 156

第七章　心理咨询的沟通表达技术 / 157

第一节　心理咨询沟通表达的介绍 / 157

一、心理咨询沟通表达的概念介绍 / 157

二、心理咨询沟通表达的常见障碍 / 164

第二节　心理咨询沟通表达的操作技巧 / 166

一、心理咨询沟通表达的言语交流技巧 / 166

二、心理咨询沟通表达的体语交流技巧 / 172

小结：岳晓东论沟通力 / 176

第八章　心理咨询的觉察自省技术 / 178

第一节　心理咨询觉察自省的概念介绍 / 178

一、心理咨询觉察自省的概念介绍 / 178

二、心理咨询觉察自省的必要性 / 185

第二节　心理咨询觉察自省能力的培养 / 190

一、心理咨询觉察自省的方面 / 190

二、心理咨询觉察自省的培养途径 / 194

三、心理咨询觉察自省的培养注意事项 / 200

小结：岳晓东论觉察力 / 209

下篇　心理咨询精神分析技术 / 211

第九章　心理咨询的关系处理技术 / 212

第一节　心理咨询的移情处理技术 / 212

一、心理咨询的移情概念 / 212

二、心理咨询中的移情分类与作用 / 216

第二节　心理咨询中的反移情 / 225

一、心理咨询中的反移情表现 / 225

二、心理咨询中反移情的识别与处理 / 228

第三节　心理咨询阻抗识别与处理技术 / 232

一、心理咨询中的阻抗概念 / 232

二、心理咨询中阻抗的识别与处理 / 237

小结：岳晓东论移情、反移情和阻抗 / 243

第十章　心理咨询的投射分析技术 / 245

第一节　心理咨询投射分析技术的介绍 / 245

一、心理咨询投射分析的概念介绍 / 245

二、心理咨询投射测验 / 247

三、岳晓东重要他人投射测验 / 255

第二节　心理咨询的投射分析技术的运用 / 262

一、心理咨询投射分析技术的局限 / 262

小结：岳晓东论投射 / 278

第十一章　心理咨询的解梦解析技术 / 279

第一节　心理咨询解梦解析的概念介绍 / 279

一、梦与解梦的基本概念 / 279

二、中国古代的解梦观 / 283

三、西方的解梦观 / 290

第二节　精神分析理论的解梦观 / 292

一、弗洛伊德的解梦观 / 292

二、弗洛伊德的解梦方法 / 297

第三节　岳晓东简易解梦技术 / 303

一、岳晓东简易解梦技术的基本原理 / 303

二、岳晓东简易解梦技术操作方法 / 306

小结：岳晓东论解梦 / 314

第十二章　心理咨询的催眠治疗基本技术 / 315

第一节　催眠的基本概念与操作方法 / 315

一、催眠的概念 / 315

二、相关知识：催眠大事记 / 322

三、催眠的导入方法 / 323

第二节　催眠治疗的操作方法 / 329

一、催眠治疗的概念 / 329

二、自我催眠的治疗技术 / 335

参考资料 / 344

上篇
心理咨询接待
管理技术

>>>>>

Part 1

第一章

心理咨询的环境管理技术

>>>>>>

心理咨询要给来访者心灵净土的感觉。

——岳晓东

▎第一节　心理咨询室的布置

一、咨询室的心理意义

（一）学习目标

了解心理咨询室布置的意义与注意事项。

（二）基本概念

1. 咨询室的心理意义

心理咨询"counseling"源于拉丁语和古法语。在拉丁语中，它有会议、考虑、忠告、谈话、智慧的意思。在古法语中，它有商谈的意思。心理咨询大师卡尔·罗杰斯认为，心理咨询是"通过与个体持续的、直接的接触，向其提供心理援助并力图使其行为、态度发生变化的过程"。而学习布置咨询室则是每个咨询师的必备知识。

在进行心理咨询之前，首先需要一个能够容纳咨询师与来访者的地方，为谈话提供一个环境。

布置治疗室的方式将向来访者传递许多重要的信息，所有的细节都向来访者展示了咨询师是怎样一位治疗师以及这位咨询师打算如何对待他。

因此，考虑如何布置心理咨询室是十分必要的。

想一想：感受一下，图1-1中不同的咨询室给你什么样的感觉呢？假如你是一位来访者，你希望进入什么样的咨询室呢？再想想看，你为什么喜欢这样的布置呢？

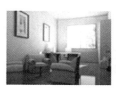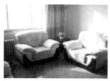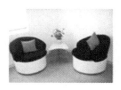
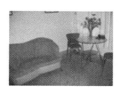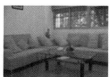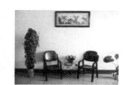

图1-1　各种咨询室

心理咨询是人探索心灵的历程，旨在使来访者无保留地公开自己的隐情，宣泄自己的情绪，反省自己的思想。所以，心理咨询场所的安排与布置，首先要给人以安全、祥和、舒适及充满生机的感觉，给人一片心灵净土的感觉。

这，应该是心理咨询场所给人的第一感觉。

2. 咨询室的审美意义

心理咨询不仅要给人这种心灵净土的感觉，其房间的布置也应该具有一定的审美感，让来访者一进到屋内，就感觉放松、解脱，就想滔滔不绝地诉说自己的不平与烦恼，就想不断地再回到这间屋子里来。这就是心理咨询场所给人的暗示作用。

例如，墙的颜色应该是浅色的，沙发的颜色也应该是浅色的，以使人放松情绪。

每个人的审美观不尽相同，其房屋布置也风格不一，那么怎样才能使心理咨询室本身也传达出希望、祥和、生机勃勃及不屈不挠的信息？这是每个心理咨询师应该认真思考的问题。

大家千万不要小看了咨询室的布置对来访者的巨大暗示作用，它也是心理咨询的一个重要组成部分。弗洛伊德曾说："在这间屋子里，任何一样东西都具有象征意义。"

由此，咨询室的布置都要考虑到其象征意义。

拓展阅读1-1

不同颜色的心理学意义

心理学的研究表明，不同颜色可以给人不同的心理学象征意义，其简述如表1-1所示：

表 1-1

颜色	象 征 意 义
红色	象征热情、性感、权威、自信，但也象征血腥、暴力、忌妒、控制。所以，面对不同的需求，红色可以象征不同的意义
橙色	象征亲切、坦率、开朗、健康的感觉；介于橙色和粉红色之间的粉橘色则是浪漫中带着成熟的色彩，让人感到安适、放心
黄色	象征活泼、天真、浪漫、娇嫩。但在正式场合下，黄色会给人以轻浮、单纯的感觉
绿色	象征安全、和平、新鲜、舒适；黄绿色给人清新、有活力、快乐的感受；明度较低的草绿、墨绿、橄榄绿则给人沉稳、知性的印象
白色	象征纯洁、神圣、善良、信任与开放，特别是当你需要表现坦诚或赢得他人信任时，白色会帮助你达成目标
蓝色	象征权威、保守、务实。所以，当参加正式会议或讲演严肃主题或传统主题时，均可考虑深蓝色服装

颜色	象 征 意 义
灰色	象征诚恳、沉稳、考究、权威。由此，灰色特别受金融业人士的喜爱，因为它可以代表成功、权威、精确、诚恳、沉稳
黑色	象征权威、高雅、神秘、执着、冷漠，也代表着权威、专业及品位。由此，黑色是高级主管的日常穿着，特别是在会议主持、公开演讲等场合中
粉红色	象征温柔、甜美、浪漫。当你需要安慰他人或是从事咨询工作，粉红色颇为合适。但当你出现在权威场合时，粉红色会令人感觉轻浮

3. 咨询室的基本功能

咨询室是开展心理咨询与健康教育的场所（图1-2）。建立规范的心理咨询室，需要确保其具有以下几个功能。

1）个人咨询的功能

就是针对来访者的个人心理问题与困惑提供咨询与指导。在这当中，咨询师也许要对来访者做一定的心理测评，以得出相关的诊断与判断，并决定采取相适应的咨询模式与策略。对具有严重心理问题的来访者，咨询师也许要向其家人提出建议，将其转介到相关机构去接受进一步的治疗。在咨询室的布置上，要体现其隐蔽性、放松性等特点。

2）团体咨询的功能

就是针对来访者的共同心理问题与困惑提供咨询与指导。在这当中，咨询师要对来访者的共性问题进行一定的调查与评估，以找出相适应的团体咨询模式与策略。团体咨询的成效在于团体动力的形成及作用。对此，咨询师要做足功课，以尽快让进行团体咨询的成员们进入角色。在咨询室的布置上，要体现其互动性、开放性等特点。

3）家庭咨询的功能

就是针对来访者的心理问题与困惑提供家庭咨询与指导。在这当中，咨询师要对每个家庭成员的个性有深入的了解，以找出相适应的家庭咨询模式与策略。在咨询室的布置上，要体现其娱乐性、温馨性等特点。

4）心理教育的功能

就是根据来访者个人或其家人的心理发展特点，结合心理测评结果，开展多种形式的教育和辅导，如入学适应性调节、考前减压、专业选择咨询和升学指导等活动，有针对性地实施教育，提高他们的心理健康水平。帮助学生充分认识自己的个性、能力特点，使他们作出人生路上的恰当的选择。

5）信息提供的功能

就是向来访者及其家人提供有关的心理知识，无论是书面的，还是网络的。例如，亲子关系和家庭教育的咨询，家长正确认识孩子的心理特点和成长规律，实施恰当有效的家庭教育等[1]。

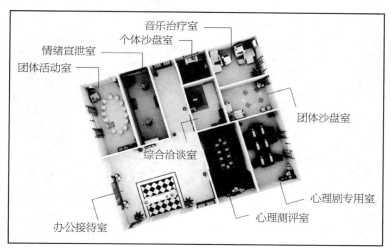

图1-2 咨询室布局图

（三）相关知识：弗洛伊德怎样布置他的咨询室

弗洛伊德作为心理咨询行业的一代宗师，其咨询室的布置（图1-3）也表现出其鲜明的个性。

首先是弗洛伊德躺椅，这在今天是司空见惯的。但在19世纪后期，患者来看病，就应该坐在医生对面，这样便于检查和询问。而让患者躺在椅子上接受治疗，是对传统问诊模式的一项巨大变革，因为它会促进患者放松情绪，并自由联想。由此，弗洛伊德躺椅的象征意义在于：患者一进入他的治疗室，就进入了一种自我催眠状态，因为这里可以是他/她身心放松的一片净土。

其次是弗洛伊德的古物摆设。弗洛伊德十分喜欢古物，他的书案、墙头都摆设了许多从各地搜集来的古物，以古代雕塑为主，据说也有中国的唐三彩头像。这对于一个医生来讲也是比较另类的，通常私人诊所应该挂满各种证书或医学图标。但弗洛伊德在诊室里摆满了古董，给人一种强烈的探索精神。其象征意义在于：患者一旦进入了他的咨询室，他们就要开始一段"变无意识为有意识"[2]的征途。

最后就是桃红色的色调。弗洛伊德似乎对桃红色情有独钟，地毯是桃红色的，客厅的墙也是桃红色的。按理说，红色会令人感觉烦躁，不适合作为咨询室的颜色。但桃红色也会令人昏昏欲睡，这对于催眠治疗，包括自由联想都会有帮助作用。所以，桃红色的象征意义在于，使人尽快进入催眠状态。

这下，你该明白弗洛伊德为什么说"在这间屋子里，任何一样东西都具有象征意义"了。

1　北京盛世智心文化交流中心。
2　弗洛伊德主张，精神分析的目标就是"变无意识为有意识"（Making unconscious conscious）。

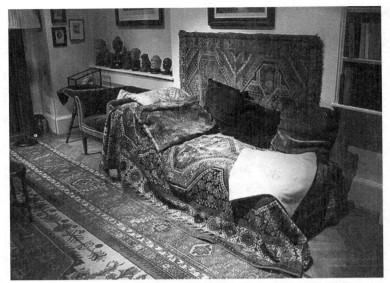

图1-3　弗洛伊德的咨询室

二、咨询室布置的注意事项

（一）学习目标

了解心理咨询室布置的注意事项。

（二）基本概念

布置成人的心理咨询室或心理咨询中心要考虑以下5个因素。

1. 具有专业形象

咨询室或咨询中心要有名称牌、路标及提示牌。

从来访者寻找咨询中心开始，我们就要让其感受到咨询室或咨询中心对他的关怀。标志明确可以让来访者轻松找到咨询室，而非带着不安的心情前来咨询，又因找不到咨询室而增加了一分焦躁和沮丧。

2. 具有隐秘功能

来访者前来解决的问题大多都是比较隐私的，不愿让他人知道。所以，保密对很多来访者来说都是十分重要的。由此，具有保密功能的咨询室体现为以下几个方面。

·咨询室的位置应在人流较少的地方；

·咨询室需要隔音，如果来访者知道从屋外能够听到屋内人员的谈话，他们会感到很不安全；

·需要考虑来访者对接待室共用是否存在顾虑，如果有顾虑，需要作出特殊的安排。

有时咨询室在体现保密功能方面也存在一些误区：第一，咨询室的位置选在太偏僻的地方，有可能使来访者感到不安全，或者在某些极端情况下，咨询师会面对危险而无法求助。第二，咨询时锁门。首先，锁门可能使来访者感到不安全；其次，屋外的等候者可能会浮想联翩。因此，可在门外挂块"咨询中，请勿打扰"的牌子。

3. 具有适当空间

具体说来，请大家注意以下事宜。

1）大小适中

咨询室太大，或屋顶太高，使人感觉空旷，没有安全感；咨询室太小，或屋顶太矮，又会使人感到压抑、窒息。因此，咨询室的大小、高低要适宜。如果咨询室较大，可以用一些柜子、矮屏风等将其分成不同的区域。

2）需有窗户

咨询室应该有一扇窗户，一来可使屋内通风，光线明亮；二来可满足来访者望着窗外进行诉说的需要。

3）光线柔和

咨询室内光线要明亮且柔和。如果是白天，自然光一般足够。如果光线过于明亮，可以用窗帘进行遮挡；如果光线不足，需用灯来照明。良好的灯具，其光线使人感到柔和、明亮、视觉舒适；而不良的灯具可能会使人感到刺眼、疲劳、头晕目眩。因此，灯具的实用性比外观重要得多。

4）表现温暖

咨询室的色调宜选用比较温暖、比较容易让人心情平静的色彩。普通的白色墙壁通常会让人感觉有些刺眼。咨询室不要大量使用鲜艳的颜色，如红色、明黄色；也不要大量使用暗淡的颜色，如黑色、灰色、褐色等。很多咨询室选择使用米色。

5）温度适宜

咨询室的温度需令人感受适宜，温度太高与太低都会引发身体的不舒适感。生理学和医学上认为人体最适宜的温度是：工作时为19℃～21℃，休息时为25℃～29℃，标准温度为21℃±3℃。

6）适当装饰

咨询室内的装饰品不要过多，摆放花瓶、工艺品、古玩、书画、植物是适宜的。最好不要摆放咨询师的私人物品，如咨询师的家庭照片。

4. 具有充足的设备

具体说来，请大家注意以下事宜。

·椅子/沙发：通常，咨询师与来访者的座椅摆放要成一定角度，避免目光直对所带来的压力。

·桌子：在两个座椅中间通常有一个小桌，用于摆放水杯、纸巾、纸笔等物品。

·纸笔：用于记录一些要点，与来访者做一些书面讲解和沟通，或者请来访者写或画些什么，促进对来访者的了解。

·时钟：通常挂于来访者身后，咨询师可以看得见的地方，如果咨询师在咨询过程中多次看表，容易使来访者不能平静地谈话。也可以提供一个便于来访者看时间的时钟，一方面是让来访者知道时间；另一方面可以让来访者承担起一部分把握时间的责任。

另外，咨询室中也要备有纸巾以及彩笔，可以供来访者在哭泣时和用图画表达自己时使用。

5. 具有接待作用

接待室还需具有如下作用：

· 为来访者办理接纳手续；

· 为来访者及其陪同人员提供等待的场所；

· 保存来访者的一部分资料。

因此，接待室要能体现咨询室（图1-4）或咨询中心工作的专业，同时还要体现接待室对来访者及其陪同人员的欢迎与关心，而且要为咨询服务提供条件上的保障。

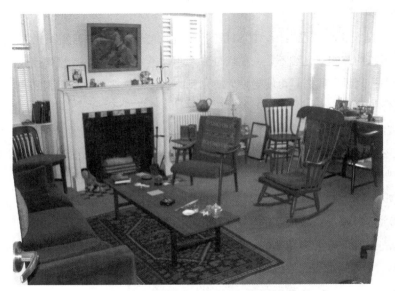

图1-4　哈佛大学心理咨询中心副主任芮内的咨询室一角

具体来说，接待室需具备以下物品：

· 饮水机——方便来访者、咨询师及接待员的使用；

· 电脑——保存资料、进行测验；

· 书架及书——供来访者早到时或者陪同人员等待时阅读；

· 复印机、打印机——用于资料准备；

· 文件柜——保存来访者文字档案材料。

另外，如果条件允许，也可备办以下物品：

· 照相机——可以保存来访者在治疗过程中的作品，如图画；

· 录音笔、录像机——记录咨询过程，用于案例督导；

· 投影机——向来访者呈现某些放映材料或进行案例讨论时使用。

最后有必要强调的是，上述建议仅供参考，并非绝对要求。

我怎样布置我的咨询室[1]

哈佛大学所在地剑桥市（Cambridge）的哈佛广场附近，有一条很短的街道——林登街（Linden Street）。这条街的5号是一座古色古香的三层小楼，原来是用作学生宿舍的。但自20世纪70年代起，这里便成了哈佛大学心理咨询中心[2]的所在地。

在林登街5号，我有一间属于自己的咨询室。

我把它布置得很温馨，也很具艺术特色，我要让人们一进到我的屋子里就情绪放松、精神舒畅。这对于充分发挥心理咨询的暗示作用十分重要。

走入我的咨询室，首先映入眼帘的是一幅大海的油画。

画面中，一边是大海的波浪，波涛澎湃，卷起无穷的浪花；另一边是平静的海岸，波光激潋，水潮缓进缓退。在这动与静的对比当中，你顿时会感觉到大海对于生活的启示。

这幅画不知从何时起就挂在了这里。虽然这间屋子曾几易其主，但大家都不约而同地将这幅画留了下来。我很钦佩最初的屋主，他挂这幅画于屋中，就心理咨询对个人成长的象征意义来讲，实在是再贴切不过了。

在油画的下面，是一张大沙发，上面套了一个乳白色的沙发罩，给人以祥和宁静的感觉。大沙发的斜对角是一张小沙发，也套着一个乳白色的沙发罩。两张沙发之间是一张小茶几，上面放着一盏台灯和一盒纸巾。

大沙发的另一角是一个一米多高的书架，上面放了我的一些书籍。我把它们摆放得很整齐，也很有美感。书架的顶层摆了一盆吊兰，垂下来的绿丝覆盖了书架的一角，显得既有生机感，又有艺术感。

大沙发的对面是我的办公桌，桌上整齐地摆着台历、文具和一座弗洛伊德的石塑像。伏案写作疲劳时，我时常会注视一会儿弗洛伊德的塑像。望着他那一脸沉思的样子，我总会感到有一股强劲的力量，在激励我去不断地探索人心灵的无穷奥秘。

在两扇窗户之间的白墙上，我挂了一幅自己带来的中国画。画中的两只小鸟栖在枝头上，悠闲地聊着什么，也许其中一方正在给另一方做着心理咨询吧。

咨询室的地上铺着地毯，也是浅色的，使人感觉很温暖。咨询室每天都有专人来打扫卫生，以保持其整洁干净。

这就是我的咨询室：清净、和谐、温馨，阳光充足，有点儿艺术室的情调，却不过分夸张。这种宁静、祥和气氛的营造，对于心理咨询有着重要的象征意义和暗示作用。

我要让每一个进入我的屋里的人都能感觉到轻松和舒畅，特别是大海的寓意、吊兰的生机，还有小鸟的窃窃私语，曾屡屡成为我与来访者谈论的话题。

林登街5号，是哈佛广场附近一座很不起眼儿的旧房子。在众多现代化建筑群中，它显

1　详见笔者所著《登天的感觉》（修订版）。
2　哈佛大学心理咨询中心成立于20世纪40年代末，是全美大学中最早成立的心理咨询中心之一。

得矮小平庸，古老而不合时宜。然而，在我的心目中，它是那样的独特，那样的温馨。

就是在这座房子里，我领教了什么是心理咨询，什么是心灵沟通，什么是人性，什么是爱。

林登街5号，是我永久的智慧圣地。

（三）相关知识：心理咨询的空间效应

在心理咨询过程中，人们需要注意咨询室的空间效应。它泛指咨询场所的氛围所产生的心理作用与效应。在咨询室内，空间效应包括咨询师可利用的空间、家具摆放、座位安排及咨询者与来访者之间的物理距离。此外，空间效应还涉及人类交际中一个非常重要的变量——个人领地。许多人不仅期望占有属于他们的东西，也希望占有他们周围的空间。由此，咨询师要关注来访者的空间需求，以满足其在咨询场合下的心理需求。而当来访者感觉自己的空间或领地被侵犯时，他可能会表现出各种阻抗（如后退、分神、沉默不语，甚至是不再来求询），以维护其感觉舒服的物理距离和心理距离。

[案例1-1]

我不想来见你[1]

最近，我因事不得不关闭原来的咨询室，需要在一个临时的地方会见我的来访者。但她拒绝与我在那里会面，并对我表现出愤怒，理由是在那里停车太难。我告诉她，在那里停车并不比在其他地方难，不过我猜测她愤怒的背后可能掩藏着其他事情。结果她越来越生气，最后我也生气了。事态逐渐升级，近乎灾难。

如果科胡特（我的督导）遇到这件事，他可能会这样处理——以温和、理解的口气对来访者说："我能体会到，你对于我打破常规感到十分难过。我想找到停车的地方的确很难，而且我们改变会谈地点，肯定还会带来其他令人不快的事情。不过我相信，讲出这些事情可能比找地方停车更难。"如果她继续争执下去，他还会说："我想让你到新的地点来咨询，你一定感觉很困难。这就像你被人摆布了，被别人做了决定，而又不得不接受或放弃一样。这一定让你很为难。"如果我这样做了，我就能使她控制自己的情绪（或许我也会失败的），但是无论怎样，她都会感觉被人倾听或被人理解了。

而事实上，我又成了一个告诉她做错事情的人。

1　［美］Sherry Corner，Paula S. Nurius：《心理咨询师的问诊策略》，张建新等译，76页，北京，中国轻工业出版社，2004。

第二节　心理咨询师的形象管理

一、心理咨询师的气质特点

（一）学习目标

了解心理咨询师的气质的基本原理。

（二）基本概念

1. 气质的概念

气质指个人典型的、稳定的心理特征，常给人的心理活动染上某些独特的色彩，气质也是一个人内在涵养或修养的外在体现。气质是依据给人的整体感觉来界定的，是一种内在的力量。气质是内在修养的不自觉外露，不单单是表面功夫。如果一个人胸无点墨，任凭他/她怎样穿着华丽，他/她都是毫无气质可言的，反而还会给人肤浅的感觉。所以，一个人想要提升自己的气质，除了需要穿着得体、说话有分寸外，还要不断提高自己的知识、品德，以不断丰富自己。

古希腊哲学家希波特拉底（Hippocrates）将人的气质分为多血质、胆汁质、黏液质和抑郁质4种。这4种类型的人在行为方式上也有典型的表现。具体地说，多血质一般表现为活泼、好动、敏感，反应迅速，但精力易分散；胆汁质较容易兴奋、精力旺盛、意志坚强，热情而又性情急躁、容易冲动；黏液质通常比较安静、稳重、性情内向、反应缓慢、消沉、不合群；而抑郁质则情感细腻、稳重、多思善虑、易伤感等。其实，每个人的气质各有不同，绝大多数人的气质是混合型的，只是较多倾向于某种类型。由此，气质本身也没有什么优劣之分，各有其长，也各有其短。

总之，气质与人的身心健康息息相关，同时对一个人的工作作风、工作方式、生活方式和为人处世的原则也有一定的影响。我们都应该针对自己的气质加强修养、扬长避短，促进自身的身心健康。

2. 咨询师气质

心理咨询师气质泛指咨询师的专业形象塑造，它包括咨询师的业务能力、人格魅力、形象管理等方面。它需要咨询师根据自身的特点、条件、专业取向等因素来不断加以塑造和完善。

任何职业的从业者都需要具备一定的气质与之匹配。心理咨询是一种特殊的助人工作，其从业者不仅需要具有相关的专业知识和技术，还需要了解来访者的内心世界，洞悉其生活隐私，以帮助他们认清其不良情绪与行为的成因，并促进他们的心理成长。因此，他必须具备一些特殊的气质条件。

这里所谓的条件，除了专业知识和技能以外，就是咨询师外在和内在的气质表现。这需要咨询师根据自身的特点、条件、专业取向来塑造和完善个人的气质。Google中国区前总裁李开复曾写过一本书《做最好的自己》，那么，对咨询师而言，怎么样才能做最好的自己？如何才能有针对性地打造出个人的气质呢？下面提出一些建议。

3. 咨询师气质养成

咨询师气质的养成，简单说来主要有以下两大方面。

1）咨询师的业务能力

所谓业务能力（professional competence），包括咨询师的专业知识、业务技巧、心理学相关知识及参加各种培训、工作坊所掌握的技能。同时，咨询师还要明确个人的专业取向，即对哪一种心理咨询的流派有特殊认同，或了解哪一种心理咨询的流派更适合自己的发展。无论是人本主义、认知主义、行为主义，抑或别的流派，咨询师都必须有所侧重、有所取舍，也才能有所精通。

心理咨询与心理治疗、心理测验是不可分割的。心理咨询师应有扎实的心理学理论功底，对于普通心理学、人格心理学、教育心理学、医学心理学、心理测量学等学科的基本知识都应掌握，才能将咨询辅导工作建立在科学理论指导的基础之上。

另外，心理咨询师也应具备多方面的知识和生活阅历。例如，面对青少年的人生观问题、人际关系问题、人格发展与社会适应问题、学习方法问题、青春期生理、心理问题、恋爱婚姻问题等，咨询师需要有多方面的知识和经历才能深刻理解上述问题，并有能力引领青少年走出困惑，建立自信。其中，心理咨询师不仅要有心理学专业知识，还要有教育学、社会学以及基础医学方面的知识。只有从多方面发展自己的知识结构，才有条件给来访者以正确的启发、教育和指导。

2）咨询师的个人魅力

心理咨询师还要培养自己的人格魅力（dispositional charisma）。这包括亲和力、吸引力、感染力和影响力等方面。咨询员的亲和力来自态度和蔼、目光慈祥、语气温和；咨询员的吸引力来自知识丰富、思想深刻、动作优美；咨询员的感染力来自平等对话、语言简洁、富于智慧；咨询员的影响力来自真诚理解、言之有物、启发互动。

咨询师体现个人魅力的关键是给予来访者信任感和安全感。咨询师只有让来访者对其产生信任，来访者才会放开自我，走出精神防御机制，与咨询师进行深入的交流。否则，来访者只会采取防御性的说辞，无法与咨询师进行深入的沟通与探讨。

有了信任之后做什么？就本质而言，咨询师的个人魅力在于影响力。心理治疗关系偏向于医患关系，包括诸如神经症的器质性变化，或者一定程度上的人格障碍，比如自恋性人格障碍、偏执性人格障碍。因此，这就需要咨询师具有一定程度的权威关系才能给来访者带来变化。而心理咨询又是平等对话，因为是平等对话，所以才能扩大咨询师的影响力。通过咨询师的能量对来访者深入地剖析，能够带来来访者的自我成长，这就是我们咨询师的个人魅力。

（三）相关知识：大师们对弗洛伊德的气质描述

心理学家阿尔波特对弗洛伊德的描述[1]

美国著名心理学家、人格心理学之父阿尔波特（Gordon Allport，1897—1967）年轻时曾

---

1 Allport，Gordon：*Pattern and Growth in Personality*； Harcourt College Pub.，ISBN 0–03–010810–1.

到维也纳拜访弗洛伊德。两人坐定后，弗洛伊德一言不发，阿尔波特备感不适。为了打破沉默，阿尔波特提起在乘电车的路上，遇到了一个4岁左右的儿童，很怕脏，不断对妈妈说"这里太脏，我不坐在这儿"，"那个人不干净，我不要坐在他身旁"，而他妈妈看上去则是一个十分古板的妇女。不料阿尔波特讲完话后，弗洛伊德竟盯着他问："那孩子是不是你？"

这使阿尔波特大吃一惊，很不以为然，并在一生中都坚持认为精神分析的理论太主观，太缺乏实证。有趣的是，在生活中，阿尔波特确实是一个有洁癖之人。

艺术家达利对弗洛伊德的描述[1]

1938年西班牙裔著名艺术家达利（Salvador Dali，1904—1989）在伦敦郊区弗洛伊德的寓所拜访了他。分手之前，达里将一本杂志交给弗洛伊德，上面有达里发表的一篇有关偏执狂的文章。不承想，弗洛伊德的眼睛一直盯着达里，丝毫都没有关注那本杂志。然后他缓缓地说："我从来没有见过一个纯粹的西班牙人，太特别了！"

达利感到非常震撼！

文学家沃尔夫对弗洛伊德的描述[2]

1938年1月28日英国著名政治学家、作家沃尔夫（Leonard Woolf 1880—1969，英国著名文学家佛尔吉尼娅·沃尔夫的丈夫）在伦敦郊区弗洛伊德的寓所拜访了他。他对弗洛伊德的评价是："我不需要去刻意赞美我所见过的名人。几乎所有的名人不是令人失望，就是令人觉得枯燥。但弗洛伊德是个例外，他有一种光环，不是名气的光环，而是伟大的光环。"

物理学家爱因斯坦对弗洛伊德的描述[3]

著名物理学家爱因斯坦在1932年12月3日给弗洛伊德的信中写道："当我给你写信时，我明确感受到我这封信的渺小。我就像一个鱼钩上的诱饵，去钓起一条大鱼去享用。"

二、心理咨询师的形象管理

（一）学习目标

了解心理咨询师气质培养的基本原理。

（二）基本概念

1. 咨询师气质的基本功训练

打造咨询师的气质，首先要具备良好的基本功。这主要包括：同感共情能力、洞察分析能力、觉察自省能力和沟通表达能力。咨询师同感共情能力提高使人善于同感共情，换位思

1　Freud，E，Freud，L.，Grubrich-Simitis，I.（Eds.）（1978）*Sigmund Freud：His life in Pictures and Words*，New York：Norton & Company，p. 299.

2　Ibid，p. 316.

3　Ibid，p. 242.

维；咨询师的洞察分析能力提高使人善于进行心理剖析，情理兼顾；咨询师的觉察自省能力提高使人善于自我批评，发现问题；咨询师的沟通表达能力提高使人善于表述清晰、善举事例（见表1-2）。

表1-2 咨询师的个人魅力之组成

能力方面	突出特点	突出结果	典型事例
同感共情能力	善同感共情，换位思维	很快建立咨询关系	罗杰斯的同感功夫
洞察分析能力	善用心理学的相关观念	很有见地，透过现象看本质	伯尔尼的深入分析
沟通表达能力	善表述思维 善举事例	很有说服力 令人信服	拉泽洛斯的问话
觉察自省能力	善于发现自身的问题	很快地自我成长	阿德勒的自我批评

1）培养同感共情的能力

这样，咨询师不仅在咨询场合下可以自如地运用同感共情的技巧，在日常生活中也可巧加使用。在这里，心理咨询是两块牌子，正面看是咨询心理学，倒过来看是人际沟通的艺术。咨询师在提供咨询服务的过程中，很快就能使人进入情境，给人带来一种信任感。

2）培养洞察分析的能力

所谓洞察力，就是透过现象看本质；而用弗洛伊德的话来讲，洞察力就是变无意识为有意识。从这层意义上来讲，洞察力就是"开心眼"，就是学会用心理学的原理和视野来归纳总结人的行为表现。咨询师要在工作中不断地"开心眼"和"长心眼"。所谓"开心眼"，就是咨询师能够恰如其分地运用心理学的相关观点、理论来看待、解释来访者陈述的心理问题或困惑；所谓"长心眼"，就是咨询师能够不断积累自己的心理学见识，以逐渐形成自己的咨询套路和风格。

3）培养沟通表达的能力

心理咨询师要有熟练的表达技巧。其中包括怎样能在最短时间内了解来访者的有关情况，如使他困惑的处境或事件，症状出现的时间及其发展变化等；怎样适时地、机敏地提出问题；怎样发现来访者不自觉地掩饰和阻抗；怎样引导他们逐步认识内心深处的症结；怎样设计一些相应的方法来矫正某些不良行为，尤其是儿童神经症病人；怎样适时地向来访者进行某些解释，解释什么；等等。

4）培养觉察自省的能力

觉察就是对自我的反省、对自我的认识。对咨询师而言，对自我的觉察可以帮助自己很快发现自己的投射点、自己的问题，或者说怎么样去更好地发展自我。

2. 咨询师气质养成的注意事项

咨询师的气质养成，是一种言语、体语、整体的组合，能给人一种良好的感觉。要培养独特的气质，必须注意以下几点（见表1-3）。

表1-3 咨询师人格魅力的培养

魅力方面	突 出 特 点	突 出 结 果	典 型 事 例
亲和力	态度和蔼、目光慈祥、语气温和	清除阻抗、建立信任	罗杰斯的真诚对话
吸引力	知识丰富、思想深刻、动作优美	解除防御、反省自我	弗洛伊德的洞察力
感染力	平等对话、语言简洁、富于智慧	深受启发、备受鼓舞	艾利斯的语言艺术
影响力	真诚理解、言之有物、启发互动	愿意尝试、接受暗示	格拉泽的平易近人

1）面目要慈祥，让来访者感觉很舒服

为了做到让来访者感觉亲切和舒服，咨询师必须做到跟来访者有眼神的交流，要让来访者感受到一种力量，一种坦然、一种可亲可爱。咨询师作咨询的时候，要与来访者有对视，对视的时候要自然而不自卑，如果咨询师没有办法与来访者作直接的眼神交流，而是眼神游离，就会留给来访者一种不尊重的感觉。咨询师在咨询过程中，要有一种眼神的自然交流。在目光的交流中，给对方一种力量、一种定力。在短短的交流中，能有一种定力，给对方带来一种信息，这也不是一朝一夕能练就的。

2）话语要精确，让来访者感觉很专业

话语精确，这是语言艺术，也是同感艺术。有时我们在咨询场合，说话啰里啰唆，或想把话说清楚，结果越说越不清楚，这样就会让来访者产生阻抗、不悦的体验。所谓倾听，不是不言语，那是被动地听，真正主动地听是交流似的听。咨询师可以主动重复来访者的话或是紧跟着一种示意。罗杰斯有句"口头禅"，也成为很多人，包括我们国内咨询师的口头禅。他如果让你接着说话，他就"嗯？"这种互动交流、主动地听应该值得我们咨询师学习，并且在实践中形成自己的风格。

3）同感要到位，让来访者感觉很贴心

同感一步到位，一个谈具体，一个谈感受。谈具体，就是具体化；谈感受，就是同感共情、情感聚焦，让来访者体会到"亲切中有距离，沉默中有交流"。

我们要感谢罗杰斯，他把沉默作为一种咨询技巧，巧妙地加以应用，达到一种"此时无声胜有声"的咨询境界。我在美国做心理咨询的时候，老师给我们放了一段罗杰斯做咨询的录像，一个妇女说着说着，伤心得泣不成声，镜头切到罗杰斯，沉默，最后，他拿出一块手绢给她，说："你要不要先去休息一下？"这种沉默技巧的应用可以最大限度地化解来访者的心理负担，达到同感共情的咨询效果。

心理咨询师的三种人生境界[1]

和处在第一种境界的心理咨询师相处时，你会感觉他十分自信，性情比较张扬，很有锐气。他会非常乐意谈及他所获得的成就，同时尖锐地发表对不同观点的批评和对出现失误的同行的轻视。他的社会角色意识非常强，你能感到他确实以成为一个咨询师为荣，同时这个角色也捆绑了他，使他对自己的着装、在公众场合的表现、别人对他的看法或批评，都表现得特别在意。处于这个阶段的咨询师还有一个明显的外在行为特点，就是老是忍不住要去指出别人的心理和个性问题所在，涉及的范围包括亲人、朋友，或同行。他的意见大多时候是有见地的，你能感觉到他确实指出了问题所在，但不知为何，就是让人心里不舒服。也许，你直觉地了解到，他说这些并不是为了帮你，只是为了证明他自己的能力和优越感而已。常常地，此类行为影响了他的人际关系。这种类型的咨询师在咨询过程中采用的常常是探究型和控制型的咨询方式，乐于使用各种"立竿见影"的简快方法，出现"野蛮分析"的时候比较多。

到了第二种境界，心理咨询师拥有了更多的心理能量，自身的情结也解决了不少，他成了比一般人更健康的人，或者叫自我实现型人。他拥有更多的知识和智慧，变得沉静下来。他不会主动谈及自己的成就，表现出低调和稳健。他神情内敛，对人和气。他明白自己的职业角色和本人真实自我的界限，也了解自身的局限。他从来没有想要把自己描述成一个没有缺点的完人。他可以坦然地谈及自己的不足之处，了解自身的弱点，这已不能让他感觉到是一种威胁。

他断不会陡然指出别人的所谓的心理问题，尽管他能清楚地感觉到周围每个人的个性特点。在某个适当的时候，也许他会通过某些委婉的方式让你明白你可能还存在着需要解决的心理情结。然而他的方式是如此隐晦和温和，以至于你不可能受到任何伤害，更不会让你在很多人面前难堪。你会感激地发现，他所说所做基本上不是为了证明他自己，而是出于对他人真诚的关怀和爱。这样的心理咨询师，常常会得到很多人的爱戴和崇拜，即使是同行，也要禁不住对他表示尊敬和欣赏。他的人际关系就要比处于第一种境界的人好多了。在咨询中，他采用的无论是哪种流派的方法，人本主义的精神都会贯穿始终。他在咨询过程中表现出踏实和沉稳，追求咨询的质量胜过追求咨询的速度。

第三种心理咨询师已经没有了角色的概念，整个人都和谐统一了，因而他并不会特意地装扮自己。当他出现在你面前时，你也许会觉得这是个特别朴实、平凡的人。这时候的他，经过修炼和顿悟，已无所谓自信不自信，自卑不自卑，当你靠近他时，不能感觉到任何外显之气，只能感觉他的内心，就像大海般的深湛和平静。无论是直接的或委婉的，你都不会听到他对别人所下的结论或评判，他也断不会指出任何人的任何问题。哪怕他只是心神合一，静默少言地待在那里，你也能感觉到从他身上发散的那种对全人类的悲悯之情。这博大的、完

1　荣伟玲：《心理咨询师的三种人生境界》http://tieba.baidu.com/p/94106847。

全没有偏见的、淡淡的无形之爱无声地影响着周围的人，令罪人在他面前也不觉羞惭。就好像孩子绝不会因为在慈爱的父母面前露出生殖器而羞愧一样，你也绝不会因为在他面前自然地表现出弱点而羞愧。尽管他从来没有对你说过关于你的弱点和问题，但他是如此这般的深湛和平静，当你靠近他时，自然就会照出自己的影子，清清楚楚地知道，自己还有哪些丑陋的地方。

3. 咨询师的个人成长

咨询师的个人成长（counselor self-growth），也是个人醒悟，即意味着必须看清自己，能够及时发现自身的问题。心理学家Strupp就曾经认为，"每个心理咨询师都应该发展出他自身独特的治疗风格，将治疗的艺术性与治疗技巧综合起来的一种独特的人格"。这就是咨询师人格。

我们每个咨询师要有一个咨询师人格。一般而言，一名咨询师进入咨询场合，就开始是一种咨询师形象，以特别打造的形象出现。"人格"在拉丁文当中是面具的意思。我们戴着心理咨询师的面具，这就是咨询师的人格。

咨询师如何培养个人成长呢？就是要根据自身特点打造出来独特的人格，所以，"一位优秀的咨询师更类似于一位画家、小说家或者作曲家"。这里面有它科学性的一面，也有它艺术性的一面。"科学性"就是有规律性、可重复性的一面。心理咨询的科学性一面是它的一些基本理论：精神分析、行为主义、认知调整等，这些都是有可重复性的、规律性的。但也有艺术性的一面，每个人都有他自己独特的风格，以及在某个方面的特长表现。这就是咨询师个人的魅力或个人的素养。达到这种境界，提高自我的觉察能力，包括自我的反省、自我探析：为了达到这层境界，就应该努力提升个人的觉察力，具体而言，有如下两方面的措施。

自我反省：觉察自我的同感、洞察、判断、行动失误；

自我探析：觉察自我的专业取向、个人定向等。

咨询师的觉察力，一个是通过"内省""内观"，即通过自身的努力去及时觉察，主动发现并寻找自己在咨询过程中的不足；另一个方法就是"外省"，即督导，通过系统的督导指正，找出自己需要改进的地方。关于这一点，我们还会在第八章另有专述。

拓展阅读1-4

学习心理咨询的心理分析[1]

学习心理咨询的人要作自我的心理分析，这是我的任课老师的主张。他在上课第一天明确告诉大家：凡欲从事心理咨询工作的人员，本人也应有被心理咨询的体验，不然怎么能感受到来访者的内心体验呢？由此，我决定要接受心理咨询！

然而，我要接受什么样的心理咨询呢？我能从心理咨询中获得什么益处？我见了心理咨

1　详见笔者所著《与真理为友》。

询师会不会证明我有心理问题？我为学心理咨询而接受心理咨询，这样合适吗？带着这一系列的疑虑，我来到哈佛大学的心理咨询中心，约见了一位男心理咨询师。

第一天去见他，我心里充满了疑虑，担心他会认为我这是没事找事，浪费他的时间和精力。没想到，他在听完我的陈述后，很幽默地说："欢迎你加入我们的行列，你会发现你自己是有很多问题的。"

"有什么问题？"我紧张地问。

"有心理问题呀！"他笑着说，"比如你为什么要学习心理咨询，这本身就是一个心理问题！"

"什么？我学心理咨询是因为自己有心理问题，你不是在开玩笑吧？"我更感困惑了。

望着我紧张的样子，他接着颇为严肃地说："其实我讲你有心理问题，不是指你有什么心理毛病或心理疾病，而是指你有许多心结没有得到化解或认识。"

"唉——"我长舒了一口气，说，"你是指我有很多的心结没有化解或认识到，这不是每个人都有的现象嘛。"

他点点头说："对呀，不光你有许多，我也有许多。专业上，这叫未完成情结，老师没在课上讲过吗？"

"老师是提过，但我从未联系到我自己。"我回答，顿了一下又问，"你凭什么说我学心理咨询是有自身的心理问题？"

"不是心理问题，而是心理情结，"他打断我的话说，"其实，我这么讲是泛泛而谈，因为每个人喜欢一样事务都有其深刻原因。这就好比同样是漂亮的女孩子，你会特别喜欢某一种类型的，而不喜欢另一种类型的。这其实是一种自我需要的投射，反映了你的某种潜意识需求。"

我想了想，说："但你还是没有回答我的'我学心理咨询是因为自己有心理问题'的提问。"

他动了下嘴说："既然你现在就在学心理咨询，倒不如你给自己作个心理分析，你为什么要选择学习心理咨询，是什么心结在推动你？"

"这——"我一时语塞，心想这心理咨询师的嘴可真够厉害的。

"一时想不出来吧？我给你一个提示，"他说，"你学心理咨询是为了帮助谁？"

"当然是为帮助别人啦！"我不假思索地回答。

"不完全对，其实也是为了帮助你自己！"他诡秘地说。

"帮助我自己什么？"我更感困惑了。

"这就是我给你的提示，你自己好好想想。"他回答。

我沉吟了一阵子，说："我想我是想更加了解自己，完善自己吧。"

"了解你自己什么？完善你自己什么？"他紧接着问。

"了解我的长短处，然后尽量做到扬长避短。"我迟疑地说。

他的眼睛长时间盯着我，慢慢地说："其实，不尽其然，所有的心结或情结都是无意或下意识的，不是你自己可以理性地分析得出来的。所以你还是没有能回答我的问题。"

这家伙太厉害了！本来是他回答不出来的问题，现在完全推到我头上了，我自忖。此时我想起老师课上讲过的静默技巧，决定加以利用，所以我也盯着他的眼睛，不作回答。

对视了一阵子，他主动开口说："你的静默表示你想要我替你回答，老实告诉你，我真的不能替你回答，虽然我真心想这样做。我还可以老实告诉你，你不挖掘出你在心理咨询中的潜意识情结，你就做不好心理咨询，也不配做心理咨询，因为你需要明确了解自己在咨询过程中的移情和反移情表现。"

我机械地点点头，品味他这句话的含义。

"这样吧，"他继续说，"我看今天你和我都不能回答这个问题，倒不如你回去好好反思一下，我们下次接着谈。"

我点点头，起身欲离去。不料他示意我坐下，问："说说看，今天你来找我，都有什么感受？"

我想了一下说："我最大的感受是作为一个心理咨询师，我们不仅要分析别人，还要分析自我。这是我从未想过的问题。"

他点点头，问："还有什么呢？"

"还有就是，心理咨询师要善于启发来访者进行思考，就像你今天启发我一样，让我感到你的嘴真是够厉害的。"我继续说。

他又点点头，说："我承认我今天是对你口气硬了一点儿，我完全可以与你多建立一些同感后再切入主题。但我今天这样做是针对你对心理咨询的一个偏见。"

"一个什么偏见？"我紧张地问。

"就是学心理咨询的人不需要做心理咨询，你说是吗？"他笑问。

"我有吗？有了我就不会来见你的。"我自辩道。

他没有直接回应我的话，而是问："那你觉得今天的会面有收获吗？"

"很有收获。"我点点头。

"那就好！"就这样，我们结束了那天的会面。

在后面的会面中，我越来越感到心理咨询自我分析的重要性，也挖掘出许多我未打开的心结。在此基础上，我后来写出了《少年我心》这本书，我真要好好感谢那位心理咨询师为我开了窍。

我感到，每个从事心理咨询的人都要给自己作心理分析。

4. 咨询师的形象设计

1）形象设计

"形象设计"一词作为近年来最为时尚的词，我们早已耳熟能详。在此，首先必须要明确何谓"形象"，何谓"设计"。

"形象"（image）一词在英语中含有偶像、相像、映象之意，在《辞海》中被解释为形状、相貌及根据现实生活中各种现象加以选择、综合所创造出来的具有一定思想内容和审美意义的具体、生动的图画。

形象是人的精神面貌、性格特征等的具体表现，并以此引起他人的思想或感情活动。它就像一种介质存在于人的主体和客观的环境之间。每个人都通过自己的形象让他人认识自己，而周围的人也会通过这种形象对你作出认可或不认可的判断，这种形象不仅包括人的外貌与装扮，而且包括言谈举止、表情姿势等能够反映人的内在本质的内容。

"设计"（design）一词源于拉丁语，含有徽章、记号、图案、造型、形式、方法、陈设等意；在《辞海》中被解释为根据一定要求，对某项工作预先制作的图样和方案。

形象设计从属于现代艺术设计的范畴，它是集现代设计的共性和自然特点于一身的艺术造型形式。它的构成形式即运用各种设计手段，借助视觉冲击力和视觉优选，引起人们心理的美感判断，并着重于研究人的外观与造型的视觉传达设计。

从广义上讲，形象设计是指人们在一定的社会意识形态的支配下进行的一种既富有特殊象征寓意又别具艺术美感的艺术创作与实践活动。从狭义上讲，形象设计是以审美为核心，依据个人的职业、性格、年龄、体形、脸形、肤色、发质等综合因素来指导人们，使化妆、服装服饰及体态礼仪等要素达到完美结合的创造思维和艺术实践活动。

2）咨询师的形象设计

弗洛伊德的精神分析行业能够做大，与其形象包装很有关系。他曾把自己打造成一个神秘人物，令人与其见面之后印象深刻。美国的总统都有专门的形象设计师，其发饰怎么弄，服饰怎么弄，都很有讲究，以突出其整体气质。

例如，克林顿原是阿肯色州的州长，刚当上总统的他缺乏自信，讲话时总是遭到质疑，被批评为"缺乏总统坚定的口气"。后来经过形象设计师的精心设计，克林顿改变了自己的讲话语气和风格，最终形成了自己特有的口音和演讲风格，令听众为之倾倒。所以，形象不是一个简单的穿衣、外表、长相、发型、化妆的组合概念，而是一种综合的全面素质，需要用心来打造。

咨询师形象设计的内容，不仅包括外在形式，如服饰、化妆等，也包括内在的气质，如举止、谈吐、生活习惯等。虽然这种打造不是较短时间内可以完成的，但咨询师不可不知、不可不为。

总之，心理咨询师要根据自己的相貌、身材、专业取向、社会阅历等特点来设计个人的专业形象，使其顺眼、养眼但不抢眼。

3）咨询师如何设计形象

在咨询室，面对来访者，怎样的形象容易让人感到咨询师权威而亲切？

不同年龄层的咨询师，如何找到适合自己的形象定位？

作为一名心理咨询师，在与来访者建立关系时，一个良好的形象会起到事半功倍的效果。作为一名心理工作者，身在受人尊敬的行业，在不同的社交场合，他也需要维护职业的荣誉。我们许多人埋首于心理咨询的专业学习，内秀有了，对自己的外在形象的打造却不知从何下手。随着一股股心理热潮的到来，心理咨询师已经越来越为公众所熟悉，那么如何在公众心目中树立一个良好的咨询师形象呢？换言之，心理咨询是很讲究第一感觉的。如果咨询师留给来访者的第一感觉是很邋遢的、很随便的，来访者会变得很胆怯，害怕在咨询师面前敞开自己的心扉，无法畅所欲言。

咨询师的形象设计应该注意以下5个方面（见表1-4）。

（1）样貌、服饰要有范

就是咨询师应有学者风范，应给人端庄、凝重的印象；要给人以信任感，不可太调侃，能把来访者的内心体验调动起来。此外，咨询师的服装要整洁，并根据来访者的不同性别、年龄和问题，着不同的服装，特别是女性佩戴的饰物，也要有品位，个人造型也要有个性。

（2）房间布置要有味

就是咨询场合要整洁、舒适、和谐，并给人积极的暗示，令人一进入咨询室就开始了咨询。如在弗洛伊德的诊室里，摆放着各种雕像，给人一种艺术馆的感觉，那是他个人的风格。此外，咨询师布置自己房间的时候，要思考它的象征意义是什么，不可以随便布置。

（3）言语交流要明确

就是说话简洁明确，三两句话就能抓住来访者说话的要点；而说话啰里啰唆，不仅会搅乱来访者的心绪，也会让来访者无法抓住谈话重点。对咨询师而言，自己没把事情说清楚，会让来访者说得更糊涂。

（4）体语交流要注意

就是咨询师目光要和蔼，表情要自然，坐姿要放松，动作要得体。在咨询场合下，体语的交流与言语的交流一样重要，咨询师不可忽略。

（5）知识积累要关注

咨询师要具备充分的专业知识和非专业知识，同时也应该具备一定的跨文化知识及外语能力。在咨询场合下，咨询师的专业知识和生活阅历越丰富，咨询关系则越容易建立。

咨询师着装注意事项

咨询师还要注意自己的服装语言，以传递轻松和谐、乐观向上的信息。在这当中，咨询师着装要注意以下几个方面。

1. 正式但不刻板，轻松但不轻佻

咨询师着装要颇为正式，但又不能过于正式。颜色应以淡色为主，不应是深色，更不能色调太鲜艳。特别是女性，更要注意自己服装与服饰的搭配，要给人以高尚、素雅的感觉。

2. 因人而异，据龄而别

咨询师着装要根据来访者的年龄、性别、职业和咨询内容不同而有所调整。例如，对儿童和青少年，咨询师的着装尤其不能选择深色，而应该亮丽一些，以增进亲和感。还如，对于男性来访者，女咨询师的服装不能太休闲、袒露，以避免引起来访者的过分关注。

3. 不要搭配太鲜明

咨询师着装要注意颜色简单、和谐，不能太刺眼。咨询师着装颜色对比太鲜明（如大红大绿，黑白分明），就会给来访者带来巨大的视觉刺激，不利于对方与自己的目光交流及心态平和。

4. 不要搭配太杂乱

咨询师着装要注意搭配简单、和谐，不能太杂乱。咨询师着装搭配对比太杂乱（如服装的颜色有六种以上），就会令来访者感觉眼花缭乱，进而心态也可能杂乱起来。

表1-4 咨询师的形象设计

外 观 造 型	房 间 布 置	言 语 层 面	体 语 层 面	知 识 层 面
样貌 学者风范 端庄、凝重	布局 整洁 舒适、和谐	发音 口齿清晰 减少方言	目光 慈祥 真诚、深邃	专业知识 全面丰富 灵活运用
服装 整洁庄重 有神秘感	色调 素淡宁静 祥和明快	语速 平缓 起落有序	表情 丰富、真切同感 互动	非专业知识 知识渊博 学有所长
饰物 有品位 有象征意义	家具 有品位 不张扬	语调 抑扬顿挫 干脆利落	坐姿 放松自然 保持距离	跨文化知识 了解不同 文化特点
造型 有个性 有独特风格	装饰物 有艺术鉴赏 有象征意义	表述 简洁明确 形象比喻	动作 优美 得体大方	语言技能 掌握外语 （英语）

总之，心理咨询师还要培养个人的人格魅力。这包括亲和力、吸引力、感染力和影响力等方面。咨询师的亲和力来自态度和蔼、目光慈祥、语气温和；咨询师的吸引力来自知识丰富、思想深刻、动作优美；咨询师的感染力来自平等对话、语言简洁、富于智慧；咨询师的影响力来自真诚理解、言之有物、启发互动。心理咨询师在咨询场合中衣着邋遢、动作轻佻、说话随便、东张西望，是对人对己最大的不尊重。

关于咨询师的自我完善和形象管理，在第5~8章还有叙述。

拓展阅读1-5

座位安排中的心理学：如何摆放家具？[1]

哲学家和社会批评家保罗·古德曼曾对心理治疗中的座位安排进行过研究。

在经典的精神分析中，患者躺在睡椅上，心理治疗师坐在睡椅头部的一边，这样患者就看不到心理分析家了。可这种坐法会使心理治疗师"漠视"患者，使患者与心理治疗师缺乏

---

1 约翰·麦克里奥德：《心理咨询导论》，287页，上海，上海社会科学院出版社，2006。

交流，会影响咨询关系的建立。

古德曼让心理治疗师和与访者在桌子两侧面对面而坐，这种坐法可以促进两者的互动，并便于把问题放到桌面上讨论。桌子在这里有一个保护屏障，例如，它可以隐藏生殖器。

最后，古德曼与皮尔斯一起进行格式塔心理咨询，认为格式塔心理治疗中的座位安排应该是这样的：随着不同情况的发生，座椅可以自由转动，这样会令患者感觉很舒服。

古德曼言："我们希望这样的坐法，会令心理治疗师形成一种更亲密的社交风格。"

小结：岳晓东论咨询师气质养成

心理咨询师要十分注意自己的形象塑造，要清醒地意识到它可能会给来访者带来什么样的暗示作用。

总统的造型重在表现活力与自信，经理的造型重在表现阅历与能力，咨询师的造型重在表现尊重与神秘。

心理咨询师一定要给人留下美好的第一印象，这就要求咨询人员对自己的服装、佩饰、表述、用词、神态、目光、发音、语调、语速、肢体语言、知识结构等都深有讲究，以最大限度地发挥其积极向上的象征意义和暗示作用。

心理咨询师要根据自己的相貌、身材、专业取向、社会阅历等特点来设计个人的专业形象。

心理咨询师要使自己的形象顺眼、养眼但不抢眼。

就像画家要有自己的画风，文学家要有自己的文风，咨询人员也要有自己独特的形象设计和咨询风格。咨询人员要给人们以亲切却又神秘、简洁却又深奥的感觉。

弗洛伊德手夹雪茄的造型堪称他的经典亮相，给人以巨大的权威感和神秘感。同样，荣格的蝴蝶结造型也是他的个人风范，给人以学者的鲜明感觉。

患者到医院里去看病，是不会在乎医生是什么长相、装扮、说话样子的，只要他的医术高就行。但来寻求心理咨询的人却很在意咨询师与他／她有没有"眼缘"，会不会令自己信服。

第二章

心理咨询的关系确立技术

>>>>>>

什么是建立心理咨询关系？就是在来访者与咨询者之间建立相互尊重、相互信任的关系。

——岳晓东

▎第一节 心理咨询关系的确立

一、心理咨询关系的概念

（一）学习目标

了解心理咨询关系的基本概念。

（二）基本概念

心理咨询首先需要建立有效的咨询关系（rapport）。简单说来，咨询关系的确立主要具有下列核心要素：尊重、热情、真诚、共情、积极关注。美国心理咨询大师罗杰斯提出，咨询关系的确立需要具有同感共情、真诚一致、无条件关爱三大基本因素。这样，来访者就会感到被接纳、被理解，其不良情绪才可以得到充分的宣泄，个人的潜能也会被激发出来。在这当中，咨询师要走出自己的参照框架而进入来访者的参照框架，学会与其情感对焦、思维并轨。下面详加描述。

1. 平等对立

心理咨询关系建立的基础是平等对立，这样才能充分调动来访者的主动参与意识。心理咨询关系不同于医患关系和师生关系，因为它们都是不对等的关系。心理咨询确立平等对立的关系，也可使来访者从一开始就接受"助人自助"的理念。

2. 真诚相待

心理咨询关系建立的关键是真诚相待。真诚不等于什么都说，也不是自我表现；真诚是实事求是，不装腔作势。尊重也意味着完全接纳对方，充分信任对方。尊重意味着保护隐私；尊重应以真诚为基础。咨询师认真耐心地听来访者讲述，不厌其烦，会令来访者感受到温暖。

3. 赏识肯定

心理咨询关系建立的动力来自赏识与肯定，这样才能充分调动来访者的参与意识。心理咨询希望挖掘来访者个人的潜力和动力，让他/她在咨询过程中不断获得成功体验和登峰体验，以达到自我完善。在此意义上，心理咨询强调无条件接纳来访者，就是为了使他/她从一开始就在自我身上寻找力量。

4. 分享披露

按照"来访者中心疗法"，咨询分享或自我披露，是咨询过程的一部分。它意味着某种咨询师在来访者面前表现真实的自我，无论是成功的一面，还是失败的一面。如果咨询师本身是无可挑剔的，人格也绝对完整，那么来访者就无法从他/她身上获取自我成长的力量与榜样。换言之，咨询师越是在来访者面前拔高自己，来访者就越容易感到自卑。分享可以使咨询师放下伪装，以一种自然放松的姿态与来访者共享一个心理时空，以在无形中激励来访者成长。

5. 合作行动

心理咨询关系（有时也称"工作联盟"）的确立，是为了使来访者心甘情愿地与咨询师合作，探索自我成长与行为改变的方法与途径。在这当中，合作不等于指导，那是居高临下的；合作意味着围绕咨询目标共同探索与发现，努力达成共赢的局面。在合作中，咨询师与来访者的角色是可以易位的，为的是尽量获得完全的自由与平等。

最后有必要指出，心理咨询关系会随着咨询的进展而不断深入，咨询师要根据来访者的人格特点、成长经历、主述问题而灵活调整咨询关系。在这当中，咨询师不可过度中立，始终保留在某种"幕后状态"，那样反而会令来访者不知所措，最终影响咨询中的合作。

卡尔·罗杰斯（Carl Ranson Rogers，1902—1987）（图2-1）美国心理学家，人本主义心理学的主要代表人物之一。

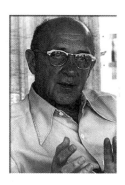

图2-1　卡尔·罗杰斯

拓展阅读2-1

美国心理学对来访者权利的规定

1. 了解与同意的权利，来访者有权了解以下事宜：

——了解治疗的技术取向；

——了解双方的权利与责任；

——了解治疗的时间与费用；

——了解有无其他待选资源。

2. 了解保密范围的权利，来访者有权了解以下事宜：

——了解知道保密的限度与治疗可能面临的风险；

——了解解密应限制在适宜范围内（如与督导的见面）；

——了解未成年儿童所具有的权利（如遭受乱伦、强暴、虐待或类似困境）。

3. 了解咨询影响因素的权利，来访者有权了解以下事宜：

——了解现场有无使用录音、录像、单面镜等；

——了解现场有无他人（如父母亲、教师、律师等）；

——了解咨询资料是否作研究之用。

4. 了解未成年人的保护权利，来访者有权了解以下事宜：

——了解未成年人的权益；

——了解对未成年人的咨询方式；

——了解如何咨询、收费和保护其利益。

5. 起诉不当行为的权利，来访者可就下列问题追究或起诉咨询师：

——对付费困难的人停止治疗，或放弃治疗；

——没有保存适当的咨询记录，令转介或继续治疗困难；

——接受超越自己专业能力的来访者，缺乏资格认定；

——收费过高，或变相索取钱物，如重复测查和提供不必要的昂贵的资料或方法；

——对未成年者提供避孕或堕胎的咨询；

——诽谤、侮辱、侵害来访者，泄露其个人资料；

——对不能处理的来访者未作恰当转介，耽误了咨询；

——未能告知来访者可做哪些选择来保护自己的利益。

（三）相关知识：心理咨询的工作联盟[1]

工作联盟（working alliance）指心理咨询与治疗关系的确立。其概念在心理治疗中历史悠久，弗洛伊德最早认为，咨询关系是取得好疗效的根基。"工作联盟"一词最早由美国心理学家拉夫·格里森（Ralph Greenson）提出，他认为治疗关系是一种治疗合作关系，咨询师与来访者要相互配合，共同协商。这就像划船一样，如果只是一个人摇桨，船在水中就不会很好地运行。后来，美国心理学家保尔·迪恩（Paul Bordin）扩展了格里森的工作，指出工作联盟具体包括以下部分。

·治疗目标的协议：就是确定治疗的不同阶段的目标。

·治疗任务的协议：就是确定治疗的具体使用方案。

1　［美］Sherry Corner, Paula S. Nurius 著：《心理咨询师的问诊策略》，张建新等译，85页，北京，中国轻工业出版社，2004。

·来访者和咨询师之间的情感联系：就是处理好界限与移情等问题。

再后来，美国心理学家格索（Gelso）和卡特（Carter）扩展了保尔·迪恩以及Malinckrodt等人的工作。有研究显示，工作联盟与疗效（如来访者的满意度和改变）之间存在稳定的正相关。也就是说，工作联盟越稳固，心理治疗的效果就越好。还有研究显示，来访者的社交能力和社会支持也会影响工作联盟的建立。

二、心理咨询的收费问题

（一）学习目标

了解心理咨询收费的基本概念。

（二）基本概念

收费是咨询关系的重要内容，处理不当则会严重影响咨询关系的确立。弗洛伊德认为，酬金具有"牺牲"性质[1]，其意义在于：　"酬金是一种可以让病人最大限度提高治疗动机的手段，它表现了病人对于心理治疗承诺的重要性，而酬金的设定应依据病人可以负担的最大程度而定。"由此，付费也是为了使来访者重视心理咨询，因为免费的咨询会令来访者对心理咨询感觉无所谓。

从精神分析的角度来讲，收费也是心理治疗的一部分。因为无论发生任何事情，来访者都必须缴费。英国心理咨询专家约翰·麦克里奥德[2]指出：　"收费在心理治疗与真实世界之间架起了一座桥梁，提供来访者完成心理治疗的动力，并不让他们依赖心理咨询师。"也有人担心收费会对心理咨询关系产生副作用，其实这是不必要的，因为心理咨询也是一种消费，付费是理所当然的。

有研究表明，收费的心理咨询比免费的心理咨询更为有效（Herron and Sitkowski 1986）。由此，心理咨询师要走出"酬金内疚"（Herron and Sitkowski 1986）的误区，在咨询一开始就与来访者明确沟通或商议费用的问题，并及时发送催缴单。

简单说来，心理咨询有必要在一开始就谈论好收费标准，其理由如下。

1. 付费有利于建立咨询关系

付费是承诺的表现，也是投入的保障。按照弗洛伊德的观念，付费是牺牲自我的一部分，那样才能促使患者接受新的思想和观念；反之，咨询不收费，咨询师也不承担任何责任，其咨询也难以奏效。

2. 付费有利于建立平等关系

付费会使服务双方建立平等的关系。只有来访者付了费，他/她才不会感觉亏欠对方；而收了钱，咨询师也由神变成了人，才能更专注地提供帮助。同时，付费还会使来访者更加具有选择的权利和自由，因为他/她一旦对咨询效果不满意，就可以随时选择退出咨询关系。

1　[英]约翰·麦克里奥德：《心理咨询导论》第三版，潘洁译，陈赐聪审校，297页，上海，上海社会科学院出版社，2006。

2　同上。

3. 付费有利于来访者选择咨询师

付费会使来访者自由选择咨询师，并可以对咨询师的服务提出直接的疑问和批评。而当来访者摆脱了对咨询师的权威崇拜，他/她就不会把咨询师看成是父母的角色替代。

4. 付费有利于监督来访者

付费会使咨询师监督来访者，并可以对来访者的配合提出直接的要求和批评。而当来访者摆脱了义工的形象，他/她就不会把咨询当成是可有可无、可长可短的服务。更重要的是，咨询收费，会促使来访者有更多的投入和配合。

5. 付费有利于咨询的进展

付费也是对心理咨询专业人员的约束。来访者的隐私不仅可以得到法律的保护，也可以得到心理咨询业职业道德的约束，这样才能促进来访者在咨询师面前毫无保留地探讨自己面临的问题。事实上，对合格的心理咨询专业人员来说，职业道德的约束要比法律的约束力更大，缴费也在一定程度上给来访者上了保险。

总之，心理咨询是一种技术性很高的工作，需要花费大量的时间和精力。心理咨询专业人员需要有扎实的心理学专业知识基础、较高的职业道德水准和持续的专业学习。这一切都需要不断的资金投入才能保障。换言之，心理咨询从业人员的生存与发展需要有不断的资金保障。由此可见，国内心理咨询事业的发展，有赖于咨询师收费的多元化和差异化。

此外，对于咨询师与来访者来说，咨询收费是一种监督和承诺。咨询师没有必要对此产生顾虑及焦虑，那很有可能会被对方理解为是咨询师缺乏自信和能力。与此相反，免费的心理咨询通常是比较随意而又简洁的。咨询师可以通过电话或者QQ来判断来访者的情况，给出一些简单的建议。在这当中，无论是电话咨询，还是QQ咨询，交流双方都不是全心投入，都缺乏非言语的交流，所以咨询师对来访者主述问题的判断都很有限。此外，在免费咨询的过程中来访者想说就说，想走就走，无法建立起咨询关系，也就不可能有充分的咨询信任。弗洛伊德就曾指出：“不收费的心理治疗，是无意义的心理治疗。”

（三）相关知识：深圳心理咨询收费标准及咨询流程[1]

1. 咨询面谈

1）收费标准

——挂号：10元

——首诊：800元/次/小时（含测量）

——咨询与治疗：100元/次/小时，半小时内50元

——会诊：300～500元/次/小时

——出诊：600元/次/天或200元/次/小时（不含交通、住宿费）

——心理顾问：1000元/月（4次）

1　这是2010年的收费标准。

2）工作时间

上午 8：30 ~ 11：30

下午14：00 ~ 17：00

2. 咨询流程

——请至少提前一天拨打电话进行电话预约或当面预约，约定咨询时间，并留下联系方式。

——在咨询前请先填写登记表，缴纳挂号费及首诊费。

——在约定时间内准时到心理咨询室与咨询师会面，了解咨询原则。

——首诊后根据情况共同商定咨询目标，并签订《咨询同意书》。

——按照收费标准交纳咨询费用。

3. 注意事项

——咨询中心一般是按照来访者的预约先后顺序来安排咨询时间的，请您理解并遵守。

——请您在可能的情况下，提前10分钟或按时到达咨询室。

——若超过预约时间半小时仍未到，且通过您所提供的联系方式我们仍无法联系上您，我们会自动认为您的预约取消。若不能按时到达或改变时间，请提前通知我们以便我们作出相应的调整。

一次咨询的时间在50分钟左右，因此请注意您的倾诉时间，用大量时间去讲述一件事的细节其实是不必要的。咨询师更关注您内在的思想观念及对问题的认识。请事先想好同咨询师谈些什么，以便较快进入主题，更加有利于双方的沟通和理解。

对咨询师的问题最好如实作答，坦诚诉说您的真实情况和感受，以便让咨询师更容易对您的问题进行分析和判断。

4. 网络咨询或电话咨询：

1）收费标准

——心理咨询师300 ~ 500元/时（汇款费用由当事人承担）

2）咨询流程

——拨打电话进行预约，约定咨询时间，并进行登记；

——将预约咨询费汇入以下账号：

户名：× × ×

开户行：× × × × ×

——通知咨询师咨询费已汇出，确认后可进行咨询；

——进行正式咨询，初诊后根据情况确定咨询目标；

——总结本次咨询结果，确定下次咨询时间。

第二节 心理咨询的伦理问题

一、心理咨询的界限概念

（一）学习目标

了解心理咨询界限的基本概念。

（二）基本概念

界限（boundary）是心理咨询关系的核心问题之一，处理不好会严重损害咨询关系的发展。美国心理学会咨询心理学分会早在20世纪70年代就对咨询师的行为准则作出了明确的规定（见表2-1）。英国心理咨询专家约翰·麦克里奥德提出[1]，在心理咨询的情境下，咨询师可以根据不同的关系来确定不同的界限。例如，我们可以根据以下内容来确定界限。

- 时间长短：一个心理治疗的周期从什么时候开始？什么时候结束？
- 物理空间：来访者与心理咨询师之间应坐得多远（或多近）；每个参与者的"个人空间"有多大？
- 信息了解：来访者应对心理咨询师本人有多少了解？
- 亲密程度：心理咨询师与来访者在情感上应当有多亲密？可以扩大到什么地步？
- 社会角色：如果心理咨询师与来访者在其他场合碰面，心理咨询师如何对待来访者呢？如来访者要求在心理治疗之外与心理咨询师建立一种关系，那么心理咨询师应当怎样回应来访者的这个要求呢？

英国心理咨询专家约翰·麦克里奥德指出，"心理咨询师的个人风格不同，他们对于界限的规定也会有所不同，有些人会喜欢较为严格的界限，而有些人会喜欢较为灵活的界限"[2]。无论怎样，咨询师都需要一开始就与来访者就界限问题有明确的交流。有些心理咨询师会在心理治疗的最后阶段放松其与来访者的界限（如触摸来访者，与来访者约会，向来访者借钱等），这种情况的发生会给咨询关系及其成效带来负面的影响，咨询师要对此有清醒的认识，并妥善地加以处理。

按照2001年中国劳动和社会保障部批准的《心理咨询师国家职业标准》，心理咨询师在处理咨询关系上，应该注意以下事宜[3]。

- 咨询师应该对自己、对来访者所产生的影响有清楚的认识，不得利用来访者对自己的信任或依赖谋取私利；
- 咨询师应保持与来访者之间的中立关系，避免在咨询关系中出现双重关系（如避免与熟人、亲友、同事等建立咨询关系）；

---

1 [英] J. 约翰·麦克里奥德：《心理咨询导论》，潘洁译，293页，第三版，上海，上海社会科学出版社，2006。

2 [英] J. 约翰·麦克里奥德：《心理咨询导论》，潘洁译，293页，上海，上海社会科学出版社，2006。

3 详见华夏心理的网页www.pychcn.com。

·当咨询师认为自己不适合为某来访者咨询时，应对他/她作出明确的解释，并以负责的态度将其转介给其他合适的专业人员。

·咨询师不得与来访者发生任何形式的性关系和亲密关系，也不得给有过性关系和亲密关系的人做心理咨询。一旦业已建立的专业关系超越了专业界限（如发展了性关系或恋爱关系），应立即终止专业关系并采取适当措施（例如寻求督导、转介等）。

·咨询师在与某来访者结束心理咨询关系之后，至少3年内不得与来访者发生任何亲密关系或性关系。在3年后如果发生此类关系，要仔细考察关系的性质，确保此关系不存在任何给来访者造成伤害的可能，同时要有合法的书面记录备案。

·咨询师应尊重其他专业人员，与相关专业人员建立一种积极合作的工作关系，以提高对来访者的咨询服务水平。

总之，咨询师应与来访者保持健康的心理距离，以确保咨询服务的中立性和纯洁性。对此，大家还可以参考美国心理学会咨询心理学分会（Division of Counseling Psychology of American Psychology Association）对咨询学员在伦理上的要求（见表2-1）。

表2-1　美国心理学会咨询心理学分会对咨询学员的伦理要求[1]

	实践课[2]（Practicum）	实习（Internship）	完成博士学位（Doctoral Study）
伦理领域			
知识	基本了解咨询关系中的基本伦理知识	了解职业的法律和伦理要求，以及将它们如何应用到咨询关系中 了解咨询群体中常见的伦理困境	了解近期对于伦理议题的司法裁决和立法决议 了解伦理决策的指引和模型的复杂性
技能	有能力在课堂练习中识别并讨论伦理议题 有能力在下列状态下进行自我反省： ——面对压力 ——面对权利、特权 ——面对动机 ——面对控制 ——面对文化差异 ——面对系统背景	有能力阐述对职业心理学家的法律和伦理要求，同时了解如何将此应用到职业发展中 有能力辨认伦理困境及其相关的问题 有能力自我纠正言语、非言语行为中的不一致	可在不同情况下运用相关的伦理知识，特别是有关咨询界限的知识 可在咨询关系中一贯运用适当的权力 可适当地评估伦理问题，运用个人的伦理决策，并在职业活动的各个方面表现出正直性及文化理解力 可在需要时寻找并提供咨询
态度	重视伦理行为 重视基本的自我关爱 重视对他人的关爱 重视训练角色和专业 尊重自我、他人、角色、专业	辨认他人的自主性和差异性 表达出对自我、他人、职业的语言、非语言的尊重	重视社会公正，把它当作一种价值 内化伦理规则及其判断，并加以广泛应用 重视对咨询关系和咨询伦理的终身学习

1　Mary Beth Kenkel and Roger L. Peterson，2010，Competency-based education for professional psychology，Edited by American psychological association Washington，DC，pp.72-77.
2　在美国的心理咨询师培训中，实践课（Practicum）与实习课（Internship）的差别在于，前者是初级实习，没有收入；后者是高级实习，并多有收入。有关实践课与实习课的差别，在第八章中还有讨论。

（三）相关知识：心理咨询关系处理不妥的两个例子[1]

心理咨询关系处理不妥，可能会给咨询者和来访者都带来巨大的危害。以下举两个例子[2]。

其一：史密斯博士的教训

史密斯博士是美国波士顿心理咨询界的知名人士。他毕业于哈佛大学心理学系，多年来一直从事家庭咨询的研究与辅导，并发展出自己的一套理论。然而，正当他的事业蓬勃发展、如日中天的时候，突然有一位女士到法院去控告他趁她失婚情乱，接受他的心理咨询之际，主动约她，并发生了性关系，使她的情绪更受困扰，所以要求经济赔偿。此后，又有几个自称接受过史密斯博士咨询的女士也站出来，控告他在咨询中毛手毛脚的。这一系列控告使得史密斯防不胜防，最后不得不关闭自己的心理诊所，由其律师出面周旋，给每个控告人一笔赔款了事。

更糟糕的是，美国心理学会在得知此事后，作了专门的调查，最后决议吊销史密斯的专业执照[3]，使他以后不得再从事心理咨询的工作。

其二：韩玉金的教训[4]

据2014年2月8日《京华日报》报道，韩玉金是国家二级心理咨询师，山东省博兴县人。2012年12月22日下午6点，韩玉金在其开办的中美澳联合（北京）国际医学研究院内，以治疗心理疾病为由，对23岁的来访者小静（化名）实施了强奸，并于案发当天被抓获。

来访者小静从2012年年初起，在其诊所内接受心理治疗，一共治疗了4次。从第一次开始，韩玉金就告诉小静她有性压抑，以后每次治疗时都跟小静说同样的话。案发当天，韩玉金在给小静辅导了3个小时后，让助理下班，回到房间后抱住了小静，亲吻她的身体。小静开始以为这是治疗过程，就没有反抗。但后来，韩玉金竟脱去了她的衣服，并发生了性关系。小静深受刺激，随即报了警。在此之前，韩玉金告诉小静，他曾和另一个女患者脱光躺在一起，什么也没有发生，并称之为"急性疗法"。韩玉金还说，他通过家族排列发现，小静的外公是个强奸犯，要就此事对小静进行处理。

一审法院认为，韩玉金的行为已构成了强奸罪，并判处其有期徒刑4年。韩玉金不服上述，声称小静引诱了自己。北京市一中院经审理认为，韩玉金的上诉理由没有证据支持，驳回上诉，维持原判。

二、心理咨询的伦理问题

（一）学习目标

了解心理咨询关系的伦理问题。

1　详见笔者所著《登天的感觉》（修订版）。

2　同上。

3　在美国，心理医师必须要考取美国心理学会颁发的专业执照才能独立开业。否则，他只能在有专业执照人的心理诊所中工作。

4　http：//news.szhk.com/2014/02/08/282866637356802.html.

（二）基本概念

1. 咨询关系中的伦理问题

1）明确来访者权益

所谓咨询关系的伦理问题，主要是指尊重来访者的个人权益。这当中既有法律赋予的权益，也有行业赋予的权益。它主要包括隐私保密的权益、了解咨询程序的权益、同意或反对咨询的权益，以及法律监护的权益等。例如，来访者在咨询开始填写个人资料时，要签署同意书，包括在特殊情况下（如有自杀、他杀意图），容许咨询师通知相关人士等条款。对此，咨询师也要向来访者解释心理咨询保密的程度和限制。这就如同患者求医时都不希望医师把其病情向别人透露，就是透露病情，也需要经过患者本人或家属的认可。

2）遵守保密原则

一般说来，除非征得本人的同意，咨询师不得将来访者的身份、个人资料及咨询内容向外泄露。隐私保密是为了为来访者提供安全感，令其信任咨询师，放心地吐露心声。当然，保密原则不是无限制的。如果来访者触犯法律，或是年龄低于18岁，法院可通过法令来索取当事人的个人与咨询资料，咨询师须全力配合。在公平原则下，来访者可同意，也可以撤回其同意书。在特殊情况下，如来访者有自杀或他杀的冲动时，咨询师应请教有经验的同行或是在督导的指引下，决定是否向相关人士透露信息。

3）保存咨询记录

心理咨询的记录、保存与销毁是来访者的基本权益。一般说来，所有的咨询都应留有记录，这就好比医生看病，需要在病历上做记录，以便复诊时作参考之用。由此，心理咨询保存文本记录是必需的。当然，记录应只记重要资料，这样既省时间，又便于阅读。近年来香港地区通过法例保障个人私隐，当事人是有权利寻求其资料的。记录也不限于纸笔的卷宗，还可包括其他任何形式的资料，如照片、录音、录像、计算机文件。

在保存方面，咨询者要养成审慎的习惯。记录要放在可上锁的抽屉、文件柜和房间内。传送和摆放记录都要很小心。不必要时，不宜将记录携带至公众场合，以免遗失。咨询者也要在任职机构制定处理记录的相关政策和程序。最后，在学术交流和资料统计时，都不能显示当事人的姓名。

2. 咨询关系中的保密问题

按照2001年中国劳动和社会保障部批准的《心理咨询师国家职业标准》，咨询师应对来访者咨询的内容予以保密，其具体要求如下。

· 心理咨询师有责任向来访者说明心理咨询的保密原则，以及应用这一原则的限度。

· 在心理咨询工作中，一旦发现来访者有危害自己或他人的情况，必须采取必要的措施，防止意外事件发生（必要时应通知有关部门或家属）。或与其他心理咨询师进行磋商，但应将有关保密的信息暴露限制在最小范围内。

· 心理咨询师工作中的有关信息，包括个案记录、测验资料、信件、录音、录像和其他资料，均属专业信息，应在严格保密的情况下进行保存，不得列入其他资料之中。

·心理咨询师只有在来访者同意的情况下才能对咨询过程进行录音、录像。在因专业需要进行案例讨论，或采用案例进行教学、科研、写作等工作时，应隐去那些可能会据以辨认出来访者的有关信息。

由此，咨询师执行好咨询的保密原则是咨询成功的基本保障。咨询师需要一开始就与来访者充分沟通，以让对方充分知晓自己的权利。那么，咨询师在什么条件下可以不受保密原则的约束呢？一般来讲，咨询师如果取得了来访者本人的书面许可，是可以不受保密原则约束的。

除此之外，美国著名心理咨询专家科利（Corey）和瓦斯克（Vasques）等人提出，在下列情况下，咨询师可以不受保密原则的约束[1]，供大家参考：

·如果来访者对其本人或他人构成生命威胁；

·如果来访者声明放弃其保密的特权；

·如果咨询师怀疑来访者对未成年人、老年人、残疾人或住院的精神病患者存在虐待的问题；

·如果法院指令咨询师提供记录；

·如果来访者提起诉讼，主动放弃保密权；

·如果来访者涉及法律纠纷，并且来访者自己公开了记录；

·如果发生紧急情况。

此外，当咨询师接受同行咨询或督导时等，咨询的内容也会有所披露。无论怎样，咨询师有义务为来访者保守秘密，至于在什么情况下会突破其约束，咨询师要与相关人士认真协商，以确保其所作所为最大限度地保护了来访者的权益。表2-2 展示了美国心理学会咨询心理学分会对咨询学员会面能力的要求。

表2-2　美国心理学会咨询师评估能力一览表[2]

	实　践　课	实　习　课	博　士　学　位
	咨询会面和咨询关系		
知识	了解咨询会面、咨询计划和目标设定的模式和技巧 了解转介为何推动测评 了解自我的局限（知道你不能做什么）	了解咨询会面的基本模式和技巧（结构化、半结构化、精神状态测验） 了解心理社会学历史及精神状态的测验	深入了解咨询会面及关系的模式和技巧 理解多种转介问题怎样影响咨询会面 深入了解咨询师的个人特质会怎样影响对来访者的评估过程

1　［美］Sherry Corner，Paula S. Nurius：《心理咨询师的问诊策略》，张建新等译，40页，北京，中国轻工业出版社，2004。
2　Mary Beth Kenkel and Roger L. Peterson，2010，Competency-based education for professional psychology，American Psychological Association Washington，DC，pp. 92-95.

	实 践 课	实 习 课	博 士 学 位
技能	可在咨询会面与测评中运用积极倾听技巧 可在咨询会面中作共情回应 可在督导指导下，使用简单的生物—心理—社会评估	有能力使用细致的评估会谈并收集资料用于心理社会学历史及精神状态测试 有能力为来访者做转介，并澄清评估上的局限 有能力从附属资源中获取历史资料，并与来访者的自我报告整合在一起 有能力向督导做必要的咨询	可深入整合信息，并对不同咨询模式进行批判性分析 可根据转介问题、来访者个性特质和自我认识对不同咨询模式采取灵活多变、同感共情、精确无误的运用
态度	了解尊重他人可提升评估效果	有意愿忍受含糊、冲突和工作压力	对从其他学科获得评估信息持开放的态度
心理测试			
知识	基本了解心理测试及测量的理论（如测试结构、信度、效度等） 基本了解心理测试模型、测试策略	了解心理测试及方法的结构和理论 了解使用标准化智力测试和人格测试的长处、短处及局限 了解规范测试的方法及在不同人群中的不同含义	深入了解各种心理测试的长处、短处及合适性（个体差异、心理病理学、发展、社会背景等）
技能	基本了解心理测试的技能（如管理、评分、解释等） 有能力理解和转述个别测试的结果	有能力使用、计算智力、人格测试，并在督导指引下进行整合性解读 有能力识别适合的方式和信息来源，来回答转介问题 有能力在督导下，根据特别的个人或系统确定并调整测评手段 有能力在督导下，对从不同途径收集的信息，对进行系统性、批判性解读并提出反馈意见	有能力选择、使用、计算及解释各种心理测试，并适合于不断提升的转介问题
态度	可在使用测评中表现客观性，并可礼貌提问	重视心理测试与评估的价值	会对一个人的评估结果作短期和长期有效性评估 有意愿提高个人使用和解释新、旧心理测试的能力
伦理及专业领域			
知识	了解伦理测评 熟知伦理议题和潜在的冲突 熟知外部资源，包括督导师以及如何找到他们	熟知法律及伦理原则，包括在测评中的程序，以及潜在的行动程序指南	深刻地熟知有关测量的伦理及法律问题
技能	有能力支持行动决定 有能力区分自我需要和客户需求，当面对伦理困境时 有能力结构化的使用督导去实现更远的训练和测量目标	有能力识别潜在法律伦理的问题并向督导提出	有能力应用相关法律和伦理原则去评估情境，并寻求督导和咨询 有能力基于法律伦理原则做转介 当需要时，有能力寻求咨询帮助 有能力描述出报告中的测量数据来源的限制

	实　践　课	实　习　课	博　士　学　位
态度	尊重评估过程中开放的伦理标准	有意愿批判性地检查不同人群和规范数据中的测验结果 有意愿根据多样人群的评估，检查伦理和法律问题的可用性	整合尊重与中立（好奇心，觉察自省），以确立职业道德与终身学习

（三）相关知识：咨询关系的处理注意事项

自心理咨询这个行业诞生以来，咨询关系就必须有一定的伦理准则为保证。这主要是确保咨询关系不会给来访者带来不必要的伤害。由此，咨询师要熟知其职业操守，以避免自己在执业过程中犯无心之过。简单说来，咨询关系中伦理问题的处理要注意以下几个方面。

1. 不可与来访者保持双重关系

即咨询师不可能既是咨询师又是朋友，那样会令咨询师在咨询过程中丧失其必要的中立性和客观性，也无法维护其在来访者心目中的地位。

2. 不可与来访者有身体接触

即咨询师要与来访者保持适当的身体距离，避免身体接触。除了握手外，应避免近身的身体接触，或过分表示亲昵或关爱行为，或是刻意讨好来访者。

3. 不可私下随意谈论来访者

即咨询师不能在咨询之外的场合随意谈论自己的个案，那样不仅会破坏心理咨询的保密原则，损害来访者的利益，也会令其他同行怀疑咨询师的品行。此外，非经本人同意，咨询师不能与其家人或他人有专业接触。

4. 不可随意破规破例

即咨询师要遵守规矩，不能轻易破规破例。例如，随意延长谈话，把家里的电话号码留给来访者，让来访者来家中做客等。这样咨询师会被来访者操纵或控制，或过多卷入来访者的心理困境。

5. 不可表现得过分热情

即咨询师不能为了显示自己的专业能力，对来访者主述问题之外的事情过分关注或谈论，那样会令来访者产生不必要的阻抗。

6. 不可接受来访者贵重礼物

即咨询师不能在咨询期间接受来访者的礼物或是财物（见表2-3），或托其办事，或是收转介费，与来访者做生意，向来访者借钱，利用来访者的专业知识为自己牟利等。这些都被视作剥削来访者的表现，会严重损害咨询关系。

总之，咨询关系存在一定的亲密性，咨询师要洁身自好，不能与来访者发生肢体接触或经济关系等。而据美国心理学会（American Psychological Association）的资料显示，有近80%的心理咨询师和咨询人员涉及性、生意、不当泄密和自杀危机干预失误。由此，确保咨询关系的纯洁性一直是心理咨询行业的挑战。

表2-3　咨询师可接受与不可接受行为、礼物一览表

	可 以 接 受	不 可 接 受
行为	简单的握手、目光交流	亲吻、拥抱、长时间握手
礼物	贺卡、感谢信、锦旗、与业务相关的书籍	赠款、借款、重大礼物、有爱意的物品、结交重要关系

拓展阅读2-2

我真的不能去，请你原谅我[1]

……

果然不出督导所料，佩馨在后来的一次会面中不经意地大谈她将要跟朋友们一道去参加一个周末郊游，以好好放松一下近来十分紧张的情绪。说完，她就不再说话，面露羞色。

"你是不是想邀我一同参加你们的郊游？"我单刀直入地问佩馨。

佩馨的脸马上涨得通红，眼睛里充满了羞涩的神态，小心翼翼地问我："行吗？"

佩馨的回答和眼神说明了一切。

回想这几次会面中佩馨所表现的忸怩神态，我不得不接受这一最坏的设想——来访者迷上咨询师，这一心理咨询行业的古老故事，今日也发生在我身上了。

我一字一句地对佩馨说："我很感谢你的好意，但我不能去。因为我们现在的这种关系，最适合我对你的帮助。"

"为什么呢？"佩馨一脸失望地望着我。

"因为心理咨询关系不同于一般的朋友关系，它很强调咨询师对来访者保持中立态度及客观立场。一旦双方走得太近，那咨询师将会失去对来访者的问题的观察力，所以心理咨询关系需要保持一段距离。"

"那我结束了心理咨询之后，还能与你交朋友吗？"佩馨不甘地问。

我没有正面回答她的提问，而是反问她："你为什么想与我交朋友呢？"

"因为我喜欢听你讲话。说实话，这两个月来，我每天都在想你说过的话。我很想保持我们现在的这种来往，我可以从你身上吸收到许多宝贵的东西。"

正待我要说话时，佩馨马上又说："请你千万不要误会我的意思，我想约你绝无他意。我了解到你已经结了婚，也有了可爱的孩子。我无意去破坏你的家庭幸福。我只是从你身上看到了我所追求的那种男孩子的气质，聪明、幽默、温文尔雅、吃苦耐劳、善解人意。"

"我很感谢你这样看重我，但我未必像你想的那般完美。"

"不，"佩馨打断我的话说，"我曾经爱上一位与你的性格、习性很相像的男人，可惜他还是被另一个女人给抢走了。你的出现使我再次想起了他，也勾起了我许多的痛苦回忆。

———————————

1　详见笔者所著《登天的感觉》。

上篇　心理咨询接待管理技术

直到今天，我只爱过他一个人……"

说到这儿，佩馨把脸撇向另一方，眼神里流露出无尽的伤感。

沉默了一阵子后，我开口说："我很抱歉得知你曾经这样失恋过，我也可以理解你此刻的心情。但做心理咨询的人是很忌讳与来访者有深入交往的。如果那样发展下去，势必会使彼此都感觉不自然。"

"有什么不自然的，不就是与大家在一起开心吗？又不是两个人单独在一起幽会。你要是愿意，也可带上'太座'[1]呵。"说完，佩馨向我眨了眨左眼。

她的话逗笑了我，可我还是客气地说："佩馨，谢谢你的好意，但我真的不能去，请你原谅。"

听罢，佩馨把头撇向一边，脸上的笑容一扫而光，不再出声。

沉默了一阵子，佩馨转过头来对我说："你不想去，我当然不可以勉强你。说实话，我以前也从来没这样求过人。我也说不清这到底是为什么，但我每次来见你，都感到很兴奋。我已经好久没有这种感觉了。虽然我们的会面不是约会，也从未有过任何浪漫的情调，但不知怎的，我把与你的会面当作支撑我在哈佛生活的精神支柱。我能上哈佛，是因为我在学校教书教得很出色，但你不知道，我为此付出了多大的牺牲和代价。静下来的时候，我是多么希望有人会来关心我，理解我，而这正是你在这段时间所给予我的。有了我们的会面，我不再感到孤独，也不再感到生活是那么的枯燥，所以，我……"

说着，佩馨的眼眶有些湿润。

我连忙递上纸巾盒。她抽取了两张纸巾，说："不好意思讲了这些话，但我憋了好久了，就让我说个痛快吧。"

说完，她又把头撇向一边，鼻子一抽一抽的。

佩馨终于说了心里话。这样也好，省得我们两人相互打太极拳，都挺辛苦的。

我竭力去理解佩馨此刻的心境。我相信她说的都是实话，她迷恋我，是因为我能够很好地理解她，特别是在她生活压力最大、感情最脆弱的时刻，我给予了她最需要的东西——理解与支持。她自然会对我产生特殊的好感。

更重要的是，我的出现使她想起了旧日的恋人，这给我们的咨询关系蒙了一层神秘的色彩。所以，佩馨对我的感情迷恋是完全自然的反应。问题是，我应该怎样将她对我的这种感情迷恋转化为一种自我激励的动力。

想到这里，我对佩馨说："听了你刚才讲的心里话，我很感激你的诚意。我相信你是一个很能干的人。说实话，你能来哈佛求学，就已经充分证明了这一点。现在你也能够很快克服当前的困难，适应这里的生活，更证明了你的能力。你真是个 Super Woman（女超人）。"

听到这里，佩馨扑哧笑了出来，转过头来对我说："人家已经那么难受了，你还来取笑我。说实话，你才是真正的 Super Man（男超人）哪。"

1　"太座"，即太太的意思，流行于中国香港、中国台湾、新加坡一带。

"不，不。我是说，你的的确确是一个很有本事的人。"我也笑着说，"在过去的两个月中，我对你最大的帮助，是使你恢复了自信。在这当中，我对你的处境表现出了很大的理解，这是我应该做的。我也理解你想与我保持联络，建立友谊的心情。说实话，我当然希望你会生活得更愉快。但是，我们现在的关系状态，是咨询关系的最佳状态。任何进一步的发展都可能会令我们彼此感到不自然，不舒服的。真的，你好好想一想，如果我们像情人那样地约会，我讲话你还会听吗？你讲什么我还会那么客观吗？"

　　"谁说要做你的情人啦？你别想得太美啦！" 佩馨打断我的话。我们两人都不好意思地笑了。

　　待静下来后，我继续说："对不起呵，佩馨，刚才我真是用词不当，让你见笑了。但是，咨询师与来访者之间的关系，在一定程度上就好比师生关系，如果师生关系太近了，老师在给学生打分时，就不免会受情面与私心的影响；学生与老师的接触，也不容易知深浅，你说是不是？"

　　佩馨轻轻地点了点头。

　　"所以，我十分珍惜你对我的信任与尊重，也觉得我们现在的关系状态最有利于咨询的进展，这对我们双方都是一样的。你知道吗？拿破仑曾说过一句名言，'伟大和荒谬之间只差一步'[1]。你细细品一品这句话的道理。"

　　说完，我不再说话。

　　过了一阵子，佩馨开口说："请原谅我刚才使你为难了，我明白你的意思，我也知道自己该怎么做了。"

　　我满意地点了点头。

　　接着，她又说："我感谢你坦诚地向我讲明这一切。我现在明白了，我对你只不过有一种好奇和好感，没有什么其他意思。但和你接触，我真的明白了许多人生的道理。"

　　"我也是一样的，我也从你身上学到了不少东西，真的。"我接过话来说。

　　说完，我们又都笑了。

小结：岳晓东论心理咨询关系的确立

　　心理咨询为求人的思想转变或人格完善，这就决定了咨询者与来访者的关系是平等的关系，而非任何形式的权威关系。

　　咨询关系是一种很微妙的关系，它既不等同于医患关系，也不等同于师生关系，更不等同于朋友关系。咨询关系的微妙就在于它的中立性与距离性，前者确保了咨询判断的客观性；后者确保了咨询人员的影响力。

　　咨询关系是咨询成功的保障。所有的心理咨询都必须先建立关系，然后展开咨询。这是

1　据说这句话是拿破仑在侵俄战争遭到惨败，狼狈回逃途中讲的一句话，也是他一生荣辱交替的真实写照。

心理咨询与心理治疗或精神疾患治疗的本质区别之一。

　　什么是建立心理咨询关系？就是来访者与咨询者之间相互尊重，相互信任。

　　从事心理咨询的人员一定要有高度的职业自律精神，不可乘人之危，满足私欲。这不仅是心理咨询行业的起码要求，也是做人的起码准则。

　　国有国法，行有行规，心理咨询行业的行规就是不入人感情之虚，不占人工作之便，不图人经济之利。

　　心理咨询关系中需要有一种"距离美"。只有这样，才能使辅导者与来访者之间保持相互尊重、相互信任的关系。辅导者与来访者一旦发生亲密关系，就如同律师与受托人发生恋情一样，会使律师的信誉与判断力受到严重的非议与挑战，也会使他打赢官司的机会大打折扣。

第三章

心理咨询的会面接待技术

>>>>>>

心理咨询给人提供心灵的港湾，心理咨询的场所要营造这样一种感觉。

——岳晓东

▌第一节　心理咨询的流程管理技术

一、心理咨询的预约模式

（一）学习目标

初步了解来访者想要解决的问题，确定来访者是否愿意前来咨询。

（二）基本概念

1.心理咨询的3种预约方式

目前，心理咨询主要存在3种预约方式：当面预约、电话预约和网上预约。表3-1表述如下。

表3-1　三种预约方式的优缺点

预约方式	优　点	缺　点	备　注
当面预约	来访者有机会更详细地了解咨询室、咨询中心及咨询师等各方面的情况	来访者费时费力	可以提供给来访者一张预约备忘卡，注明咨询的时间、地点、咨询师及联系电话
电话预约	1. 来访者有机会比较详细地了解咨询室或咨询中心的情况 2. 来访者无须前来，比较方便	电话预约人数较多时会占线，且每次谈话时间不能很长	有一部能够记录来电号码的电话很有必要
网上预约	对来访者来说方便快捷	来访者只能通过网上信息了解情况，缺少互动	有细致的网上信息介绍很有必要

在实际操作中，通常3种预约方式同时使用。但有两点需要说明。

第一，来访者当面预约，预约成功后，可以为其提供一张预约备忘卡，注明咨询的时间、地点、咨询师及联系电话。

第二，对于电话预约来说，有一部能够记录来电号码的电话很重要。因为有时会由于疏忽而忘记记录来访者的联系方式，这时有一部有来电显示的电话就很重要了。

当面预约或电话预约时，预约员需要向来访者介绍以下内容。

·机构情况：成立历史、专家团队、擅长的服务项目、售后服务等；

· 咨询师情况：咨询师的培训背景、资历及擅长的方面等；

· 咨询情况：咨询的时间长短、咨询的配合要求等；

· 收费标准：短期、中期、长期的收费要求，价位差异等；

通常，来访者会针对以上情况对预约员提问。

来访者确定进行咨询后，预约员需要做以下几件事情。

1）按照预约登记表登记来访者情况（表3-2）。

表3-2　预约登记表

编号	来电（来访）日期	姓名	性别	年龄	电话	咨询日期/时间	希望探讨问题	咨询师	预约员	备注

登记来访者情况时，有一点特别需要注意：联系电话除手机号码外，最好还有一个固定电话号码，以备手机无法接通时联系使用。

· 重复咨询师姓名及预约的咨询时间；

· 告诉来访者地址，并提供一些可以到达的方式；

· 通知咨询师。

[案例3-1]

预约员：喂，你好，这里是××心理咨询中心。

来电人：你好，我想预约一个咨询。

预约员：好的，关于我们这里的情况，您想先了解些什么？

来电人：每次咨询多长时间啊？

预约员：50分钟。

来电人：那收费多少？

预约员：不同的咨询师收费不同。一般是每次×××元，如果是实习咨询师，每次×××元。

来电人：我就找一般的咨询师吧。

预约员：好。那您想咨询哪方面的问题呢？

来电人：我想咨询工作方面的一些事情。

预约员：能稍微具体说一下吗？这样比较有利于我给您推荐适合的咨询师。

来电人：我觉得我在公司总是感觉很压抑，对工作没兴趣，我很希望能找到一些方法改变这种状况。

预约员：嗯，听起来您在工作方面遇到了一些困难。我们咨询中心有两位老师比较擅长工作方面的咨询，一位是李弘老师，一位是张晓老师，您想了解一下她们哪方面的情况，以帮助您做出选择？

来电人：他们是男的还是女的？

预约员：都是女老师。

来电人：哦，她们都多大了？

预约员：李老师40多岁，张老师30多岁。

来电人：噢，那我预约张老师吧。

预约员：好的，张老师咨询的时间是每周二晚6点到9点，现在可以安排的时间是周二晚7点到7点50这个时间段，以及8点到8点50这个时间段。您觉得哪个时间段比较方便？

来电人：8点到8点50吧。

预约员：好的，我帮您登记下来。您的姓名是？

来电人：刘晓洁。

预约员：您的年龄？

来电人：30。

预约员：您的联系电话是？

来电人：1234567。

预约员：请您再留一个能够联系到您的固定电话，以便有什么紧急情况，但您的手机又打不通时，我们与您联系。

来电人：好的，3456789。

预约员：好，您预约的咨询师是张晓，时间为下周二，也就是9月4号晚8点至8点50。您希望探讨的问题是关于工作方面的。

来电人：对。

预约员：您还有什么其他问题想了解吗？

来电人：嗯……暂时没有了。

预约员：好的，那您知道怎么到这里吗？

来电人：不大清楚。

预约员：我们这里位于东四环，如果您坐公交车的话，可以坐1路、96路、67路，下车后，您打听王子大厦，然后到808室就可以了。下车后，要再走七八分钟。

来电人：好的，好的，非常感谢。

预约员：不客气。周二请提前10分钟到咨询室，有任何疑问，请再和我们联系。

来电人：好的，谢谢。

预约员：不客气，再见。

预约员：张老师，您好。我是咨询中心的预约员王晓林。

咨询师：你好，晓林。

预约员：下周二晚，8点至8点50分，给您预约了一个咨询。这是位男性来访者，30岁，大概问题是工作时感到压抑，对工作没有兴趣。

咨询师：好的，我知道了。谢谢你。

预约员：不客气，有什么问题您再跟我联系。

咨询师：行。

预约员：张老师再见。

咨询师：再见。

（三）相关知识：心理咨询追踪测评[1]

心理咨询服务关系终止后，咨询师应该进行短期或长期的追踪测评。短期追踪测评在治疗后3~6个月内进行，长期追踪测评应在咨询结束后1个月至1年（或1年以上）进行。通常，咨询师在为来访者进行复查时应留出充裕的时间，以测定在没有咨询师帮助的情况下来访者维持行为改变的时间。进行追踪测评的理由有许多，主要有以下几个。

· 它体现了咨询师对来访者的状况的持续关注；

· 它提供了用来比较来访者在咨询前后表现变化的指标；

· 它确定了在缺少咨询师帮助的情况下，来访者自身行为的变化。

短期和长期的追踪测评也可以采取多种形式，下面提供一些方法。

· 把来访者请来进行追踪会谈：会谈的目的在于考察来访者如何处理他以前的问题行为。会谈也可以包括角色扮演，让来访者演示目标行为。

· 给来访者邮寄调查表和问卷，探询他原来问题的当前状况。

· 给来访者寄一封信，询问原来问题的情况，记住要提供一个贴好邮票、写好回信地址的信封。

· 打电话给来访者以获得口头报告。如果以前用过目标达成标尺测试，那么写信和通过电话报告是仍可继续用目标达成标尺测试的。

上面的这些例子描述了一次性的追踪过程，如一次会面、一封信或一次电话采访。更深入的追踪应在一段确定的时间内（如两三个星期）让来访者参与对目标行为的自我检测或自我评价。

二、心理咨询的记录整理

（一）学习目标

知道如何做咨询记录。

（二）基本概念

1. 咨询记录

每次咨询结束之后，咨询师需要拿出时间表来做好咨询记录，一方面是记录下来访者的成长历程；另一方面是咨询师反思咨询过程，思考咨询对策的时间。对新手来说尤其如此。

1　［美］Sherry Cornier，Paula S. Nurius：《心理咨询师的问诊策略（第五版）》，张建新等译，236~237页，北京，中国轻工业出版社，2004。

咨询记录有几种类型呢？

根据咨询过程，可以分为每次的记录、总结几次咨询的记录、已经结案时的记录。其中，每次的记录可以分为逐字稿型和摘要型。

每次的记录，顾名思义，就是每次咨询结束后的记录，其注意事项如下。

1）逐字记录

就是指将咨询过程录音或录像，事后将其完全转换为文字。此种记录方式费时费力，然而对于咨询师的成长来说最具好处。它也是寻求督导时的好材料。

2）摘要记录

就是指简要记录下咨询过程中出现的要点，比如来访者是否按时到，谈话内容有哪些，咨询师是如何反应的，咨询师对来访者的问题有哪些假设，咨询师的自我效能感如何等。

每次记录的样例（图3-1）：

```
                       个 案 记 录
                     （编号： _____ ）

  来访者： _____        咨询师： _____

  面谈日期： _____        面谈时间： _____

  录音：有   /   无               录音编号： _____

  录像：有   /   无               录像编号： _____

  来访者提出的问题：
  _____

  来访者表现的特别之处：

  _____

  来访者曾表达的重要的内容：

  _____

  你与来访者的互动：

  _____

  你所认为的来访者的核心问题：

  _____

  对此次疗程和对个人效能的评估：

  _____

  下一步咨询的方向：

  _____

  其他备注：

  _____
```

图3-1　每次记录的样例

上篇　心理咨询接待管理技术

总结几次的记录（表3-3），例如：

表3-3 咨询经过概要表

咨询经过概要表

编号：　　　　姓名：

年 月 日	次 数	内 容 摘 要
2012.6.2	第一次	向我介绍了他的家庭情况及工作情况
2012.6.9	第二次	详细介绍了家庭关系，并且说开始上班了

为什么要对几次的咨询做记录？原因有以下几个：

· 方便查找案例记录；

· 可以发现谈话内容的变化；

· 从总结中也许会有一些新发现。

那么，要记录哪些内容呢？

· 谈话内容的概要：主要总结一下咨询时谈话的内容，特别要注意谈话内容的变化。

· 在咨询室内外来访者的变化，或者咨询师对来访者印象的变化。

在咨询结束后，应该对该个案做结案记录，帮助咨询师回顾在整个咨询过程中来访者的变化及咨询师的成败得失。

结案记录要包含的内容有：

· 来访者的姓名、性别、年龄、编号；

· 咨询师的姓名；

· 咨询开始的时间；

· 咨询结束的时间；

· 咨询次数；

· 来访者最初提出的问题是什么？

· 你界定的问题是什么？

· 咨询是如何结束的？

· 来访者是否有进步？

· 如果有进步，你觉得最大的进步是什么？

· 是什么促成这种进步的？

· 如果没有进步，你觉得原因是什么？

· 咨询的大体过程是什么？

· 你的个人反思有哪些，对以后的咨询有何启示？

具体的结案记录样例（图3-2）：

结 案 记 录

（编号：_____）

来访者的姓名：_____ 来访者的性别：_____

来访者的年龄：_____ 咨询师的姓名：_____

咨询开始时间：____年____月____日

咨询结束时间：____年____月____日　咨询次数：共计_____次

来访者最初提出的问题：

_____

你所界定的问题：

_____

咨询的简要经过：

_____

咨询是如何结束的：

_____

你认为来访者是否有进步？　　○ 是　　　○ 否

如果有进步，你觉得他的进步表现在哪些方面：

_____

如果有进步，你觉得是什么促进了他的进步：

_____

如果没有进步，你觉得原因是什么：

_____

你对整个咨询的满意度如何？

0　1　2　3　4　5　6　7　8　9　10

→

非常不满意　　　　　　中间　　　　　　非常满意

你对整个咨询过程有何反思及它对你未来的咨询有何启示：

_____

其他：

_____

图3-2　结案记录

（三）相关知识

下面是一个较为完整的空白咨询记录（图3-3），供大家借鉴。

心理健康档案

来访者姓名：_____ 出生日期：_____ 年龄：_____ 性别：_____

A. 治疗评估

1. 当前问题（来访者的叙述）：_____

_____

_____

2. 突发事件（前来咨询的缘由）：_____

_____

_____

3. 相关的医疗史（医疗检查、使用药物情况、疾病种类、伤残情况、手术情况等）：_____

_____

_____

4. 以前的精神学及心理咨询和治疗情况：_____

_____

5. 其他相关史（职业/学校，人际关系/性关系，社会/法律等）：_____

_____

6. 简明精神状况评估（在项目上画钩）：

外表/衣饰　　智力　　判断力　　幻觉/幻想　　思维混乱

近期记忆　　远期记忆

__适当　__高　__良好　__没有　__没有　__完整　__完整

__不适当　__中　__缺失　__有　__有　__缺失　__缺失

__没有评估　__低　__没有评估　__没有评估　__没有评估

__没有评估　__没有评估

7. 情绪/情感（描述）：_____

8. 自杀评估（危险、先兆、计划）：_____他杀评估（受害者、暴力、计划）：_____

9. 临床架设框架（症状解释：包括优势/资源因素，对治疗/日程的阻碍因素等）：请简明而具体地写出：_____

_____

10. DSM-4的轴Ⅱ编码和名称：_____

诊断印象：DSM-4轴Ⅰ：_____

B. 治疗计划

1. 针对性、指向性、行为的和可测量的目标，特别强调当前的问题：（按需要可增加篇幅）

_____

图3-3　完整的咨询记录样本

2. 治疗类型：认知/行为疗法/人际关系/顿悟/情感疗法/意识疗法　其他：_____

3. 治疗时程：咨询开始日期：_____　预期几次可以结束：_____　咨询结束日期：_____

4. 来访者形态：个人　夫妻　家庭　个人/家庭　医学治疗　群体治疗　其他（　　）

问题	目标	可测量的成功标准	选择的干预措施
1._____	_____	_____	_____
2._____	_____	_____	_____
3._____	_____	_____	_____

治疗者签名及电话：_____　执照编号：_____　时间：_____

来访者评语：_____

治疗报告一（第一次出诊评估后的）咨询日期：_____

C. 目标（见前页）　　　　　　　是否获得进步　　　　　　　评语

　　　　　　　　　　　　　　是　有些　没有　_____

1._____　___　___　___

2._____　___　___　___

3._____　___　___　___

明显的改变或者紊乱：_____

_____

要求进行的治疗服务：_____

治疗者签字：_____　执照编号：_____　时间：_____

治疗报告二（第一次报告后的）咨询日期：_____已经进行的治疗次数：_____

目标（见前页）　　　　　　　是否获得进步　　　　　　　评语

　　　　　　　　　　　　　是　有些　没有　_____

1._____　___　___　___

2._____　___　___　___

3._____　___　___　___

明显的改变或者紊乱：_____

_____

要求进行的治疗服务：_____

图3-3　（续）

治疗者签字：＿＿＿＿＿ 执照编号：＿＿＿＿＿ 时间：＿＿＿＿＿

报告一的治疗者电话：＿＿＿＿＿ C. M签字：＿＿＿＿＿

CerT. Vst＿＿＿＿＿ Den：＿＿＿＿＿ 日期：＿＿＿＿＿

D. 治疗计划

治疗报告一

咨询日期：＿＿＿＿＿ 已经进行的治疗次数：＿＿＿＿＿

目标（见前页） 是否获得进步 评语

　　　　　　　　　　　　　　　　是　有些　没有 ＿＿＿＿＿＿＿＿＿＿＿

1. ＿＿＿＿＿＿＿＿＿＿＿ ＿　＿　＿ ＿＿＿＿＿＿＿＿＿＿＿

2. ＿＿＿＿＿＿＿＿＿＿＿ ＿　＿　＿ ＿＿＿＿＿＿＿＿＿＿＿

3. ＿＿＿＿＿＿＿＿＿＿＿ ＿　＿　＿ ＿＿＿＿＿＿＿＿＿＿＿

明显的改变或者紊乱：＿＿＿＿＿＿＿＿＿＿＿＿＿＿＿＿＿＿＿＿＿＿＿＿＿＿＿＿＿

＿＿＿＿＿＿＿＿＿＿＿＿＿＿＿＿＿＿＿＿＿＿＿＿＿＿＿＿＿＿＿＿＿＿＿＿＿＿＿

要求进行的治疗服务：＿＿＿＿＿＿＿＿＿＿＿＿＿＿＿＿＿＿＿＿＿＿＿＿＿＿＿＿＿

治疗者签字：＿＿＿＿＿ 执照编号：＿＿＿＿＿ 时间：＿＿＿＿＿

报告一的治疗者电话：＿＿＿＿＿ 签字：＿＿＿＿＿ 日期：＿＿＿＿＿

E. 治疗结束报告

咨询日期：＿＿＿＿＿ 最后一次咨询日期：＿＿＿＿＿ 总咨询次数：＿＿＿＿＿

目标（见前页） 是否获得进步 结束咨询的理由

　　　　　　　　　　　　　　　　是　有些　没有 评语 ＿＿达到治疗目标

1. ＿＿＿＿＿＿＿＿＿＿＿ ＿　＿　＿ ＿＿＿＿＿＿＿＿＿ ＿＿无效（ ）

2. ＿＿＿＿＿＿＿＿＿＿＿ ＿　＿　＿ ＿＿＿＿＿＿＿＿＿ ＿＿无效（ ）

3. ＿＿＿＿＿＿＿＿＿＿＿ ＿　＿　＿ ＿＿＿＿＿＿＿＿＿ ＿＿来访者转诊

　　　　　　　　　　　　　　　　　　　　　　　　　　　　　　　＿＿不合宜（ ）

　　　　　　　　　　　　　　　　　　　　　　　　　　　　　　　＿＿来访者退出

治疗者签字和电话：＿＿＿＿＿＿＿＿＿＿＿ 执照编号：＿＿＿＿＿＿＿

时间：＿＿＿＿＿

图3-3 （续）

第二节　心理咨询的会面接待技术

一、心理咨询的首次会面

（一）学习目标

初步了解来访者想要解决的问题，确定来访者是否愿意前来咨询。

（二）基本概念

咨询师第一次与来访者会面，着装是首先要考虑的问题，如同布置心理咨询室一样，咨询师如何着装也向来访者传达出他是怎样一位治疗师，以及他准备如何与其交往方面的信息。

咨询师的着装要避免如下几点：

·过于时髦的服装：如非常前卫、时尚的服装；

·过于正式的服装：如深色的西装套服、中山装等；

·过于休闲的服装：如运动服、休闲装等。

咨询师若要全身心投入与来访者的互动中，首要条件就是生理上的舒适，衣服过紧或面料不舒适都会影响咨询师对咨询过程的投入。

来访者到来前，咨询师都需要做哪些准备呢？最好提前10分钟到达，调整自己的状态，整理房间的摆设、桌椅等，并作好心理准备。为了帮助自己更好地进行调节，咨询师可以做一个清场练习。清场练习是格式塔治疗中的技术，是指治疗师暂时将自己与治疗无关的反应搁置一边。

清场练习：

请闭上眼睛……体验自己坐在椅子上的重量和自己脚踏地面的感觉，留意自己的呼吸是急促的还是舒缓的。

关注躯体的张弛，你的能量能否自如地流淌，是心怀对过去的担忧还是对未来的预想？对于上述练习，大多数你都能感觉、体会和思考吗？识别自己的哪些关注和担忧与即将到来的治疗毫无关系，设法将其悬搁。尽可能明晰此时自己内在的一些体验，并顺其自然。聚焦你周围环境中的所感所闻以及你自己的感受，使自己全身心地投入现时这个特定的时刻中来。

清场练习在每次做咨询前都可以使用，如果是多次咨询，还可以采取下面的措施：

·查看上次会谈记录，回忆连续性主题；

·回忆任何需要切记的事情，比如来访者是否过于紧张，或者来访者与咨询师之间的人际关系类型；

·牢记此次会谈的焦点或目的；

·理清上述所有需要考虑的事项，返回到现时此刻的情景中，充分准备接待来访者。

来访者到来时，咨询师最好亲自为来访者开门，并且告知来访者你就是他的咨询师，表现出对来访者的尊重与欢迎。

接着，咨询师可以带来访者一起走到接待处，填写登记表（表3-4），并办理相关手续。

表3-4　来访者登记表

来访者登记表

姓名：_____　　性别：_____　　年龄：_____

宗教：_____　　教育程度：_____　　职业：_____

婚姻状况：○未婚　○已婚　○恋爱　○离婚　○丧偶

　　　　子女人数：_____

电话：（住宅）_____　　（手机）_____

住址：_____

曾否接受过辅导、咨询或治疗？

○未曾

○曾

辅导、咨询或治疗的机构名称：_____　年份：_____

这次要求辅导、咨询的原因：

_____

_____

你期望经过辅导或咨询后达到怎样的结果：

_____

_____

来访者签名：_____　　日期：_____

在一些空隙时间，如从门口走到接待处、办完手续后的等待时间，可以与来访者进行一些寒暄，帮助来访者放松下来，在轻松的氛围下开始建立关系，因为来访者带着自己的问题来见一位陌生人时，肯定会感到紧张。

寒暄的内容可以包括：他是怎么来的，是乘车，还是骑自行车？路上人多不多？从事什么职业？学什么专业的？平时喜欢什么娱乐活动？等等。这种方式，不但可以让来访者感到与你之间的谈话轻松自在，同时也充分体现了你个人对他们的兴趣。

在初次会谈过程中，咨询师如果发觉来访者有些紧张，可以对来访者温和地说："是不是有些紧张啊？来一个陌生的地方，和一个陌生的人谈话。"通常，在帮助来访者表达出他的不安时，他就会放松很多。咨询正式开始，咨询师与来访者一起进入咨询室。

首先，需要就一些基本的问题进行交谈。咨询师需要向来访者进行自我介绍，包括自己的姓名，教育、培训背景等，介绍完后，鼓励来访者提问。例如："我叫王敏，是这里的咨询师，我从2005年开始接触心理咨询，已经有8年多了。我现在是国家二级咨询师，今天很高兴见到你。"

其次，邀请来访者介绍自己，并询问他喜欢被称呼的方式。例如："你也介绍一下自己吧。""你喜欢我称呼你什么呢？"有时，来访者不知道怎么介绍自己，这时，咨询师可以说："介绍什么都可以，你希望我了解的一些方面，比如你的工作、性格、家庭，等等。"当来访者介绍完后，咨询师可以说："好的，通过你的介绍，我对你有了一点儿了解，我想，随着咨询的进行，我们会逐渐更多地了解对方的。"

再次，向来访者呈现《知情同意书》，请他阅读，鼓励来访者提问，并就重要问题作出说明。双方无异议后，在《知情同意书》上签字，双方各执一份。例如："这是我们的《知情同意书》，请看一下，如果你有任何问题，可以提出来。""如果没有其他疑问，请在同意书上签字，这里有一份放入你的档案袋，你自己保存一份。"需要注意的是，在谈《知情同意书》的问题时，态度要和缓、温和，否则会使得气氛过于严肃，造成来访者的紧张心理。另外，还需说明《知情同意书》上的条款对来访者的保护作用是很重要的。

最后，咨询师可以询问来访者是否有过咨询经验，并询问来访者所设想的心理咨询是怎么样的。例如，可以问："你以前有没有做过咨询呢？"来访者如果回答："没有"，咨询师可以接着问："你想象中的咨询是如何进行的？需要进行多少次？"来访者如果回答："有"，咨询师可以接着问："根据你以往的经验，你觉得咨询是怎样的呢？"为什么要询问来访者对心理咨询的设想呢？国外有研究表明，来访者对咨询的预期对咨询的结果有重要影响。如果真正的咨询与来访者的预期比较一致，对结果有积极的影响；如果真正的咨询与来访者的预期不一致，则对结果有消极的影响。

所以，在咨询前，了解来访者对咨询的预期，并对不合理预期作出调整，是很重要的。通常，来访者对个人要承担的责任有很低的预期；而对咨询师的专家角色有很高的预期。帮助来访者调整预期，我们可以这样说："心理咨询通常需要进行一段时间，时间长短随你想要解决的问题的不同而有所不同。咨询并不是你把问题提出来，我给你一个答案或解决办法，而是需要我们两个人的配合与共同努力，也就是说我们两个都要有投入，才能帮助你解决问题。"

初次会面开始治疗性会谈主要存在两个目标：

· 了解来访者的问题及想要达到的目标；

· 双方初步确定工作方向。

咨询师：你好，是晓洁吧。

来访者：是的。

咨询师：我是你的咨询师张晓，很高兴见到你。现在，我带你先去办理一些登记手续吧。

咨询师：你是怎么来的啊？坐公交车？

来访者：嗯。

咨询师：路上人多吗？

来访者：今天不太多。

咨询师：这里好找吗？

来访者：挺好找的，我顺着指示牌就走到了。

接待员：你好，请你填写一下这个表格。

来访者：好的。

咨询师：在咨询正式开始前，我们有一些事务性的事情要处理，现在我们先彼此了解一下，因为我们彼此还比较陌生。我先介绍下我自己，我叫张晓，是这里的咨询师，我接受心理咨询的培训已经有5年的时间了。这些年里，我接待了很多在工作方面有困惑的来访者。这是我的一些简单的情况，你呢？你也介绍下自己吧。

来访者：我叫刘晓洁，在一家企业里做技术工作。今年30岁了，已经结婚，对工作很不满意……就先说这么多吧。

咨询师：好的，那关于我，你还有些什么想要了解的吗？

来访者：嗯……暂时没有了。

咨询师：好的，我想随着咨询的进行，我们能更多地了解彼此。你可以称呼我为张老师，你希望我怎么称呼你？

来访者：就叫小张吧。

咨询师：好的，小张。在咨询开始前，我们会让每位来访者签一份《知情同意书》，了解咨询师和来访者的权利和义务以及了解我们对来访者有哪些保护。这就是我们的《知情同意书》，你可以先看一下，如果有什么疑问和不明白的地方，可以问我。

来访者：第七条中的"录音"是什么意思啊？

咨询师：咨询师需要寻求督导，也就是说找水平更高的咨询师来指导工作。如果我们能够给督导老师提供录音、录像资料，他就能更直观地帮助我们更好地帮助你，我表达清楚了吗？

来访者：嗯，明白了。那这会是保密的吧？

咨询师：一定会保密的。在录音或录像前，我们首先会征得你的同意，并且你所有的咨询资料都是保密的，未经你的许可，我们是不会将你的任何资料透露给第三方的。

来访者：好的。

咨询师：你还有其他疑问吗？

来访者：没有了。

咨询师：那你现在在同意书上签字，一份你自己保留；另一份保留在中心给你提供的档案袋里。

来访者：好。

咨询师：我看到你的登记表上写着以前没有接受过咨询，那你想象中的咨询是如何进行的呢？一般要进行几次呢？

来访者：我不知道说得对不对。我想象中的咨询就是我把我的问题告诉咨询师，然后咨询师给我一些意见，告诉我应该怎么做。我最开始想应该就咨询一次。

咨询师：嗯，这是对咨询的一种理解方式。其实心理咨询通常需要进行一段时间，时间长短随你想要解决的问题的不同而不同。咨询并不是你把问题提出来，我给你一个答案或解决办法，而是需要我们两个人的配合与共同努力，也就是说我们两个都要有投入，才能帮助你解决问题。

来访者：噢……

咨询师：那你现在怎么理解心理咨询？

来访者：嗯……心理咨询是一个过程，需要两个人的配合。

咨询师：对，我的责任是利用我的专业知识来帮助你，你的责任是把你的感受告诉我，并且愿意采取行动，去实现目标。

来访者：嗯，明白了。

咨询师：好的。那现在我们就正式进入谈话。

（三）相关知识：咨询师的素养要求

1. 人格素养

许多学者都提到心理咨询师的人格条件是做好心理咨询工作最重要的因素，也是心理咨询师应当具备的首要素养。心理咨询师的人格是做心理咨询工作的支柱，是咨询关系中最关键的因素。如果一个心理咨询师不具备助人的人格条件，他的知识和技术就不会有效地发挥作用，而且可能有害；心理咨询师如果仅仅具有广博的理论知识和咨询技巧，但缺乏同情人、关心人的品格，不能坦诚待人，不能赢得信任，缺乏对人际关系的敏感性，他就只能是一个技术工匠。

所谓人格，是指一个人的整个精神面貌，是具有一定倾向性的、稳定的心理特点的总和，包括气质、性格、兴趣、信念和能力等。心理咨询师应当具备的人格条件是指哪些内容呢？

首先，心理要健康。心理咨询师本人也是人，也有许多欲望，如希望得到爱，希望被接受、被承认、被肯定，希望有安全感。但他有能力在咨询关系以外来求得这些欲望的满足，以保证有效地完成心理咨询师这一社会角色的任务，不致引起紧张。心理咨询师也生活在和他的大多数来访者相同的社会环境里，也会有各种生活难题，也会出现心理矛盾和冲突，但他可以保持相对的心理平衡，而且能在咨询关系以外来解决他的心理矛盾和冲突，不至于因为个人的问题干扰咨询工作。一个合格的心理咨询师应当是一个愉快的、热爱生活、有良好适应能力的人。那些情绪不稳定的人，经常处于心理冲突状态而不能自我平衡的人，是不能胜任心理咨询工作的。

其次，要乐于助人。只有乐于助人的人才能在咨询关系中给来访者以温暖，才能创造一个安全、自由的气氛，才能接受来访者各种正性和负性的情绪，才能进入来访者的内心世界。"乐于助人"这个条件说起来容易，但并非任何人都具有这种品质。尽管一个外科医生的手术技巧很高明，可以治好病人的外科疾病，但他不一定在心理上乐于帮助他的病人。那些只关心自己的事情的人，那些性格孤僻、少言寡语、缺乏热情的人，是难以胜任心理咨询工作的。

最后，要有责任心。能耐心地倾听来访者的叙述，精力集中不分心。使来访者感到他对他们的困难表示关心。能诚恳坦率地和来访者谈心，使他们愿意袒露内心的隐私和秘密，值得他们信任。那些工作马虎、不能专心致志的人，那些办事拖拉、不负责任又不能和来访者谈心的人，是做不好心理咨询工作的。

以上这些人格条件是在先天素质的基础上和环境的长期影响下形成的，是相对稳定的心理特点，不是仅靠学习理论知识就可以得到的。因此，心理咨询师要想胜任咨询工作，首先应完善自己的人格。

2. 心理素养

出色的咨询者对他人的心理活动特别敏感。无论是语言的还是非语言的（如表情、动作、服饰、发型、肌肉抽动、眼睛等）都反映了一个人的心理活动。对此，咨询者应从整体上予以观察并作出敏感的反应。心理咨询是来访者与咨询师双方所构成的一种特殊的人际关系，这一关系的建立是通过来访者双方的相互作用最终得以实现的。既然是相互作用，当然除对对方的心理作出敏感的反应之外，对自己的心理也总是特别敏感。不仅如此，对于由自己的心理影响所造成的对方心理的活动、变化，也应该敏感地作出反应。可以说，对人际关系敏感是咨询者所需具备的重要的素质和特性。这在第八章中还有专述。

3. 沟通素养

对于因为与自己有关的重要问题所烦恼、焦躁不安而出现在心理咨询室的来访者来说，能够有人认真倾听，本身就是一种莫大的欣慰和信赖，这将成为他（她）生活的动力和支柱。

"认真倾听"说起来很简单，可做起来就绝非易事，也不是一朝一夕可以学会的。例如有来访者来到咨询室，因为心理重负而不知所措并处于极度的不安之中。咨询者认真、耐心地倾听来访者的诉说，并加以适当的应答，如简单的复述、首肯和插话，就可以帮助来访者理出问题的头绪，从而使其感到如释重负，获得一种安慰。这在第七章中还有专述。

二、心理咨询的会面收尾

（一）学习目标

掌握如何正确地结束与来访者的咨询。

（二）基本概念

1. 心理咨询会面的结束

在经历了一系列的咨询后，咨询逐渐进入结束阶段。

从心理咨询的过程来看，结束可以划分为：初次面谈的结束、每次面谈的结束及咨询关系的结束（结案）。

其中根据发起人的不同，咨询关系的结束可以划分为：咨询师和来访者共同提出结束、咨询师提出结束及来访者提出结束。

通常来说，初次面谈的结束，需要做以下事情：

·一般情况下，在初次会谈时，应预留大约10分钟，做准备结束的工作；
·对此次了解到的来访者的问题作简要的总结；
·对愿意继续咨询的来访者重述时间、地点、未来工作的方向；
·对不愿意继续咨询的来访者予以尊重，并向其表达如果改变主意，欢迎再来；
·给来访者机会，表达他的一些看法和感受。

[案例3-3]

咨询师：今天我们大概还有10分钟的时间就结束了，通过今天的谈话，我对你的情况有了一些了解。现在，你想换一个专业，但是家人很反对，因为他们认为你现在这份工作前景很好，而你知道这并不是你内心所渴望的，你的兴趣在别的方面。所以现在你无法作出选择，内心很痛苦。来这儿跟我谈话，你希望能了解自己内心的声音，最终作出决定，是这样的吗？

来访者：嗯，对。

咨询师：嗯，通过咱们今天的谈话，你有些什么样的想法或感觉？

来访者：我觉得我把这些说出来，轻松了很多，但是我还是不知道该怎么做。

咨询师：嗯，感觉轻松些，但还很希望得到一个答案。……现在我想知道，你下周还愿意来跟我谈吗？还是你觉得今天你得到的对你来说就已经足够了？

来访者：我希望和你能再谈谈，理理我的思路。

咨询师：好的，那下周二同一个时间，我们还在这里见，我来帮助你整理你的思路。

来访者：嗯，行。

咨询师：很感谢你信任我，跟我讲你的故事。我也很欣赏你在遇到困难时来寻求帮助。

来访者：呵呵。

咨询师：这次时间到了，我们下周见。

来访者：好，非常感谢你。

每次会谈结束时，咨询师可以在距离结束5～10分钟时，提醒来访者时间，并进入本次会面的结束阶段。最简单的结束方法就是对本次会谈进行总结，并对下次会谈作出安排。不同的理论方法，可能会有特殊的结束安排，比如在焦点解决短期疗法中，咨询会首先进行40分钟，之后休息10分钟，休息结束后进入正向回馈的阶段，大约也会进行10分钟。

2. 咨询结束的心理意义

咨询关系的结束无论对于咨询师还是来访者来说，都具有很重要的意义。

在咨询终止时，来访者和咨询师都可能因终止而产生情绪反应。

· 有些来访者可能感到被咨询师抛弃了：这对已经与咨询师形成强烈依恋的来访者来说尤其如此。

· 如果是咨询师提出终止，尤其是由于外部原因（如搬家）结束了在某处的咨询，咨询师可能为此感到内疚。

· 当来访者过早终止时，咨询师可能感到失望，并感到自己无能。

通常，咨询师和来访者在结束咨询时都会体验到失落感。因此，咨询关系不应草草结束，而应认真对待。如果处理不好，会给来访者带来很多伤害，给咨询师带来许多负向情感及消极的自我评价。

那么，如何结束咨询关系呢？最理想的状况是咨询师与来访者能够共同提出结束。

这通常发生在成功达到咨询目标之后，这就需要咨询师和来访者在咨询开始时确立清晰的目标。

咨询师明白何时开始结束治疗是很重要的，包括的线索有：

· 来访者不知道在咨询中再和咨询师说什么了；

· 咨询师和来访者在咨询时间内花许多时间进行闲谈或非治疗性谈话。

如果是咨询师提出结束，应该如何处理呢？咨询师提出结束的原因可能有：

· 结束在机构中的实习；

· 离开或结束与机构的雇佣关系；

· 感到无法处理来访者的问题；

· 因个人问题影响到对来访者的咨询。

其中，第三条"感到无法处理来访者的问题"非常重要，因为咨询师需要了解自己的能力限制，当感到来访者的问题超出了自己的能力范围时，进行转介是非常必要的。

在咨询师提出结束的情况下，需要做如下事情：

· 提前告诉来访者，可以让咨询师和来访者有情绪上的准备。如果可能的话，最好提前2~3个月。这对于那些存在被遗弃问题的来访者来说尤其重要。

· 如果咨询需要继续，确保来访者得到合适的转介。如果转给本机构之外的咨询师，应该给来访者两个以上的转介机构供其选择。

· 如果转介给本机构的咨询师，最好可以和咨询师做一次协同咨询，最大限度地确保咨询的连续性。

· 给来访者机会，让他表达感受。

有时来访者没有事先通知或者也不对结束治疗作任何解释，就不再来了。此时，咨询师经常会出现两种错误的反应。

· 为所发生的事迁怒于来访者或自己。如认为来访者"没有动力"、"不积极"，或者认为自己能力不够，如"我肯定做错了什么"、"我的能力太差了"。

- "阿Q精神"。如认为这是很正常的，没有必要追究什么。

来访者结束治疗可能的原因有：

- 问题已经解决了，不需要继续治疗了；
- 没有时间前来治疗；
- 经济问题；
- 对治疗不满意。

另外，从心理层面来说，来访者不再来面谈可能的原因还包括：

- 考验咨询师是否真正地关心自己；
- 试图从咨询师那里获得积极的情感体验；
- 惩罚咨询师或试图让咨询师伤心；
- 排除因咨询引起的焦虑；
- 向咨询师表达自己的不理解。

那么，咨询师要如何处理呢？咨询师需要对那些没有任何解释就结束治疗的来访者进行追踪。例如：

- 对于因经济原因而终止的来访者，咨询师可以和他协商降低费用；
- 如果咨询师破坏了治疗关系，那么可以尝试重新建立关系或为来访者转介。

总之，在来访者失约的情况下，咨询师应主动设法与其取得联系，如果发现来访者想提前结束咨询，咨询师至少应对来访者进行一次附加咨询，此举的好处是：

- 帮助来访者解决由咨询经验本身所形成的消极体验；
- 为来访者继续接受咨询提供机会（如果来访者希望如此）；
- 如果来访者有愿望，可以尝试其他的干预方法或咨询师；
- 增加来访者在需要时再次寻求咨询服务的可能性。

一般来说，处理结束时咨询师需要做到：

- 帮助来访者意识到咨询的终止通常是一个过程，即在距离终止日期至少几周以前就要开始结束的过程；
- 也可以采用拉长时间的方法。由最初一周一次见面改为两周一次，再改为一个月一次，两个月一次；
- 请来访者谈论对结束的感受，以及请来访者回顾自己在咨询中的收获。咨询师一定要处理来访者对于终止的临近而产生的感受，咨询师对这些情感的讨论负有责任。咨询师在终止阶段也要对自己的感受保持开放，如果这些感受持续存在，要与督导或同事进行讨论；
- 咨询师可以表达他观察到的来访者的进步与改变；
- 安排好咨询关系终止后，咨询师与来访者之间职业联系的性质和次数；
- 向来访者表明，当他再次遇到困难时可以回来。

无论如何，咨询都会进入最后一次，来访者需要独自前行了。在最后一次咨询中，我们应该注意什么呢？

· 保持角色，不要让最后一次咨询成为放松咨询师专业风格的机会。保持一致性、可预见性和专业性。

· 在最后3分钟仔细倾听，就好像对待第一次咨询的开头3分钟一样。

· 可以与来访者为结束设立一个仪式，例如：和来访者共进一杯茶；种一株玫瑰，作为个人成长和发展会在咨询工作以外继续进行的一种象征。

· 咨询结束后，收集一下自己的想法，你需要一些空间进行反思。

（三）相关知识：怎样正确处理来访者的依赖心理

来访者在咨询过程中对咨询师产生依赖心理，这完全是正常的移情表现。来访者的心理依赖一般会有以下几种表现。

· 把咨询师当作替代父母：完全听从咨询师的意见，自己不再思考；

· 把咨询师当作精神偶像：一有困难就希望咨询师给自己拿主意，甚至帮助解决；

· 把咨询场所当作避难所：一有烦恼就想到咨询室来宣泄，不善于自己化解。

咨询师在发现来访者出现这种依赖心理时，要消除这样一种观念，就是来访者有事就来找自己是对自己的信任，是自己咨询成功的表现。心理咨询的终极目标是"助人自助"，是培养一个人的自立自强和自我完善。由此，咨询师要将来访者对自己形成的心理依赖转化为其自我成长的动力，应该努力做好以下几点。

· 帮助来访者学会自助：就是不断启发来访者独立思考，挖掘自己的潜力，学会自助；

· 帮助来访者学会自立：就是不断推动来访者学会行动，并不再指望他人来推动自己；

· 内化咨询师的价值：就是将对咨询师的崇拜转化为价值认同，培养自己具备同样的素质。

总之，咨询师应该让来访者明白：只有自己能够独立解决问题，才是自我的真正成长；只有自己能够化偶像为榜样，才会达到自我实现。在此期间，咨询师要善于发现来访者的闪光点，并加以聚焦和强化，以使来访者获得真正的自信和自强。

小结：岳晓东论心理咨询会面接待

咨询师接待来访者，不能令人感觉像法官、医生、推销员，而应该像家人、好友、贴心人。

咨询师要在初次会面中，尽量给来访者带来希望点，指明突破口。

心理咨询给人提供心灵的港湾，因此咨询场所要营造这样一种感觉。

心理咨询师要练就摘要记忆的能力，面对来访者的陈述，能迅速回忆起以往咨询的情景。

咨询师要善于发现来访者的闪光点，加以聚焦和强化，把来访者打造成英雄。

第四章

心理咨询的倾听反应技术

>>>>>>

> 听，是对对方尊重的表现、理解的表现，信息收集的手段，关系建立的保障。
>
> ——岳晓东

▌第一节　心理咨询倾听反应

一、心理咨询的倾听反应

（一）学习目标

了解心理咨询倾听反应的定义与目的。

（二）基本概念

1. 倾听反应

在咨询过程中，倾听反应指的是咨询师在接收和加工来访者的信息以后，对来访者作出的反应。它共分为4种类型：澄清反应、内容反应、情感反应和归纳总结。倾听是作出所有咨询反应和作出策略的先决条件，是咨询过程中最先作出的反应。如果咨询师不能很好地倾听，导致可能得不到正确或完整的信息，就有可能讨论错误的问题，或过早地提出干预的策略。所以，掌握有效的倾听技术是非常重要的。

澄清反应是提问的开始，是对来访者的信息的再解释。通常，澄清反应可能更多地用在咨询的初期，或者某个主题讨论的初期，目的在于鼓励来访者对自己的情况描述得更详细；检查信息的准确性，以及澄清含糊、混淆的信息。

在应用澄清反应时，可分为4个步骤：

· 确认来访者的言语和非言语信息；

· 确认任何需要检查的含糊或混淆的信息；

· 确定恰当的开始语，用疑问句；

· 通过倾听和观察来访者的表情和反应来确认澄清反应的效果。

在具体案例中能够更清晰地看到澄清反应的步骤。

［案例4-1］

背景：来访者小张，男，大一学生。

咨 询 对 话	语 境 分 析
来访者：我不想去上无聊的数学课。我学那些东西有什么用？反正以后也用不到。	
咨询师思考：他在告诉我什么？	（第一步：作为咨询师，首先要确认来访者的言语和非言语信息，明确他在告诉你什么。）
咨询师自答：他不想上数学课，觉得数学没用。	
咨询师思考：小张的信息中有没有含糊或者遗漏的部分？如果有，它们是什么？	（第二步：确认任何需要检查的含糊或混淆的信息。如果没有，则进入下一个更合适的反应；如果有，它们是什么？）
咨询师自答：他是真的觉得数学课很无聊吗？或者是真觉得数学没有用？或者是他数学成绩不好？或者是和数学老师发生过冲突？	
咨询师思考：如何开始澄清反应呢？	（第三步：确定恰当的开始语，用疑问句。考虑应如何开始澄清反应。）
咨询师回应：你是觉得数学课本身无聊，还是觉得数学对自己没有什么用所以才无聊的？或者你能澄清一下"数学课无聊"的意思吗？或者"你说"不想去上无聊的数学课"是什么意思呢？或者你能再跟我说说"数学课很无聊"是什么意思吗？	
	（最后，通过倾听和观察来访者的表情和反应来确认澄清反应的效果。）

那么，怎么知道澄清是有作用的呢？如果起作用，来访者就会作出澄清；如果来访者没有反应，不理睬澄清的要求或者继续含糊地陈述，则表明澄清反应没有起作用，咨询师可以试图进一步澄清或者采用另一种反应。

因此，咨询师要特别注意，你必须去看、去听、去捕捉来访者是否详细解释了你想要知道的那部分信息。

2.内容反应

内容反应是对来访者的信息内容部分的再解释，目的在于帮助来访者注意自己表述的信息内容。当来访者过早地关注情感或者自我否定时，突出他表述的信息内容。

在应用内容反应时，可分为4个步骤：

·回忆来访者提供的信息；

·辨别信息中的内容部分；

·使用恰当的语句将来访者的信息用自己的语言表达出来，注意要使用陈述语气；

·通过倾听和观察来访者的表情和反应来确认效果。

初学者常常会把澄清反应和内容反应弄混，它们两者的主要区别在于：

·澄清反应为疑问语气，内容反应为陈述语气；

·澄清反应多采用来访者自己的语言，内容反应多采用咨询师的语言。

在具体的咨询进行过程中，咨询师如何运用4个步骤进行内容反应呢？

[案例4-2]

背景：来访者刘女士，30多岁的职业女性。

咨 询 对 话	情 境 对 话
来访者：对我来说，这段时间过得很艰难。刚刚升了职，工作很忙。上个星期，我父亲因为心脏病住院了，我不得不去医院照顾；丈夫和孩子开始抱怨只有在睡觉前才能见到我。我不知道这样的日子什么时候才能结束。	
咨询师思考：她对我说了些什么？	（第一步，咨询师首先要回忆一下刘女士提供的信息，明确刘女士说了些什么。）
咨询师自答：同时做这么多事情让她觉得很艰难。	
咨询师思考：信息的内容是什么呢？	（第二步：辨别信息中的内容部分，确认信息的内容是什么。）
咨询师自答：试图同时处理工作、照顾父亲以及和丈夫孩子团聚。	
咨询师思考：如何选择接近来访者所使用的感官词汇的语句？	（第三步：使用恰当的语句将来访者的信息的主要内容或概念用自己的语言表达出来，注意要使用陈述的语气。）
咨询师回应：听起来你好像很难平衡你现在的责任。或者在我看来，有很多事情都需要你花时间来做。	（最后，通过倾听和观察来访者的表情和反应来确认澄清反应的效果。如果起作用，来访者就会作出肯定或者认同的反应；否则就会作出相反的反应，此时咨询师可以通过来访者的反应再次进行内容反应或者选择另一种合适的反应。）

3. 情感反应

情感反应是对来访者信息情感部分的再解释。

通常，在咨询的初期，咨询师需要谨慎使用情感反应，如果过分使用情感反应，会导致来访者感觉不舒适，从而否认自己的情绪感受。但在咨询后期，即建立了良好的咨询关系后，关注来访者的情感反应会大大促进咨询的进程。

应用情感反应的目的在于鼓励来访者更多地表达感受，帮助来访者体验更强烈的感受，让来访者意识到去支配自己的情感，帮助来访者认识和管理自己的情绪，帮助来访者识别自己的情绪。

在应用情感反应时，可分为4个步骤：

· 倾听来访者使用的情感词汇。

· 注意观察来访者的非语言信息，如身体姿势、面部表情和语调特征等。非语言行为比语言行为更难控制，是更可靠的情绪指标。

· 选择合适的词语将获得的情感再反应给来访者，注意情绪类型和强度水平的匹配。有些时候，可以在情感反应前加上情境的内容。

· 评估情感反应是否有效。确定来访者是否认同咨询师的情感反应。

在具体的咨询过程中，咨询师要如何进行情感反应呢？

[案例4-3]

背景：来访者小王，未婚女性。

咨 询 对 话	情 境 分 析
来访者（声音很低，结结巴巴，眼睛向下看，咬着下嘴唇，双腿交叉）：我不知道该不该把这件事告诉我的男朋友。我骗他说出差，其实，嗯，实际上却是和一个网友约会。嗯，有过两三次了，我不能想象我男朋友知道以后会怎么样，他一直以为我们相处得很好。	
	对于这位来访者，应该怎样进行情感反应呢？首先，你需要明确小王用了什么样的情绪词语。
咨询师思考：来访者用了什么样的情绪词语？	
咨询师自答：没有，除了暗示性的话语"不知道该不该"。	
咨询师思考并自问：她的语音语调、面部表情和身体语言表达了什么样的感受？	（第一步：注意观察来访者的非语言信息。小王的语音语调、面部表情和身体语言表达了什么样的感受？）
咨询师自答：不安、矛盾、冲突、尴尬。	
咨询师思考：选择何种类型和强度水平的词可以准确描述来访者的情绪？	（第二步：选择合适的词语将获得的情感再反应给来访者，注意情绪类型和强度水平的匹配。）
咨询师自答：不安、矛盾、冲突。	
咨询师回应1：你现在似乎很矛盾，还有些不安。	
咨询师回应2：在我看来，你没有把真实情况告诉男友，这让你感觉很不安和矛盾。	
咨询师回应3：好像你对自己所做的事情感到很不安，内心有一些冲突。	
	（最后，评估情感反应是否有效。）确认小王是否认同你的情感反应。

4. 归纳总结

归纳总结是用两句或更多的内容或情感反应浓缩来访者的信息。

归纳总结可以看作是对来访者信息主题的内容反应和情感反应，或者是这两者的综合，可以在3分钟后就开始，也可以在几次咨询后才进行，主要由咨询的需求和归纳总结的目的决定。

归纳总结的目的在于连接来访者信息中的多种元素，确定一个共同的主题或模式，打断多余的陈述，回顾整个过程。

在应用归纳总结时，可分为4个步骤：

· 回忆来访者传递的信息——语言信息和非语言信息。

· 识别来访者信息中存在的明显模式、主题或者多种元素。

· 选择适当的开始语进行总结，在人称代词中使用"你"或者直接使用来访者的名字。
用咨询师自己的语言对来访者表达的主题进行总结并复述给来访者，注意使用陈述语气而非疑问语气。

· 评估归纳总结是否有效，来访者是否认同咨询师的归纳总结。

[案例4-4]

背景：来访者小张，男，有网瘾的大学生，在前两次咨询中，他告诉咨询师，网瘾让他面临退学的危险，但是他无法控制自己，因为上网给他的感觉不错，能够暂时忘记学习和生活中的不愉快。

咨 询 对 话	情 境 分 析
来访者：上网的时候，我可以不去想那些我不愿意面对的事情。我学习不好，全家人的希望都在我身上。学费是贷款，我知道上网解决不了我的问题，道理我都懂，但是我没办法控制自己。上网的时候，我挺开心的，也很轻松，不用想那么多，这是做其他事情的时候体会不到的。	
咨询师思考：他讲述了一些什么？他想要告诉我什么内容？他关注和考虑的是什么？他表达了怎样的情感？	
咨询师自答：关键内容是网瘾对来访者的学业和生活都没有好处；关键情感是上网让他感觉开心、轻松。	
咨询师自问：他多次重复的主题是什么？他着重强调的主题是什么？他欲言又止的主题是什么？他的信息中是否包含着多种元素？	（第一步：识别来访者信息中存在的明显模式、主题或者多种元素。他多次重复的主题是什么？他着重强调的主题是什么？他欲言又止的主题是什么？他的信息中是否包含着多种元素？）

咨 询 对 话	情 境 分 析
咨询师自答：尽管上网对来访者的学习和生活都产生了坏的影响，但是为了获得一些快乐和轻松，他继续上网，似乎通过上网来获得好的情绪比他的学习和整个生活都重要。	
咨询师思考：如何选择恰当的词来总结来访者的主题？	（第二步：选择适当的开始语进行总结，在人称代词中使用"你"或者直接使用来访者的名字。）
咨询师回应：我感觉到，你认为上网能给你带来好的感觉，因此，尽管学习和生活受到影响，也是可以接受的。	
或者：你意识到上网给你的学习和生活都带来了很多麻烦，尽管这样，但是你仍然不愿意戒除网瘾。	
或者：你觉得，为了获得上网的时候那些好的感觉，即使放弃自己的学习和生活都是值得的。	
	（最后，评估归纳总结是否有效，确认来访者是否认同咨询师的归纳总结。如果来访者否定了咨询师的总结，有可能是咨询师总结得不够准确，也有可能是来访者还没有准备好承认这个问题。）

（三）相关知识：咨询师要觉察口头禅

所谓口头禅，就是指那些人们经常挂在口头的习惯用词或言语习惯。例如，人们常说"说真的""老实讲""我不骗你的""听我的没错"等话语，都是典型的口头禅。口头禅可以有多种表现形式（见表4-1），有些口头禅可能令人感觉无所谓，但有些口头禅却可能令人感觉很不舒服。依照心理学，口头禅并非人们完全不用心说出的，其形成与使用者的性格、生活遭遇或是精神状态有很大关系。

在日常生活中，口头禅往往是言者无心，听者有意，但它有可能会对人际沟通与交往带来极大的阻碍。由此，咨询师要在谈话中不断觉察自己的口头禅，以确保它们不会影响你的倾听反应表达与思想交流（见表4-2）。

表4-1　口头禅的不同表现

口 头 禅 的 类 型	特 点 描 述	事 例 说 明
语言上的口头禅	时常挂在嘴边的话语，并毫无察觉	"你懂不懂啊？""你蠢啊！""听我的没错。"
口气上的口头禅	口气上表现出无所谓的样子，习以为常	"哼""嘿""嘻嘻"等
语调上的口头禅	语调上表现出无所谓的样子，习以为常	说话咄咄逼人

咨询师除了应通过觉察来访者经常使用的口头禅来分析其心理性格特征之外，也应觉察自己在咨询过程中，避免有意识或者无意识地有如上的口头禅。

表4-2　口头禅及其矫正

口　头　禅	矫正后的说法
你懂不懂？	我说清楚了吗？
你明白吗？	我说明白了吗？
你就不能（会）……	你有没有想过……
你怎么就……	你能再想想看吗？
你没想过吧？	请问你经常这么想吗？
你干吗这么死心眼儿……	我们还可以怎么想呢？
你真麻烦！	我真为你担心！

总之，诚如罗杰斯所言："咨询师必须具有一种特殊的感应能力，很准确地感受到当事人的个人经验，并能体会到当事人所表达的内容，只要进行得顺利，咨询师不但能够进入当事人的内心世界，去了解他所要澄清的各项意义，甚至对他潜意识里的情况也一目了然。"

拓展阅读4-1

心理咨询铭

技不在高，善听则行；言不在多，能悟则灵。助人助己，其乐无穷。沙发上就座，纸巾伺候着；哭笑任由你，言谈不打岔。可以吐心声，露隐私。无闲言之忧虑，无大人之指责。乐都西格蒙[1]，花都卡尔佬。老子云：道法自然。

岳晓东作

二、倾听反应的四种沟通类型

（一）学习目标

了解倾听反应的4种沟通类型。

（二）基本概念

日常生活中的"听"与"说"，可有多种表现。我们以说为横坐标，会听为纵坐标，可大致分为4种沟通类型：愣说不听型、愣听不说型、愣听傻说型、善听会说型。这4种类型可以用一个坐标图（图4-1）来表示。

1　乐都西格蒙，指的是音乐之都维也纳的西格蒙·弗洛伊德。

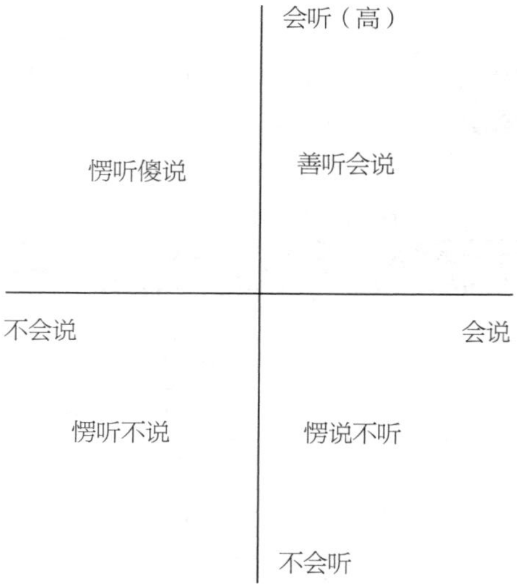

```
                          会听（高）


        愣听傻说              善听会说



   不会说    _____|_____    会说


        愣听不说              愣说不听



                          不会听
```

图4-1　沟通类型图[1]

　　这4种不同的沟通类型，每一种都具有不同的特点和行为表现，其心理机制也不相同（表4-3）。

表4-3　沟通类型图

沟 通 类 型	沟 通 特 点	行 为 表 现	心 理 机 制	代 表 人 物
愣说不听 （强加者）	强加于人	急于表现自我 强调自我感受 不给对方说话的机会 不顾及他人的感受	自我中心 自恋心理	拿破仑
愣听不说 （发呆者）	被动呆板	反应迟钝 机械听说 不善提问 不善澄清自己及 他人的思路	缺乏主见 依赖心理	刘禅
愣听傻说 （梦游者）	沟通障碍	听话不专心 说话不得要领 很少反馈 不在乎反馈	自我沉溺 严重自恋	晚年的秦始皇
善听会说 （善言者）	善解人意	反应机敏 主动聆听 反馈及时 不强加于人	全神贯注 同感共情	周恩来

1　详见笔者所著《怎样做最好的自己》。

1. 愣说不听型沟通

愣说不听型沟通的特点就是强加于人，具体行为表现是：急于表现自我，强调自我感受，不断插嘴，不顾及他人的感受，其心理机制主要是自恋心理、自我中心。

例如，拿破仑与他人的沟通就具有这样的特点。例如，他对弟弟吕西安未经他同意就娶了已经怀孕的恋人恼火不已，命令说："你违背我的意愿娶妻，不能算是正常的婚姻。"吕西安反问："为什么？我们也是在教堂举行的婚礼。"拿破仑不悦地回答："吕西安！整个欧洲没有人如此同我讲话。我不承认这个婚姻，你快些离婚。"说着，拿破仑把吕西安拉到地图前，说："如果你离了婚，我可以让你在你喜欢的地方做国王，可以让你富有、快乐地生活。"吕西安却反驳说："我的生活一直很快乐，我的婚姻我自己做主，绝不离婚。"拿破仑气得脸涨红了，大声叫道："我是皇帝！我有权决定一切！"吕西安不甘示弱地说："是，你有权力，你是皇帝。但我也有权对自己说，我爱我的妻子，我将永远与她在一起。""背叛！纯粹是背叛！"拿破仑咆哮道。

由此，这对新婚夫妇就被发配到意大利，再也没有回过法国。他的这种沟通与其自恋人格有关，总是把自己的观点强加给别人，很难与人取得同感共情。

2. 愣听不说型沟通

愣听不说型沟通的特点是被动、呆板，其行为表现为：反应迟钝，机械听说，不善表达，不善提问，不善澄清自己及他人的思路。其深层次的心理机制为：依赖心理，缺乏主见和独立性。

例如，三国时的刘禅就是愣听不说型的代表人物。蜀汉灭亡后，刘禅被接到了洛阳，刘禅不知道怎样跟人打交道，一举一动全靠郤正的指点。一次，司马昭在召见刘禅时问："您还想念蜀地吗？"刘禅回答说："这儿挺快活，我不想念蜀地了。"郤正在旁边听了，觉得太不像话。回去后对刘禅说："您不该这样回答晋王（指司马昭）。"刘禅问："依你的意思该怎么说呢？"郤正说："以后如果晋王再问起您，您就流着眼泪说我祖上的坟墓都在蜀地，我心里很难过，没有一天不想那边。这样说，也许晋王会放我们回去。"后来，司马昭再问刘禅："您还想念蜀地吗？"刘禅果然按郤正教他的说了一遍，还竭力装出悲伤的样子。司马昭看他这个模样，笑着问："这话好像是郤正说的吧！"刘禅吃惊地问："正是郤正教我的，你怎么知道的？"

刘禅原先完全依赖诸葛亮，后来依靠姜维，总是依赖别人，自身缺乏独立性，无主心骨，别人说什么就是什么，不动脑筋分析，也不用心体会。

3. 愣听傻说型沟通

愣听傻说型沟通的特点是有严重的沟通障碍，其行为表现为听话不专心，说话不得要领，很少反馈，也不在乎反馈，其深层次的心理机制是自我沉溺、严重自恋。

例如，晚年的秦始皇迷上了神仙方术，对这些方士的话言听计从，百听不厌，尽管他们的话中有很多破绽。他重用方士，不惜耗费巨额钱财，炼丹求药。然而世上没有不死之药，方士们为了躲避罪责，编造出种种名目为自己开脱。例如，卢生就骗秦始皇说："寻求仙药而不得，是因为有恶鬼作祟。求仙之法，人主应该微行以避恶鬼，使任何人不知陛下的居处，这样仙人才会到来，仙药可得。"不想，秦始皇竟真的做起"真人"来，并不再称"朕"。不仅如此，秦始皇还听信方士的话把皇宫搬进咸阳地宫，平时足不出户，一面批阅奏章，一面"接引"神仙，不许外人打扰。秦始皇晚年的时候，经常沉溺在自己的世界里，自言自语，不知所云。

由此，秦始皇一天更换无数次住所，完全成了一个梦游者，神出鬼没，胡言乱语，搞得别人莫名其妙。

4. 善听会说型沟通

善听会说型沟通的特点是善解人意，其行为特征主要表现为：虚心听，巧妙说，主动提问，积极反馈，而其心理机制主要是全神贯注、同感共情。

例如，1937年12月12日"西安事变"后，周恩来到西安帮助协调，宋美龄兄妹也急匆匆赶赴西安与周恩来进行面谈。开始时，宋美龄还端着委员长夫人的架子说："这次委员长不幸蒙难西安，据说是贵党背后策划的。"周恩来回答说："水结成冰，是因为天冷；弹出枪膛，是受了撞针的压迫。事情非常明白，这次'西安事变'完全是蒋先生自己逼出来的。如果蒋先生树旗抗日，这不愉快的事情能发生吗？至于说是我党背后策划的，有什么根据呢？完全是不合事实的无稽之谈！"

在此，周恩来言之有理，却又适可而止，令宋美龄在气势上先输了三分，不得已地说："别人这么说，我并不相信。"由此，周恩来以民族利益为重，措辞铿锵有力，情理相融，使人备受感染！

总之，善解人意就是知道该说什么，不该说什么。有句英语谚语："A capable man knows what to say, a clever man knows whether or not to say it.（能者知道要说什么，智者知道该说或不该说。）"善解人意就是人要有"该说不该说"的功夫。另外，在沟通中，还要注意体语交流，比如学习察言观色，用眼睛沟通，学打哑语。这些，大家可以在现实生活中不断实践，并总结经验，这也是一门需要修炼的功夫。

美国著名心理学家丹尼尔·戈尔曼曾言，"准确感知他人的情绪是情商的突出表现"，哈佛大学著名心理学家加登纳也说，"体察他人的内心感受是人类的智力表现"。善解人意是人们一生一世修炼的功夫，下面是善解人意十大建议（表4-4）。

表4-4　善解人意十大建议

沟通十大常见问题	善解人意十大建议
不专心听话	学会聆听
随意插嘴	学会贯注
强加于人	学会沉默
急于安慰	学会同感
急于找话题	学会反馈

沟通十大常见问题	善解人意十大建议
冷漠分析	学会总结
不断建议	学会少做批评
不察言观色	学会开放对话
不给人情面	学会给足面子
不换位思考	学会换位思维

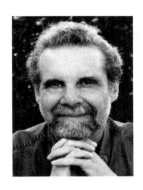

图4-2　丹尼尔·戈尔曼

丹尼尔·戈尔曼（Daniel Goleman）：被称为"情商之父"，哈佛大学心理学博士。

拓展阅读4-2

张学良点评周恩来与蒋介石的沟通风格

西安事变后，张学良一直被软禁，晚年才被释放。他出来后接受采访，在谈到"西安事变"时他评论了周恩来与蒋介石截然不同的沟通风格。

对于周恩来，张学良的评论是："西安事变后，周（恩来）到了西安，蒋介石本不愿见他，后来见了，周看到蒋即叫'校长'，因为周当年在黄埔军校做过政治部主任。周恩来的人好厉害，他们都控制住了，连我的部下、杨虎城的部下都听他的，他说出的话很有理。这个人好厉害，不但会讲，也能处置事情，是我最佩服的一个人。"

对于蒋介石，张学良的评论是："蒋先生这个人，他的思想非常顽固，他没有中心思想，他的中心思想就是他自己，（我）本来很尊重蒋先生，但后来不尊重，因蒋先生完全是自我主义。"

由此，"西安事变"之发生，是由于蒋介石之愣说不听型沟通所导致的，它逼得张学良采取了极端的做法；而"西安事变"之妥善解决，也是由于周恩来善听会说型沟通所促成的，它使各方的意见都达到了统一。周恩来的沟通主要表现在以下几点：求大同、存小异；

换位思维，尊重理解；实话实说，和风细雨。

（三）相关知识

1. 心理咨询的4V技巧

心理咨询的4V技巧（表4-5）是一种肢体语言与口头语言互动促进的技巧，可强化同感与咨询关系。语调和语速体现出你对他的感觉，不要轻易改变话题，跟随着他的主述。对来访者的关键表述或词语的确认的方式有以下几种（表4-5）。

——目光亲切、和蔼、坚定；

——发音清晰，语调抑扬顿挫；

——紧跟对方的话题，不将话题岔开；

——不断强调。

表4-5　心理咨询沟通的4V技巧

Visual/eye contact　保持视觉接触：	令人感觉亲切
Vocal qualities　确保语音性质：	令人感觉舒服
Verbal tracking　进行言语跟踪：	令人感觉被关注
Verbal underlining　加强言语强调：	令人感觉重点突出

2. 最温和的批评[1]

才子王俊幸运地被著名的GMP公司录用为广告文案策划者，实现了和他极为佩服的广告界奇才张一非、云河做同事的愿望。

公司老板其貌不扬，看起来老实憨厚却不是多么有才气。老板站在王俊的桌前和他谈话，无非是问他刚来是否习惯，有什么困难，方便不方便。王俊舒舒服服地坐在椅子上，很随便地和老板聊着，也谈了一些对公司的看法和改进意见……他舒服地坐着，高谈阔论，而老板站在一边，仿佛是个下属……其他人看到这一场景，都对王俊有些不满。于是，张一非决定用温和的批评方式让王俊有所改变。

老板来到张一非的桌前，张一非忙站起来，认认真真地做了回答，显得对对方十分敬重。张一非落落大方的举止，毫无谄媚之态，给人的感觉是很懂礼节。

云河和王俊闲聊："张一非这个人真懂礼节。按他的身份，在老板面前摆起架子又怎么样？可如果这么做了，让老板怎么管理别人？"王俊感到相比之下，自己的行为的确很不成熟，从此有所改变。这种温和的批评方式和直接的批评方式相比，效果要好得多。因为如果直接去批评王俊，会使王俊产生抵触情绪，面子上也下不来，而采取这种方式的话，王俊完全可以自己悄悄地改正自己的行为而不失面子。

1　朱建军：《滋养和安顿我们的心灵》，见《心理医生对你说丛书》，61～63页，太原，希望出版社，2009。

第二节　心理咨询倾听反应的注意事项

一、倾听反应的聆听注意事项

（一）学习要点

了解倾听反应聆听的注意事项。

（二）基本概念

1. 走出自我框架

倾听反应表现得好，需要咨询师在谈话中尽力走出自我的参照框架（frame of reference，即个人的价值观和世界观），把自己放在来访者的位置来感受其喜怒哀乐。它要求咨询师在谈话中尽量保持价值中立，不对来访者的思想行为做批评指责。在这当中，咨询师越是能走出自我的参照框架，则其同感共情的层次就越高，理解他人内心感受的程度就越高。

由此，咨询师要在谈话中不断提醒自己："我的主观性是否很强？""我是否对来访者抱着接纳理解的态度？""我是否做到了设身处地进入来访者的内心世界中去？"久而久之，必定会帮助咨询师提高自己的同感共情能力。关于咨询师如何走出自我的参照框架，请参考表4-6。

表4-6　走出自我参照指标的注意事项

注 意 事 项	具 体 解 释
虚下心来	不要认为自己的想法、观点就一定比来访者高明。
腾空自己	不要急着指教来访者，而是要多听少言、多问少评。
用心伴随	要用心聆听来访者的主述，真切感受其内心冲突。
寻找来访者的闪光点	要抱着赞赏的态度去听来访者讲话，发现其自身的力量。
把来访者打造成英雄	要不失时机地肯定来访者，让他感受到自身的价值与力量。

2. 读懂潜台词

倾听反应的艺术，在很大程度上是读懂来访者的话语潜台词的艺术。所谓潜台词，就是来访者话语中言之未尽、话有所指的成分。俗话说，"听话听声，锣鼓听音"，同感共情交流与表达的最大挑战与乐趣就在于准确推测来访者讲话中未讲出来的话语，无论是其有意识的话语，还是无意识的话语，并加以说明。由此，同感共情也突出表现为接话茬儿功夫的修炼，即来访者说出上半句话，咨询师能够准确说出下半句话，并避免出现形形色色的同感共情失误。

例如，一位即将出国留学的来访者说："我马上要去国外留学啦，可从小到大，我从未离开过父母，现在一下子走这么远，又人生地疏，真不知道出去后会怎么样。"这句话表面上讲的是缺乏独立训练，到国外去留学很感担忧，但其潜台词是渴望别人的鼓励和支持，而非退缩回避。由此，咨询师应该回答："听得出，你对自己到国外去独立生活很担忧，不知你眼下在作什么准备？"而下面的案例分析罗列了对于这一话语有可能出现的同感共情失误（即没有接准话茬儿的表现）。

［案例4-5］

倾听回应失误的不同表现（表4-7）

来访者说："我马上要去国外留学啦，可从小到大我从未离开过父母，现在一下子走这么远，又人生地疏，真不知道出去后会怎么样。"

表4-7　咨询师的回应

同感共情失误类型	话 语 表 现	语 境 分 析
主观武断型	不就是出国留学嘛，有什么好怕的?！	没有走出自己的参照框架，忽略来访者的感受。
	你总不能离不开父母就不出国啦，那多没出息啊！	
好为人师型	你当初上大学，不也是在脱离父母嘛！既然你当初做得到，现在也能做得到。	没有站在来访者的角度看问题，争于说教来访者。
	我们每个人早晚都是要独立的，你必须要迈出这一步。	
淡化矛盾型	车到山前必有路，到了国外你一定会解决这个矛盾的。	没有就事论事，只是空作安慰，不能令来访者释怀。
	这么多的人都出了国，没有听说有谁适应不了的，相信你也一定能适应的。	
强加于人型	你不要"怕"字当头，请相信你自己，你一定能行的。	没有接纳来访者的焦虑，而是要求对方认同自己的感觉。
	你这样前怕狼，后怕虎的，怎么能行?！你一定要勇敢向前才是。	

3. 保持态度一致

所谓保持态度一致（keeping congruence），就是指咨询师要在来访者面前实话实说，真情表现，并不故弄玄虚，假扮专家。在这当中，咨询师要学会用恰当的方式来表现自己的判断，让来访者知道你真正地理解了他的语言。一致化技巧的运用，在于防止让来访者有被欺骗、被愚弄、被利用的感觉。表4-8展示了一致化技巧的运用。

表4-8　一致化技巧的运用

技巧表现	特点描述	事例说明
实话实说法	对来访者提出的难题，咨询师真实说明自己的实际能力，不硬扮专家。	对不起，婚姻咨询不是我的专长，如果你需要，我可以为你做转介。
坦白交代法	对来访者可能出现的疑惑，咨询师作公正的说明，不隐瞒事实。	我们公司要求您接受咨询，先付费××元，这是公司的规定。
换位思维法	对来访者表现出的移情反应，咨询师给予同感共情的理解。	处于你的境地，我想我也会有同样的疑惑和担心的。

拓展阅读4-3

张辽实话实说打动关羽[1]

《三国演义》第二十五回中，曹操攻打下邳，关羽与刘备失散，被曹军围困。曹操惜才，派张辽前来劝降关羽。张辽领命，单骑上山，表示自己是"感念旧日情谊"，由此消除了关羽的抵触情绪。然后，张辽告知关羽下邳的百姓及刘备二夫人的安危，力图软化关羽。而当关羽表示以死对抗时，张辽回答说："你若战死，将有三过！你战死沙场，将有负当年桃园结义、誓同生死的盟誓，此罪一；你受托于刘备，照顾家眷，你若战死，则愧对重托，此罪二；你武艺超群，兼通经史，不协助刘备匡扶汉室，却死逞匹夫之勇，此罪三。"

张辽此话从关羽重情义的心理出发，字字珠玑句句在理，锤锤击中关羽的"软肋"，令关羽不得不动心，心甘情愿地跟随张辽去见曹操，留在曹营。后来还为曹操斩颜良，诛文丑，为曹军打败袁绍立下了汗马功劳。张辽的劝说以同感共情为基础，以真情实意为手段，尽量站在对方的角度思考问题，将自己的内心感受与对方协调起来，所以得以成功。

有趣的是，《三国演义》第七十七回写道，关羽败走麦城，身首异处，灵魂荡荡悠悠到了玉泉山。时值三更天，山上的老僧普净还在庵中默坐。忽然听见有人大喊："还我头来！"普净抬头一望，见是关羽之魂。关羽见是曾经救过自己的老僧，就连忙施礼："承蒙相救，铭感不忘，关某今天遇祸而亡，请示师父慈悲开，指点迷途。"普净点头说："昔是今非，一切休论。后果前因，彼此不爽，今天将军被吕蒙所杀，大喊'还我头来'，然而将军生前诛颜良，杀文丑、过五关、斩六将，那些人头，又叫谁去还呢？"

关羽恍然大悟，稽首皈依而去。这，便是同感式劝说的妙用。

（三）相关知识：心理咨询倾听反应的两大原则

1. 态度大于技巧原则

美国心理咨询大师罗杰斯曾指出，在心理咨询的运作中，态度大于技巧。即"我们可以教会一个人如何运用同感共情，却很难训练一个人具有同感共情的态度"。由此，在心理咨

1　详见笔者所著《三国人物心理分析与职场生存》。

询过程中，咨询师应该灵活掌握和运用同感共情的操作技巧，以促进心理咨询工作联盟的形成，并与来访者建立起稳定的咨询信任关系。有必要指出的是，掌握了同感共情的操作技巧并不完全等于拥有了解决来访者心理困惑的能力。

2. 人格重于理论原则

澳大利亚教育心理咨询专家卡瓦纳（M. Cavanagh）认为，有效的心理咨询更依赖于咨询师的人格特征，而不是咨询师的知识和技巧。他指出，"心理咨询的知识和技能不是不重要，而是因为教育和训练很难改变咨询师的那些基本的人格特征"。此外，美国心理咨询专家吉尔伯特（P. Gilbert）等人在谈到什么人适合做心理咨询师时指出，"正如音乐、艺术或写作的能力一样，专业训练对同感共情、不含敌意的态度等只能有少量的帮助"。最后，美国心理咨询专家考米尔（W. Cormier）明确提出，"最有效的心理咨询师是那些可以把人格因素和科学的理论、方法加以完美结合的人，换句话说，就是可以在人际关系上和咨询技术上寻求平衡的人"。

总而言之，咨询师的人格特质是影响咨询关系建立和咨询效果的关键因素。这些人格特质包括自我的认识能力、令人信任、诚实、坚毅、热情、耐心、敏感、给人以自由、反应敏捷等。因此，心理咨询师要不断加强自己的人格修养，提高自己的人格魅力。关于这一点，我们还会在第八章中论述。

二、倾听反应的回应注意事项

（一）学习目标

了解心理咨询沟通场合下沟通表达的程序注意事项。

（二）基本概念

沟通的最大途径，便是通过语言。合适的语言可以帮助来访者在短时间内更快地认清自己所面临的问题；反之，咨询师的不合适的表达将会使自己与来访者的沟通变得困难吃力，从而加重来访者的不良情绪，使来访者对咨询师产生不信任感，甚至是抵触情绪。因此，在沟通中要注意以下事项。

1. 开放式提问

所谓开放式提问（open-ended questioning），就是指咨询师在对话中，不断提出那些可以有多种答案的问题，以广泛地获取所需了解的信息。由此，咨询师要在谈话中巧对来访者的话语提问质疑，多使用开放型提问来推动来访者看到自己平时看不到的问题，发现自己的思维、情感的误区和盲点（表4-9）。

表4-9　开放型提问与封闭型提问的对比

技巧表现	特点描述	事例说明
开放型提问	提问的目的是获取尽可能多的信息。	请谈一谈你对你父母的感受。 请描述一下你对你所学专业的看法。
封闭型提问	提问的目的是获取特定的信息。	你是不是非常恨你的父母？ 你很喜欢你所学的专业，是吗？

2. 寻找关键词

所谓关键词，就是指来访者在讲话中不断重复的词语，以此来强调其意思，宣泄其感情。咨询师要善于捕捉这些关键词，以探究潜藏在这些词语背后的意义。例如，如果来访者的言辞是消极和自我贬低的，则反映的是他们在会谈早期的感觉，过后需要帮助他们用更加积极的言辞来描述相同的情景和事件。许多来访者都会表现出言语跟踪和选择性注意的问题。当他们想避免讨论某一个困难的话题时，他们就可能会停留在某一个问题上而排除其他重要的问题，或者是突然地转换话题。

3. 不断复述要点

所谓复述（repeating），就是指咨询师在聆听来访者说话的过程中，不断简单复述对方的讲话要点与内容，以确认自己完全明白对方的思路与意图。而支持—再保证技巧（support-reassuaring），就是指咨询师在聆听来访者说话的过程中，不断强化来访者的自我反省、自我改变、自我完善的想法和行动，以减少对方的焦虑，增强自我的信心（表4-10）。

表4-10　倾听反应重复的技巧

能力表现	定义
强调重复技巧	它是一种通过重复、停顿、提问等方式来强化或提炼来访者及咨询师话语要义的技巧，可整理咨询中的一些重要内容。 ——强调重复：重要词干、语句、关键词等 ——停顿重复：简单停顿、重点停顿 ——提问重复：开放提问、封闭提问 ——总结重复：间隙重复、结尾重复
总结重复技巧	它是一种阐明及提炼来访者话语要义的技巧，可帮助双方思考、整理咨询中的一些重要过程。 ——开首总结：交流思想，明确目标 ——阶段总结：不断理清思路，抓住要点

4. 避免制造理解泡沫

所谓理解泡沫（understanding bubbles），就是指咨询师倾听时讲一些无关痛痒、模棱两可的话语，给对方感觉很空洞，没有实质意义，或没有被真正理解。如咨询师对来访者反复说"我很理解你""我很赞赏你""你真的很了不起""没有人像你这样有勇气"之类的话语，这种话说多了，可能会给人以很假、很不真诚的感觉。由此，咨询师有必要在同感共情实践中，不断培养自我的觉察能力，以随时随地发现自己的同感共情泡沫，调整自己的同感共情话语，以给来访者真诚、恳切的感觉。

笔者根据多年的心理咨询与教学经验，将理解泡沫分成如下类型（表4-11）。

表 4-11　理解泡沫事例

同感共情泡沫类型	特点描述	事例说明
虚情假意型	不切实际地肯定来访者。	你虽然学习不够好，但人际关系还是很好的嘛！
空洞赞美型	不切实际地赞美来访者。	你虽然个头儿不高，但人还是长得蛮帅的嘛。
无关痛痒型	不切实际地鼓励来访者。	你真的很有本事，我就是欣赏你。

（三）相关知识

注意区别"我"陈述和"他"陈述

来访者对问题的看法和态度通常体现在他们在"我"与"他人"的陈述上。有些来访者将他们所面临的困难仅仅归于自己，而有些来访者则把外在因素作为自己的问题。因此，咨询师就需要帮助来访者看到自己的问题所在，同时也要帮助他们正确思考这些问题与他人和环境的整体关联。例如，当来访者说，"我努力处理好与同事的关系，并尝试尽量满足他们的要求"，咨询师应回应，"在我听来，这可能是他们的缺点与问题，令你感到很困惑"。这样说话会令来访者感觉很舒服（见表4-12、表4-13）。

表4-12　来访者言语行为观察要点

观察对象	观察要点
言语跟踪	特别注意来访者话题的跳跃和转换，谁引发了它们？可否发现什么特别的表示兴趣或回避的转折词？来访者看起来想听些什么？
关键词	注意来访者谈话中的关键词和重音语气词。
"我"的陈述	注意来访者试图用"我"的陈述框架说明什么。
"他人"的陈述	注意来访者试图用"他人"的陈述框架说明什么，注意这个"他"和来访者之间的联系，以及来访者叙述"他人"的用意。
不一致	注意来访者的行为有哪些不协调的地方，哪些问题的冲突是最重要的。

表4-13　心理咨询的观察领域

为什么	觉察自省的咨询师能够时刻意识到在会谈中与来访者的互动作用。来访者用非言语和言语的方式来告诉我们有关他们的世界。观察技巧是用来判断来访者如何解释自我价值观的关键工具。
是什么	咨询师的观察有3个领域。 非言语行为 咨询师和来访者的目光接触模式、肢体语言及声音性质当然很重要。例如，来访者身体的前倾，表明他们对一个观点的兴奋，或者交叉他们的胳膊来结束某个话题。大幅度的身体动作可能表明了反映、思维或话题的转变。 言语行为 言语表达模式对咨询师而言特别重要。在什么点上话题改变了？是谁引起的改变？咨询师和来访者的谈话是具体形式谈话还是抽象形式谈话？来访者用的是"我"的陈述还是"他人"的陈述？来访者消极的陈述随着咨询的进展是不是变得更加积极？来访者倾向于使用特定的关键词来描述他们的行为和情形，注意到这些描述性的词语和重复性的主题是很有用的。 避免不一致 不协调、混合信息、矛盾和冲突在许多谈话中都会展现出来。精明的咨询师能够识别这些不一致，并且恰当地提出来，有时再将它们反馈给来访者。这些不一致可能是在来访者非言语行为之间，或者在陈述和非言语行为之间出现。

怎么样	咨询师简单、认真地对会谈进行观察是最基本的。咨询师能够从来访者的世界中看到、听到以及感受到什么？咨询师必须注意到对来访者的影响：你所说的如何改变他们的行为，或者与他们的行为相联系。用这些信息来调整咨询师的微技巧和会谈技巧。
和谁	观察技巧对所有的来访者都是很重要的，注意到言语和非言语行为中个体与文化的差异。咨询师必须注意到，有些动作或言语的应用对于自己的含义，不一定也同样适用于他人身上，或者有些表达方式只适用于个案A，却不适用于个案B。
还有什么	咨询师也必须注意动作的一致性，可以用来解释许多言语和非言语交流的基本概念。当两个人一起谈论并交流得很好时，他们经常表现出身体动作的和谐一致或者互补。而当人们交流得不好的时候，通常会表现出动作的不协调，例如身体转移、摇晃或者离开等。

[案例4-6]

我不知道为什么感到孤独[1]

对 话 内 容	咨询技巧
来访者：是家庭原因吧。因为我6岁的时候父亲就过世了，然后我一直跟着我母亲一起过日子，到我12岁的时候母亲也过世了，（流泪）所以我想在我心里面有一种负面的影响。 咨询师：这确实是很令人难受的事情。但是你刚才说的负面影响具体指的哪方面呢？	同感回应
来访者：嗯，从父母过世之后，我一直跟外婆住在一起，本来应该没有这种寄人篱下的感觉，因为我还是住在自己的家里面，只不过少了父亲和母亲。但是实际上我现在上大学的学费及生活费都是由我姨妈出的，当然她对我很好，但是我总觉得她对我很客气。应该说在外人看来她真是把我当成女儿一样，但是实际上她对我非常客气，就是说不可能有母亲对女儿那么客气。 咨询师：就是说，父母与子女这种直接的情感交流，你在其他任何亲戚身上不能够百分之百地获得。	解析回应
来访者：嗯，是的。父母去世以后我年纪也不是很大，有一段时间是很悲伤的，但是我觉得人情很淡漠，主要是因为我母亲刚去世的时候，有一个邻居本来对我一直很好，我一直叫她阿姨的，但是有一次我回来看到她在门口给她女儿梳头，我就去叫她，然而她一点儿反应都没有。就好像一点儿都不认识我一样。我当时就很伤心。 咨询师：对，对。我想我可以理解你这样一种心情，因为在当时那种情况下，你看着你这个同学有母爱，有母亲对她的关心、关爱，你去跟她打招呼，她却不能够理会你。这种感受让你一下就想到了自己生活当中的这种不幸。	情绪洞察
来访者：我并不是说和她类比，当时我并没有想到这个方面，我只是想人情为什么那么冷漠？我刚刚失去母亲他们就不理我了。 咨询师：对，对，对，是（沉默10秒钟）。你要不要休息一下？	沉默回应
来访者：嗯，不用。 咨询师：哦，那好。你刚才跟我讲你和同学之间的人际关系的障碍，我刚才的理解是你跟同学之间的这种融合出现了不适应、不协调。那么你现在跟我讲的这段经历呢，因为用我们的专业术语来讲，这属于早年精神上或情感上的一种痛创，没有得到很好的疏通，在潜移默化当中对你现在的人际关系产生了一些影响。你觉得这些之间是不是有一定的关联呢？	意识洞察

---

1 整理自《心理咨询示范》（录像带）岳晓东与南京大学心理健康教育与研究中心共同制作。

对 话 内 容	咨 询 技 巧
来访者：我想得是有的。因为我觉得如果我父母还在的话我可以和别的同学一样在正常的家庭环境里长大。我现在和外婆住在一起，我外婆年纪已经很大了，我不可能跨过几十年的代沟去跟她交流，有一些事情我只能够自己对自己负责。 咨询师：对。你希望能够有父母去跟他们交流。当然，你讲你的姨妈也很关心你，她也很爱护你。 来访者：但是我觉得她毕竟不和我住在一起。而且我觉得，如果是自己的孩子的话，父母对他们是有直接义务的，但是我已经在生活上依靠我姨妈了，如果我再对她要求什么，对她也是不公平的。	
咨询师：所以说你自己承担了很多精神上的痛苦，自己一个人在承担了。	同感回应
来访者：应该说是这样的。 咨询师：在一定程度上，你这种独自的承担对你的人际交往也产生了一定的障碍和影响。 来访者：嗯。因为我觉得必须对自己所有的机会负责，我很怕给别人带来麻烦。 咨询师：你能不能给我举点儿具体的例子，你这种心态、这种感觉的表现方式是什么？ 来访者：大学一年级的时候，我对系里、班里组织的活动都很积极，那次是我自己提出的要去爬紫金山，因为我觉得爬山是很有意思的，但是我以前从来没有爬过。那个时候我的体质不是很好，所以爬山爬得非常慢，差不多其他同学爬到山上一个小时之后我才慢慢爬上去。因为我们爬的是一条小路，不是大路，比较陡峭，我刚上去，他们就往下面爬了，要赶回去的车。但是我发现我只会往上爬，却不知道怎样从很陡峭的坡上往下走。而且那条路很长，我下来花了很长时间，当时同学都跑到前面去了，但是我们班长和两三个同学在我边上，拉着我往下面走，当时我觉得心里非常内疚，我宁可他们把我一个人留在那儿慢慢往下面挪也比他们都陪着我要好。从那件事情以后，第二天我就觉得不想去上课了。 咨询师：嗯，你觉得你拖累了大家？ 来访者：是的。 咨询师：从那件事之后，你在和大家交往的时候就有一种很不自然的、自责的感觉？	情绪洞察
来访者：是的，我看到他们就觉得很羞愧。 咨询师：那么这些同学当时对你是什么反应呢？	意识洞察
来访者：当时他们是安慰我的，也有可能是因为我一直这样认为，使我变得小心谨慎或者不太合群。 咨询师：对，因为你刚才说的这个活动是你倡议的，结果你自己没有做好，这就增加了你这种负疚感。 来访者：嗯。	
咨询师：那么你在当时这种感觉、这种特别难堪的情绪体验中，有没有想到以前那些类似的生活经历呢？	认知洞察
来访者：以前类似的生活经历？ 咨询师：你觉得你做的让别人失望了，或者你感觉到你很孤立无援？ 来访者：没有。我觉得对人际关系没有信心就是从发生那件事情以后。高中时也去春游，那时候晕车晕得很厉害，吐得一塌糊涂，但是我从来没觉得有什么愧疚。 咨询师：对。但是这次事件增加了你与同学之间沟通上的隔阂。 来访者：我想是，因为打那儿以后一些系里的活动我就很少参加了，尤其是那些爬山之类的活动我根本就不去。 咨询师：对，这对你来讲是一次很强的负强化，是很不好的一种体验。除此之外，还有没有其他的一些经历使得你和同学之间的距离拉得越来越远呢？	认知洞察

对 话 内 容	咨 询 技 巧
来访者：可能有一些小事情，我记不清了。因为我觉得一年级、二年级的时候还做了很多傻事。 咨询师：什么样的傻事呢？ 来访者：我也说不清楚，反正就是做了让别人对我侧目的事情吧。 咨询师：哦。那你做了之后呢？ 来访者：当时觉得没有什么，但是做了之后两三天就觉得非常羞愧。有时候上课都觉得是一种负担。 咨询师：所以这些大大小小的生活事件积累起来，使得你在与周围同学的交往当中就有一种焦虑。	解析回应

小结：岳晓东论心理咨询倾听反应技术

倾听意味着学会沉默，学会全神贯注，并学会设身处地地去体验对方的内心感受并作出富于同感的反应。

倾听不是要咨询师放弃个人的信念与价值观，而是要学会兼容并蓄，学会从他人的角度思考问题，并学会在不放弃个人的信念与价值观的条件下，接受他人的信念与价值观，以能够更好地体验其感受，把握其思路，作出由衷的同感反应。

沉默可以是尊重与接纳的表示，也可以是受导人自我反省的需要。沉默技巧的作用在于给受导者提供充分的时间与空间去反省自我，思考其个人成长的问题。

提高咨询沟通力意味着咨询师学会倾听，并用简洁、明快的语言回应来访者复杂甚至是混乱的内心感受，尽量做到话语中肯、言辞贴切。

咨询对话修炼的最高境界是：多说一句话就是啰唆，少说一句话就是不明确。咨询对话重质量，不重数量。

心理咨询要使人学会认真倾听别人讲话，不随意插话，不乱加评论，以保障来访者完整、连贯地表达个人的思想与情感。

中篇

心理咨询拓展深入技术

>>>>>

Part 2

第五章

心理咨询的同感共情技术

>>>>>>

> 同感共情是为了使来访者能够开放自我，心理不设防。
>
> ——岳晓东

▎第一节　心理咨询同感共情的概念介绍

一、心理咨询同感共情的概念介绍

（一）学习目标

了解心理咨询同感共情的基本原理。

（二）基本概念

1. 同感共情的核心是感同身受

同感共情泛指咨询师能够准确体察、把握来访者的内心感受，而同感共情力则指咨询师对同感共情的把握能力。同感共情力既是心理咨询技术的核心概念，也是人本主义心理学的关键词语。同感共情（empathy）的英文本义，是指一种在理解的基础上对他人的情感与动机等心境的认同（identification with and understanding of another's situation, feelings, and motives），或者是一种能够体验到别人的情感与心情的能力。它传达出了咨询师对来访者内心世界的呼应或共鸣，是一种接近"无心之感"的意境。在这当中，同感共情者并不是以自己的感受来代替对方的感受，而是能够真实地感受到对方的感受，与对方共同拥有或分享某种情感。

奥地利著名心理学家阿德勒（A. Adler）早在20世纪20年代就指出："所谓同感共情，就是咨询师穿上患者的鞋子（站在患者的立场上），来观察与感受患者的体验。（To stand in the shoes of the client and see and feel what the client is experiencing. ）"换言之，同感共情力就是咨询师能够准确体察、把握来访者的内心感受，产生思想共鸣的能力。它要求咨询师尽力以另一个人的思想与情感去感受、体会、反馈周围的人和事，以求得两个人之间的情感对焦与思维并轨。

在对"empathy"一词的翻译上，心理学者尚未有明确的共识。在内地的主要心理咨询与治疗的书籍中，它通常被译作"共情"，但在某些普通心理学的工具书中，它又被译作"移情""代入""替代体验"等词。在台湾，"empathy"被译作"同理心"；在香港，被译作"同感共情"。在这里，我选择使用"同感共情"一词，是因为我认为该词语更能把握

"empathy" 的本义。

由此，心理咨询同感力（therapeutic empathetic competence），就是要人学会从来访者的角度去思考问题，而不是用咨询师的角度去思考问题。这是一种对来访者情感体验的温暖而透彻的把握。其温暖来自咨询师的同情心，其透彻来自咨询师的专业知识与技巧。它可能源自咨询师本人的类似生活体验，也可能来自咨询师高超的洞察能力。心理咨询大师卡尔·罗杰斯曾对同感共情有过这样的论述：

> 同感共情的状态，就是准确地并带有情绪成分和意义地感知其他人心中的"参考标准"，似乎你就是来访者，但绝不能丢掉"似乎"这个前提。因为它意味着像来访者那样感受伤痛或喜悦，像他那样察觉问题的诱因，但绝不放弃我"似乎"受到伤害或感到喜悦等的认识。

由此，心理咨询将同感共情当作其核心技术，就是因为同感共情是确立咨询关系的关键，也是维系咨询关系的纽带。如果心理咨询中没有同感共情的交流，就相当于医生看病没有听诊器。而同感共情的准确交流，不仅能让来访者感受到咨询师对他的真切关怀，也可激发来访者进一步探索自身的问题，学会自助独立。

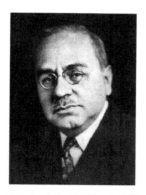

图5-1　阿尔弗雷德·阿德勒

阿尔弗雷德·阿德勒（Alfred Adler，1870.02.07—1937.05.28），奥地利精神病学家。

[案例5-1]

来访者：我觉得难过极了。他因为父母不同意我们的婚事而离开我，实在让我无法接受。

咨询师：男朋友因为父母不同意你们的婚事而放弃了这份感情，让你感到很伤心？

来访者：是啊，我不明白，为了这份感情，我做了那么多努力，结果还是……（轻声抽泣）……难道我们的感情就那么脆弱吗？

咨询师：那么多的努力都没有什么结果，让你开始怀疑曾经的这份感情，觉得很迷茫。

来访者：刚开始的时候，我也没有什么信心，他长得比较帅，个子又高，我觉得自己配不上他。走在街上，总能感觉到别人不一样的目光。但是他说他不在乎这些，重要的是一个人的品质。我慢慢地也有了信心，就一心一意地对他好。后来，我去见了他的父母，就有了现在的事情，我不知道他竟能这样狠心地离开我……

咨询师：你从一开始没有信心到后来死心塌地地对他好，可是最后男朋友又因为父母的阻挠而决然地离开了你，这样的变化让你无法接受，你在心里有些怨恨他。

来访者：是啊，是挺狠心的，他为什么要这样对我……（痛苦地哭泣）难道他真的不爱我吗？还是父命难违……

点评：在此案例中，咨询师做到了很好地同感，来访者的负面情绪得到了较好的宣泄。来访者能够感受到被接纳、被尊重，也开始更多地释放自己和自我探索。

拓展阅读5-1

同感共情的力量[1]

著名作家沈从文（图5-2）自1949年后就封笔挂靴，不再写作了。这对他来讲，其实是极为痛苦的决定。从那之后，他全力以赴，研究明清的服饰，成为"大家"。

改革开放后，一天沈老接受几位记者的采访，说起"文革"期间他曾打扫厕所，在场的一位年轻女记者动情地拥住他的肩膀说："沈老，您真是受委屈了！"不想，这位83岁的老人竟当众抱着她的胳膊，号啕大哭起来，哭得就像个受了委屈的孩子一样，什么话都说不出来，只是不停地哭，所有人都惊呆了。

就心理学而言，沈老是被那个女记者点了同感共情的穴位，所以止不住地号啕大哭起来。

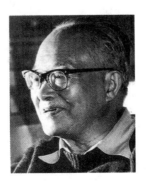

图5-2　沈从文

2.同感共情的基础是价值中立

同感共情产生的基础是价值中立（taking a neutral stance）。所谓价值中立，指的是咨询师在咨询过程中要始终保持一种客观中立的态度，不对来访者个人及其思想行为作出是非

1　《杂文选刊》，2006年第4期。

好坏的价值评判，不把外在的价值观和价值标准强加给对方，而应由来访者自己作出价值判断和价值选择，进而最终自己解决问题。概括地说，价值中立的原则，就是要求咨询师对来访者个人及其思想行为不评价、不指责、不干涉。在同感共情的操作上，这叫作"判断抽离技巧"，在后面将另有叙述。

价值中立的基础是真诚。所谓真诚，就是要求咨询师在来访者面前不摆架子，不故作姿态，不以势压人，不自以为是。而对于来访者提出的各种疑问，咨询师也是能答多少就答多少，能帮多少就帮多少。不会因为咨询师的面子而不懂装懂，或强加于人，令来访者望而生畏，不敢讲实话、讲真话，终而影响辅导的顺利进展。

罗杰斯认为，"每个人都有积极的、奋发向上的、自我实现的需要和成长的潜力"。他认为只要提供给来访者合适的心理环境和气氛，给予来访者无条件的积极关注，就会使他们产生自我导向的行为，并最终成为自我实现的人。在罗杰斯看来，个人的自我概念一旦形成，就会产生被关怀、被肯定的需要。

所谓"关怀"，就是指受到那些重要他人[1]的赞扬后所产生的一种情感。为了获得关怀，人们逐渐体验到了获得关怀是有条件的，这种条件被罗杰斯称为"价值条件"，只有个体的行为令重要他人满意时才会被关怀，而不能够令重要他人满意时将得不到关怀。因此，罗杰斯认为，心理失调的根源，就是因为个体为了获得他人的关怀，必须根据他人的意愿行动，并用他人的价值观来评价自己，被迫否认自己的经验系统，从而导致自我与经验发生强烈冲突，使之失去了真实的自我。

下面通过呈现正确或错误的同感共情的案例，方便你更好地体会这些注意事项。

[案例5-2]

来访者：我觉得婆婆只想着她儿子，根本就不接纳我，所以我做什么都是错的。

咨询师1：你觉得这完全是婆婆的问题吗？会不会跟你总是觉得别人不能接纳你有关系呢？

来访者：您不知道，她对我就是不接纳，我觉得不是我怎么认为的问题，她对我就是那样的态度。（未能先表达对来访者的想法的接纳，直接指出其问题，容易让来访者产生阻抗。）

[案例5-3]

来访者：我觉得婆婆只想着她的儿子，根本就不接纳我，所以我做什么都是错的。

咨询师2：婆婆这样对你，你的感受是怎样的呢？（先让来访者表达对此的情绪。）

来访者：我觉得很生气，她凭什么这样对我？

1　重要他人（significant others），泛指那些对个人成长具有重要意义的人物，通常包括父母、教师，重要的朋友及崇拜的偶像等。

咨询师2：对呀，还有呢？

来访者：还有就是她也不想一想，她这样做会让她儿子很为难的。

咨询师2：对呀，这样会令他很为难的，还有呢？

来访者：还有就是她这样做，到头来对谁都不好的，因为我们已经有了孩子。

咨询师2：对呀，你们已经有孩子啦，还有呢？

来访者：你太理解我了，要是我婆婆能这么理解我就好了。

点评：

在第一段对话中，咨询师1没有耐心倾听对方讲话，就促使对方换位思维，因而引起了对方的反感；咨询师2鼓励对方多讲话，因而获得了对方的信任。

（三）相关知识

1. 罗杰斯论同感共情

罗杰斯在各种论述中始终对同感共情给予了高度重视，把同感共情看作是咨询师深入来访者的心灵世界、提供有效帮助的关键。他提出咨询师应该培养如下能力[1]：

——有能力与来访者全面沟通；

——所作的回应都切合来访者想表达的意念；

——平等看待所有来访者；

——能够了解来访者的内心感受；

——设法谋求了解来访者的内心感受；

——掌握来访者的思路；

——在语调上反映出他能体会来访者的内心感受。

简言之，在罗杰斯看来，同感共情是学会设身处地以另一个人的思想与情感去感受、体会周围的人和事物，它以真诚与平等待人为先决条件。

2. 其他心理学家论同感共情

美国著名心理学家，"现实疗法"的创始人格拉泽（W. Glasser）也认为，"人都有爱与被爱两种基本需求。如果它们不能得到满足，人就会产生焦虑、怨恨、自暴自弃等消极的情绪反应，并可能产生逃避现实、不负责任的欲望"。而心理咨询的目标就在于减缓来访者不负责任与自我毁灭的意向。美国著名心理学家，自体心理学（self psychology）理论的创建者科胡特（H. Kohut）也指出，同感共情的核心在于为来访者提供"矫正情感体验"。在咨询中，治疗师需要创造一种氛围，使来访者以前被埋没的自我得以浮现，受到接纳，并被整合。达到这个目的的途径就是让来访者知道，他们看待自己和世界的方式"并没有受到批评，从他们自己特殊的个人发展史出发，他们的方式是最有可能被接受的方式"。

所以，在心理咨询中保持价值中立，就是给予来访者无条件关怀、肯定、鼓励和赏识；

---

1 Carl Rogers：*On Becoming A Therapist*，第四部分，Boston：Houg htonmifflin Company，1961。

而咨询师保持价值中立，也会敦促来访者更好地反省自我，激励自我。

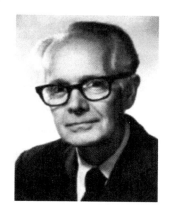

图5-3　科胡特

科胡特（H. Kohut, 1913—1981），美国心理医生，创建了自体心理学。

拓展阅读 5-2

《登天的感觉》对同感共情的论述[1]

同感共情就是咨询师与来访者情感对焦、思想并轨。

同感共情是咨询师跟着来访者的感觉走，按着自己的想法说。

同感共情的成功表现是，来访者说出上半句话，咨询师能够准确说出下半句话。

同感共情达标的指标是，能调动来访者的哭与笑，并能准确接来访者的话茬儿。

同感共情的最高境界是：来访者无论说什么，咨询师都能说出他的心里话，令对方备感温暖。

二、心理咨询同感共情技术的层次理论

（一）学习目标

了解心理咨询同感共情的层次理论。

（二）基本概念

两个层次理论

1. 卡可夫的同感共情层次理论

美国著名心理咨询专家卡可夫（R. R. Carkhuff）[2]将同感共情划分为两种形式——初级同感共情（primary empathy）和高级同感共情（advanced empathy）。具体地说，初级同感共情主

1　详见笔者所著《登天的感觉》。

2　卡可夫（Robert.R. Carkhuff），美国著名心理咨询学家，著有《帮人的艺术》（*The Art of Helping*）等书，影响深远。

要是通过沟通来实现对来访者形成一种基本的理解、认识，知道对方的感受是什么，以及这种感受下的体验和行为是什么。初级同感共情会有助于与来访者建立良好的关系，获取咨询所需要的信息和资料，并对有关问题加以澄清。高级同感共情则意味着咨询师不仅可以对来访者的表述作出反应，而且可以对那些隐含的、未完成的表达作出准确的反应。

换言之，当咨询师能够与来访者有效沟通，并能设身处地从对方的角度去感受其内心世界时，他即满足了初级同感共情的要求；当咨询师能够有效控制自我的同感共情反应，能够在自我的感受与来访者的感受之间"来去自由"，那他就满足了高级同感共情的要求。而依照卡可夫的理论，高级同感共情即"可以使自己进入别人的内心世界中，并仍然知道自己可以随时返回到自己的世界中，自己所感受到的每一件事情都是'假设'的"。这就好比咨询师在人际沟通的舞池中，一边当教练，一边与来访者共舞，学会用自己的"第三只眼"去观看或"第三只耳朵"去聆听、感受来访者话语的表层信息和深层含义。

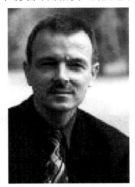

图5-4　R. 卡可夫

R. 卡可夫，罗杰斯的大弟子。

此外，卡可夫还将咨询师的同感共情反应划分为5个层次。

层次一：咨询师的言语表达与来访者的表达毫无联系，无任何意义；

层次二：咨询师对来访者的表达反应时，忽略或轻视了那些值得注意的情感因素；

层次三：咨询师对来访者的表达作出的反应，基本上可以与来访者互换；

层次四：咨询师较来访者可以在更高的层次上作出反应，并关注了那些值得重视的信息；

层次五：咨询师的反应比来访者自身反应更准确，并能揭示尚未认识到的信息所包含的深刻含义。

在卡可夫看来，层次一、二的同感共情反应只会对咨询关系起到破坏作用；层次三的同感共情反应则可以称得上是初级同感共情；层次四、五的同感共情反应提出了"值得注意的"和"有意义的"问题，因而可以称得上是高级同感共情。

最后，表5-1展示了同感共情的5个层次的表现及其示范。

表5-1　同感共情表达的层次

层　　次	同感共情的内容
层次一	对来访者的话语没有理解,没有指导。咨询师的反应是一个提问、否认、安慰或建议。
层次二	对来访者的话语没有理解,但有一些指导,咨询师的反应是只注重信息的内容,而忽略了情感。
层次三	对来访者的话语有所理解,但没有指导,同时咨询师对内容、意义或者情感都作出反应。
层次四	对来访者的话语既有理解,又有指导。咨询师对来访者作出了情感反应,并指出对方的不足。
层次五	对来访者的话语兼具理解、指导和行动。咨询师对4个层次的内容均作出了适当的反应,并提供了行动措施。

［案例5-4］

怎样回应一个学习落后者

咨　询　对　话	语　境　分　析
来访者:我的成绩越来越差了,整天昏昏沉沉的,做什么事情都没有兴趣,和周围同学的关系也不怎么样,什么都一团糟。	
咨询师反馈1:听起来,你现在的情绪非常低落,好像世界都是灰色的。	同感共情到位。
咨询师反馈2:这么说,你现在的情绪似乎不太好。	同感共情不到位,情绪反应也不够具体。
咨询师反馈3:这很平常啊,很多大学生都有你这种感觉,这有什么了不起的。	同感共情完全不到位,令人感觉十分冷漠。

2. 勒纳德的同感共情层次理论

美国著名心理咨询专家勒纳德（Barrett Lenard）提出了"同感共情循环"理论,它也就同感共情的表达分了5个递进式的步骤,其具体内容如下:

步骤一:同感共情趋向——咨询师对来访者的倾诉作积极的参与、接纳与肯定。

步骤二:同感共情共鸣——咨询师对来访者的倾诉作直接或者间接的同感共情交流,以求共鸣。

步骤三:表达同感共情——咨询师对来访者的倾诉明确表达或交流其意识感受。

步骤四:接受同感共情——来访者专心接受咨询,以形成一种对咨询师即刻理解的感觉或知觉。

步骤五:同感共情循环继续——来访者继续或者重新开始以这种方式来进行自我表达,这种方式可以向咨询师提供有关同感共情反应的准确性以及治疗关系的反馈。

在这一同感共情循环的过程中,同感共情被看作一种过程,它包括咨询师行为中那些有意识、有目的的行为。一方面,如果咨询师对来访者的表达作出了某种程度的"趋向"和"同感共情"性的反应（即步骤一、二）,那么咨询师正处于一种与来访者的良好同感共情中；另一方面，"被接受"的同感共情体验将给来访者带来极大的鼓舞（即步骤四）。

勒纳德强调，心理咨询作为一个持续的过程，在不同阶段对同感共情技术的运用有着不同的要求。指导同感共情技术运用的基本原则，就是领悟"有意义的信息"以及对咨询关系的促进。在心理咨询的后期阶段，咨询师可以用更尖锐的方式来表达同感共情，因为这时的咨询关系已经相当稳固了。来访者知道咨询师已经听懂了自己。但在咨询的初期阶段，来访者多是小心翼翼地建立起对咨询师的信任，他们的话语大都含有潜在意义，与你所看到的或听到的可能会相去甚远。但无论在咨询的哪个阶段，无论是咨询师非常了解的人还是刚刚认识的人，都必须作出最有效的、准确的同感共情反应，并要使来访者体会到自己被深深地理解了。

来访者：我与父亲的关系很僵，他对我太严厉了。

下面是咨询师的回应（见表5-2）。

表5-2　同感共情表达的5个层次表现

同感共情层次	同感共情话语	内容分析
层次一	这很常见啊	没有尊重对方的感受
	这有什么了不起的	没有体察对方的挫败感
	我与我父亲的关系也很僵	试图安慰对方，但不得要领
层次二	你应该多理解你父亲	没有尊重、体察对方的感觉
	你应该主动与你父亲沟通	没有提出有针对性的建议
	你应该好好想一想背后的原因	试图建议对方，但不得要领
层次三	你对此感到很沮丧	尊重对方的感受
	你似乎在自责	希望继续聆听对方
	听得出，你想改进与父亲的关系	没有指责任何一方
层次四	你感到无法接近父亲，所以很有挫败感，是吗	尊重对方的感受 没有指责任何一方
	你希望父亲更宽容你，所以你们可以相互接受，是吗	邀请对方澄清想法
层次五	你感到无法接近父亲，所以很有挫败感，能告诉我你都作过什么努力吗	尊重对方的感受 邀请对方澄清想法 提出努力的方向

（三）相关知识

1. 同感共情的演变

英文中的"empathy"是由德文的"einfühlung"翻译而来的。19世纪70年代，心理学先驱洛采（R. Lotze）和冯特（Wilhelm M. Wundt）首先提出这个概念。后来，德国学者费肖尔父子分别把"einfühlung"用作动词和名词来加以概念化和使用。再后来，冯特的学生铁钦钠在1910年把德文的"einfühlung"翻译成为英文的empathy。冯特的另一个学生立普斯则认为，"当我们认识某一对象的时候，能够设身处地的感觉或感受到被认识的对象，就是所谓的'同感共情'（einfühlung）"。

同感共情作为早期的心理学专业概念，强调了新旧经验结合后所产生的经验统觉，认为同感共情就是当我们自身的经验（旧的经验）与被认识对象（新的经验）结合起来，或是将整个情境中不同刺激联结起来所产生的新的经验。

2.同感共情的唤醒作用

同感共情的目的还在于唤醒（evocation）来访者的经验与潜能，并通过解释（interpretation）使来访者获得一些有意义的信息，再对问题要作出必要的说明、诠释，以对来访者施加影响。换言之，同感共情就是唤醒来访者去发现真实的自我，准确地了解自己的内心感受，并知道自己有能力发现自我。

美国心理学家赖斯（Rice）认为，唤醒与解释是两个不同的概念，尽管一个"好的"解释和一个"好的"唤醒看起来是非常相似的，但它们的目的是不同的。解释旨在提出各种内容或事件之间新的联结或逻辑关系，提供新的总结经验的方式；而唤醒则是为了打开来访者封闭的内心世界，为来访者提供一个对自己已有经验的更为准确的解释。

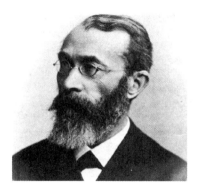

图5-5　冯特

冯特（Wilhelm Maximilian Wundt 1832—1920）德国著名心理学家、生理学家，心理学发展史上的开创性人物。

拓展阅读5-3

同感共情的治疗作用[1]

掌管天宫的皇后伊南娜（Inanna）听到她的妹妹地宫皇后艾瑞斯克欧（Ereshkigal）痛苦地呻吟，决定前去地狱探望她的妹妹。她要经过狭窄的七重门，而每经过一重门，她必须脱去一件衣服，所以，当她走到她妹妹的面前时，已经是赤裸裸的，而且失去了力量。歇斯底里的艾瑞斯克欧，以其盛怒接待伊南娜，夺去了她生命的气息，并将其变为僵尸。

3天之后，不见伊南娜返回，她的忠实的仆人尼苏伯四处寻求帮助。最后，智慧与水神恩

1　申荷永：《心理分析：理解与体验》，255页，北京，生活·读书·新知三联书店，2004。

基（Enki）用其指甲里面的泥垢做了两个非男非女的小人，派他们把生命的食粮和生命之水送给伊南娜。

这两个"使者"不知不觉来到了地宫，发现艾瑞斯克欧赤裸地躺在床上，头发散乱，语无伦次地呻吟着："噢……噢……我的里面啊！"

受命于恩基的两个"使者"，用同样的语气呻吟着："呜……呜……你的里面啊！"

艾瑞斯克欧又大声地叫唤着："呜呜呜……呜呜……我的外面啊！"

两个"使者"同样回应着："呜呜呜……呜呜……你的外面啊！"

艾瑞斯克欧继续呻吟与呼叫着，两个"使者"也同样回应着她的痛苦……就这样，直到艾瑞斯克欧内心变得平静，停止了痛苦与呻吟。后来，康复了的艾瑞斯克欧要答谢这两位帮助过她的小人。两个"使者"要回了伊南娜的尸体，用生命之水救活了她，并与她一起重返人间。

▌第二节　心理咨询同感共情的操作技巧

一、心理咨询同感共情的操作技巧

（一）学习目标

了解心理咨询同感共情的操作技巧。

（二）基本概念

关于什么是心理咨询同感共情的工作程序，弗洛伊德当年非常强调宣泄与解析的作用，从20世纪60年代到80年代，罗杰斯则十分强调真诚与无条件接受的作用，并强调同感共情的态度大于同感共情的技巧。到了后来，美国著名心理咨询专家帕特森（C. Patterson）和艾森伯格（Eisenberg）细化罗杰斯的做法，列举出了一系列同感共情的引导技术，如沉默、接受、复述、澄清、赞同、解释、保证、指示等。这些技巧的强度不同，使用的时机也不尽相同。其中沉默、接受、重复等弱度引导行为通常在咨询的最初阶段使用，而解析、指示等则多用于咨询后期。

作者根据自己多年的心理咨询与教学经验提出，咨询师欲提高自己的同感共情能力，需主要修炼以下4项同感共情技巧，它们分别是：专注技巧、镜射技巧、判断抽离技巧、具体化技巧。下面详加叙述。

1. 专注技巧

所谓专注技巧（attending skill），就是指咨询师全心全意地关注来访者的态度与技巧。它力图给来访者传递"他与我同在""他在专心地陪伴我"的信息，这无疑会给来访者带来极大的心理支持，增强其面对困难的勇气和信心。心理咨询过程包括理性和情绪两个部分，其中许多有意义的信息来自来访者的情绪或经验部分，涉及令来访者感到最烦恼的东西。咨询师要想与来访者建立同感共情，最重要的途径之一就是要"听到"来访者话语中的种种情绪暗示，而这一切只有通过专注技巧才能得以实现。表5-3展示了6点注意事项。

表 5-3　专注技巧注意事项

注意要点	具 体 描 述
面向来访者	所谓面向来访者（facing the client），就是指咨询师要以一种参与的态度面对来访者，这意味着"我愿意听你讲话""我愿意帮助你""我愿意留在这儿陪你"
上身前倾	所谓上身前倾（leaning forward），就是指咨询师要坐在椅子上，上身略微前倾。前倾的姿势意味着"我对你和你说的话感兴趣""我对你是友好的"。开放的姿势，注意双手要放开，而不是抱住双肩
目光交流	所谓目光交流（remaining eye contact），就是指咨询师要与来访者保持稳定、坦诚的目光交流，而不是眼睛盯在别处或四处巡视。主动倾听是指咨询师积极地运用视听觉器官去搜集来访者信息的活动。专注与倾听是不可分开的，是同一种行为的不同侧面
主动聆听	所谓主动聆听（active listening），就是指咨询师要在会谈中主动回应来访者。心理咨询中的倾听有被动和主动之分，其中被动的倾听指咨询师只是木然地听来访者讲话，不作或很少作同感共情回应，这样会令来访者不确定你是否在听他讲话，而主动的聆听则是不断回应来访者，已明确他（她）的意思。值得强调的是，这种主动回应与插话是不同的，两者的区别在于前者是跟着对方的感觉走，不断澄清对方要讲的话语，而后者则是跟着自己的感觉走，不断讲自己想讲的话语
观察身体语言	所谓观察身体语言（observing body language），就是指咨询师要在说话时注意来访者的身体语言，如其表情、手势、动作等。相较于有声语言，身体语言在传递信息方面有更大的优势，如身体语言可以独立传递信息，从来访者双腿不停抖动的动作中就可以知道来访者内心的紧张和不安。而且，身体语言还可以起到戳穿有声语言伪装的作用
解读话外音	所谓解读话外音（looking for undersaid messages），就是指咨询师要在倾听来访者说话时，解读其画外音，这包括他的情感、认知、行为的潜在动机与潜意识驱动。在这当中，咨询师除了需要用眼睛观察来访者的身体语言，用耳朵倾听他的话语信息，还要用大脑去迅速判断其画外音，解读潜台词

值得强调的是，在"主动聆听"与"被动聆听"之间并没有一个清晰的临界点，因此需要咨询师根据自己的实践经验来对两种模型予以灵活的运用。如果咨询师不能充分地主动聆听，则会使来访者感到压抑、威胁，进而诱发他们的阻抗（如在未涉及实质问题之前就对来访者提出喋喋不休的劝告）；但咨询师总是被动聆听，则会让来访者由着自己的兴致漫无边际地瞎聊，这样做会迷失咨询的方向，无法找到解决问题的关键点，进而使咨询找不到方向。因此，咨询师要灵活把握聆听的尺度，以达到最佳的同感共情效果。这诚如美国心理咨询专家贝特曼和岳冬梅所言，"对来访者的倾听可以理解为一个连续体：一端是在治疗初期认真倾听，包括倾听每一个细节，以便更加了解患者的病史……另一端是根本就不去听，治疗师关注自身的内在思想和感受或房间里的其他事物，甚至像闹钟、噪声或坐在椅子上的舒适程度都能干扰治疗师的倾听"[1]。

1　B.D. Beitman & D. Yue：《心理治疗师培训课程》（*Learning Psychotherapy*），17页，北京，中国轻工业出版社，2008。

2. 镜射技巧

所谓镜射技巧（mirroring skill），就是指咨询师要对来访者说话中反射出的情绪作积极的言语或体语回应，达到一致化。就如当一个人在照镜子时，他（她）的一举一动都会在镜子面前反射出来，同感共情的镜射技巧也要求咨询师对来访者的情绪反应作及时的反馈回应。这种回应包括言语和体验两个方面。表5-4展示了镜射技巧的运用。

表5-4　镜射技巧的运用

来访者话语	咨询师言语镜射	咨询师体语镜射
我恨我爸爸，他总是把他的想法强加给我	你受了很多的委屈 你希望得到他的尊重	面露伤感
我没有一天不思念我去世的妻子，我欠她太多太多（此时低下头来）	你希望她能够回到你的身边	面露伤感，沉默片刻
我这次考试得了满分，这是我从未有过的	我真是替你开心啊	面露喜悦
我才不在乎他怎么想的，他什么时候在乎过我	你希望他在乎你	面色平常

3. 判断抽离技巧

所谓判断抽离技巧（judgment refraining skill），就是指咨询师要在谈话中，尽量走出自我的参照框架，进入对方的内心世界，不对来访者的非理性思维作简单的是非评断。由此，判断抽离技巧是同感共情的具体实施，其目的在于与来访者"将心比心"，以尊重换信任，以理解促反思，终而帮助他认识、反思并摆脱其非理性思维与习惯。表5-5展示了判断抽离技巧的运用。

表5-5　判断抽离技巧的运用

来访者话语	咨询师判断显现	咨询师判断抽离
我恨我妈妈，她总是强迫我做我不愿意做的事情	你怎么可以恨你妈妈呢？不管怎样，她也是你妈妈呀	你觉得你妈妈一直不够尊重你
我觉得马加爵杀人是有道理的，谁叫那几个同学在背后议论他呢	那几个同学在背后议论马加爵是没道理的，但马加爵杀人也是绝对没有道理的	你能够理解马加爵背后被人议论的挫败感
我这次考试得了高分，因为我偷抄了旁边那位同学的答案	偷抄是可耻的，虽然你得了高分	你对自己没有信心
我想退学，这样学下去一点儿意义都没有	退学是懦弱的表现	你对学习没有兴趣

除此之外，咨询师还应在判断抽离技巧的运用中注意以下几点。

避免讲令人泄气的话语：如"你咋这么蠢""别再说了"等。

赞扬来访者的努力：如"你已经尽了最大努力"等。

接纳当事人，而非错事：如"不管你有过什么极端的念头，你并没有去实施，这点很重要"。

表现对来访者的信赖：如"我感谢你来找我做咨询""我感谢你对我的信任"等。

鼓励来访者在错误中学习：如"你来找我做咨询，就表明你想自我成长，这很重要"等。

4. 具体化技巧

所谓具体化技巧（concrete discussion skill），就是指咨询师要在与来访者的交谈中，不断要求他（她）具体描述、谈论对某人、某事的看法与感受。例如，针对来访者的叙述，咨询师可多问"你可否说得具体些"或"你可否举个例子"之类的问题来帮助来访者理清思路。此外，不要对来访者的话语作是非判断，少说"你怎么可以那么想"或"你想得太多了"之类的话，而是鼓励来访者多作自我分析。表5-6展示了具体化技巧的运用。

表 5-6　具体化技巧的运用

技巧表现	特点描述	事例说明
举例说明法	针对来访者的叙述，邀请对方深入展开，或举例说明，来帮助来访者理清思路。	你说你人际关系不好，可否举出一两个事例？ 你可否说得具体些？
查问深入法	针对来访者的叙述，提出问题，邀请对方进一步说明。	你说你人际关系不好，请问指哪个方面？
适当沉默法	不要对来访者的话语作是非判断，而是鼓励来访者多作自我分析。	少说"你怎么可以那么想"或"你想得太多了"。
邀谈感受法	针对来访者的叙述，邀请对方谈论其感受与情绪，来促进来访者宣泄情绪。	你说你人际关系不好，可否谈一谈你具体的感受？

最后，咨询师要区分"引导"模式或"跟随"模式。在某些情形下，一方面，咨询师需要跟随来访者，因为在没有确立讨论主题之前，咨询师是没有发言权的；另一方面，咨询师与来访者一旦确立了讨论主题，则需要加强对来访者进行引导，让讨论停留在某个价值点上，并对来访者所讲述内容的真正含义作出更多的了解，使讨论更为有效。

拓展阅读5-4

赵姨娘不善解人意讨人嫌[1]

在大观园中，宝钗可以算得上是最得人心之人，因孝顺懂事而被长辈喜爱，因真挚友爱而得平辈信赖，因体贴周到而获下人敬爱。对比宝钗，赵姨娘可算得上是最讨人嫌的角色了，不仅当家的看不惯她，小厮、丫头不服她，连亲生女儿也不愿理睬她，在贾府中，一直

1　详见笔者所著《红楼梦人物心理分析与情感世界》。

处于半个主子这般不尴不尬的境地。

赵姨娘心思狠毒，不安于现状，妄想夺权，无人愿意与她往来。第二十五回中，赵姨娘与马道婆合计设"魇魔法"施"五鬼计"毒害凤姐、宝玉。宝玉昏昏若死，贾母早伤心至极。赵姨娘却从旁劝贾母道："老太太也不必过于悲痛，哥儿已是不中用了，不如把哥儿的衣服穿好，让他早些回去，也免些苦；只管舍不得他，这口气不断，他在那世里也受罪不安生……"话没说完，就被贾母唾骂得狗血喷头，真是可笑可怜。第三十三回中，赵姨娘更是挑唆贾环去告状，说宝玉奸淫金钏儿而导致了其跳井，惹得贾政狠狠打了宝玉一顿，引得王夫人、贾母悲痛欲绝。

赵姨娘的这等心思，贾母王夫人怎么能容忍得下？因而赵姨娘在贾府并无主人的地位。

赵姨娘自私自利，不仅不为别人考虑，反而反咬一口。探春曾劝慰赵姨娘"何苦自己不尊重，大吆小喝失了体统"，赵姨娘却反咬一口，指责探春"你只顾讨老太太的疼就把我们忘了""谁叫你拉扯别人去了？你不当家我也不来问你"。可怜探春一片好心不被理解，反而落得个被羞辱的下场，这面子上的亲情也被赵姨娘亲手撕毁了。探春只得狠心道："谁和我好，我就和谁好，什么偏的庶的，我也不知道。"

赵姨娘的所作所为，可谓搬起石头砸自己的脚，落得个里外不是人，不仅丧失了自己的地位和尊严，连带着仅有的亲情也被毁了。

（三）相关知识

1. 咨询师与来访者的表情互动

咨询师与来访者之间的互动主要包括语言，行为，表情3个方面，其中表情互动往往为咨询师所忽视。在表情互动之中，非言语行为能够提供更多的用言语无法清楚表达的内容。一般而言，非言语行为有几个目的，包括交流情感、调整对话、强调信息，提示人们不曾表露的内心想法和感受的线索。

因此，一名杰出的心理咨询师应该能够辨认以下非言语行为：

· 身体语言（姿势、手势、动作）

· 面部表情（微笑、皱眉、咬唇）

· 与声音相关（语调、音量、强度、抑扬顿挫、语句的间隙、停顿、流畅性）

· 能观察到的生理反应（脸红、呼吸急促、瞳孔扩大、脸色苍白）

· 生理特征（身材、体重、肤色）

· 外貌（装饰、打扮）

值得注意的，在表情互动中，具有传递信息、交流情感、表达意向作用的眼睛，其表现力和感染力是绝不可忽视的。敏感的来访者完全能从眼睛这扇窗户中捕捉到咨询师的心态。其中自然、亲切、友善、温暖的目光，能够充分消除来访者的紧张情绪，帮助他逐步敞开心扉。对于内向型来访者，咨询师的目光应该饱含着期望和信任，同时投之以微笑，用目光鼓励对方。

反之，如果咨询师的眼睛低垂，情绪冷漠，说明他无法与来访者产生情感上的共鸣。这个时候，咨询师应该意识到来访者其实也一直在观察咨询师的非言语行为。大多数的来访者能够意识到咨询师是否完全进入咨询状态。如果咨询师采取非关注的态度，会使来访者不能够完全敞开心扉，从而会导致来访者不信任咨询师并阻碍治疗的进行。如果咨询师一味对他的来访者说"你所说的对我很重要"，却没有看着对方或者心不在焉，就会传递出与其所说内容完全相反的信息。

2. 伊根的SOLER贯注技巧

专注技巧既表现为言语上的专注，也表现为体语上的专注。在这当中，咨询师可参考美国著名心理咨询专家伊根（G. Egan）[1]的SOLER贯注技巧（见表5-7）：

表5-7　伊根的SOLER贯注技巧

英文表述	中文翻译	具体说明
Sit Squarely	成直角入座	采取这个坐姿可以让来访者感觉到你很关注他。谈话时，如果你的身体远离对方，将会使来访者觉得你并没有融入谈话之中。
Be Open	姿势开放	腿的交叉和手臂的交叉要特别注意，因为它们会提示你并不是很关注来访者和他所说的。
Lean Forward	略微前倾	身体前倾代表你对对方很感兴趣，而后倾则代表相反的意思，表明你很厌恶对方，不愿意做听众。
Eye Contact	目光接触	目光接触表明你感兴趣，你很愿意听；如果盯着对方，则会使他觉得不舒服。
Feel Relaxed	适当放松	姿态放松会让来访者感到惬意。

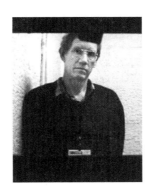

图5-6　美国著名心理咨询专家伊根

1　伊根（Gerard Egan），美国著名心理咨询学家，著有《熟练的助人者》（*Skilled Helper*）。

中篇　心理咨询拓展深入技术

99

怎样回应一个下岗者

咨 询 对 话	语 境 分 析
来访者：我下岗3个月了，没钱挣，别人看不起，任劳任怨干了这么多年，公司说不要就不要了，哪有这种事儿！ 咨询师1：你因为下岗的事感觉很愤怒，也很沮丧。放在任何人身上都会接受不了的。	同感共情表达准确。
咨询师2：你给人感觉很愤怒，也很沮丧，难以接受这个现实。	同感共情表达不够足，不应该用"给人感觉"这样的字眼。
咨询师3：唉，这年头下岗的人太多了，叫人怎么活得了？	情感反应表达失误，不应该用调侃的口吻说话。
来访者：当听到下岗名单中有我时，我心里火大了，差点儿冲到办公室跟人吵架，后来同事把我拉住了。	
咨询师1：你对下岗的事情感觉很生气，这完全是人之常情。	同感共情表达准确。
咨询师2：你对下岗的事情感觉有些生气，也有些不理解。	同感共情表达不足，不应该用"不理解"的字眼。
咨询师3：从你的话语中，我感觉你认为公司对你很不公平，但你有没有想过，公司为什么会让你走？	同感共情表达失误，不应该迫使来访者立即替公司着想。
来访者：不是有些生气，而是非常生气。	来访者觉得自己得不到充分理解，咨询师无法确切理解自己的情绪激烈程度，可能会阻碍咨询的进程。
咨询师1：对，的确令人很生气。	同感共情表达准确。
咨询师2：听你这么说，我感觉你认为公司的决定很不公平，令你无法接受。	同感共情表达准确不足，不应该说"你认为"。
咨询师3：算了，东方不亮西方亮，干吗这么认死理与公司过不去，再说公司也是没办法的。	同感共情表达失误，不应该以指责的口吻说教来访者，况且你也了解不了真实情况。

二、心理咨询同感共情的"是"与"不是"

（一）学习目标

了解心理咨询同感共情概念与操作的"是"与"不是"。

（二）基本知识

简单说来，同感共情具有以下特征。

1. 心理咨询同感共情是什么

1）同感共情是平等的

同感共情是平等的（empathy is of equal relationship）。这是因为心理咨询的关系是平等的关系，而非权威的关系。其中平等是尊重、理解、中立、客观的保障。心理咨询关系一旦变成了权威关系（如医患关系、师生关系），来访者则需要或期望接受咨询师的指导，这就违背了心理咨询"助人自助"的原则。由此，咨询师要在同感共情实践中培养、完善自己平等待人的能力，并加以真情表露。

[案例5-6]

来访者：我妈总是管我很严。放学也要我固定时间到家，放假不能出去玩。真是憋得我透不过气了。

咨询师：嗯，看来你妈真是管你管得太严了。

在这个案例中，咨询师的回应没有进入来访者的世界里，只是简单地同意来访者的看法。

2）同感共情是互动的

同感共情是互动的（empathy is interactive）。这是因为同感共情是在互动交流中表现的。这种交流需要咨询师敏锐地观察来访者的内心冲突与变化，并时刻作出相应的回应，以极大强化来访者的主述欲望。由此，咨询师要在同感共情实践中学会主动回应，及时反馈，用心伴随来访者。对此，美国心理咨询培训专家贝特曼（B. D. Beitman）和岳晓东曾指出："如果患者感到被误解，无效的倾听对治疗关系是有害的。不积极的关注也是对患者时间与精力的浪费。"[1]

[案例5-7]

来访者：我是班里最优秀的。在新班主任来之前，我一直是班长、三好学生！可是，新班主任来做的第一件事就是把我撤职！在班里重选班委，我竟然以悬殊的票数落选。

咨询师：哦，真让人可怜。新老师怎么会这样对你？太不公平了。

此案例中的咨询师只是从自己的角度看来访者的痛苦，同情他，觉得他很可怜，而不是从平等的角度体会来访者的心情。

3）同感共情是真诚的

同感共情是真诚的（empathy is genuine）。这是因为同感共情要求咨询师能够真情实意地进入来访者的内心世界，以设身处地地感受其喜怒哀乐。如果同感共情中没有真诚，就相当于大自然中没有空气，世间一切将由此变得苍白无力，生机全无。由此，咨询师要在同感共情实践中，学会真诚待人，实话实说，以博得来访者的信任。

[案例5-8]

来访者：最近我总是觉得浑身没劲儿，真是难受极了。

1　B.D.eitman & Yue：《心理治疗师培训课程》（*Learning Psychotherapy*），17页，北京，中国轻工业出版社，2008。

咨询师：哦，你觉得浑身没劲儿，难受极了。

来访者：也不知道这是怎么了。

咨询师：哦，你也不知道这是怎么了。

来访者：你说我该怎么办呢？

咨询师：你该怎么办……

罗杰斯曾经说过"重复就是力量"，但是如果只是机械地重复来访者的话，既没有站在来访者的立场感同身受，也没有帮助来访者进行自我探索，这样的重复是不能达到同感的效果的。

4）同感共情是多方位的

同感共情是多方位的（empathy is multi-dimensional）。这是因为同感共情交流中既有言语的交流，也有体语的交流。其中言语的交流包括谈话的语气、语调及措辞等，体语的交流包括谈话时的面部表情、坐姿、手势等，这一切都应该协调一致，传达着同感共情的信息。而如果咨询师一边与来访者说话；一边在看表、梳头发、目视他方等，就会给来访者以心口不一、心不在焉的感觉。由此，咨询师要在同感共情实践中，不断克服自己的种种口头禅与小毛病，以给来访者最全神贯注的感觉。

总之，同感共情的目的在于帮助来访者敞开自己的内心世界，心理不设防，以正视自己的力量与不足，发现自身的非理性思维方式，最终有效地调整。对此，罗杰斯曾指出："治疗师必须具有一种特殊的感应能力，能准确地感受到当事人的个人经验，并能体会到当事人所表达的内容。只要进行得顺利，治疗师不但能够进入当事人的内心世界，去了解他所要澄清的各项意义，甚至在下意识里就对情况一目了然。"

想一想：看看下面的对话中，咨询师在交流中进行了什么样的反应，并进行选择。

来访者：班上秩序不好，老师怪我不负责，要我把不守规矩的同学名单报给他，可是那些同学受处罚后都骂我"多管闲事，马屁精"。我到底该怎么办啊？！

咨询师1：你夹在老师和同学之间左右为难，觉得不管怎么做老师和同学都会怪你。

咨询师2：真是太让你为难了，这样在班里待着多难受！

咨询师3：是呀，老师和同学都这么对你真是不好办啊！

参考答案：第一位咨询师对来访者做到了同感，反应了来访者左右为难的感受。第二位咨询师表达的是咨询师对来访者的同情，并非同感；第三位咨询师表示的是同意来访者的观点。

2. 同感共情"不是"什么

简单说来，同感共情也具有以下特征。

1）同感共情不是同意

同感共情不是同意（empathy is not agreement）。两者的本质区别在于前者是对来访者内心感受的深刻理解与尊重，而非对方想法和理念的完全接受；而后者是对来访者的思想的完全认同。在心理咨询中表现同感共情，是为了"将心比心"，以尊重换信任，以理解促反思。由此，咨询师应在同感共情实践中学会接受来访者，而不是认可他（她）的某些非理性想法。

2）同感共情不是同情

同感共情不是同情（empathy is not sympathy）。两者的本质差别在于：前者是一种主位似的反应，它包含了对来访者处境的怜悯，是一种居高临下的、恩赐似的反应；而后者则是客位似的，完全从对方的角度看问题的反应，因而是平等的、共鸣似的反应。由此，咨询师在同感共情实践中切忌流露出悲天悯人的态度。

3）同感共情不是移情

同感共情不是移情（empathy is not transference）。在心理学上，移情泛指个人把自己对以往生活中重要人物、事件及东西的爱与恨投射到另一个相关人物、事件及东西的意向。同感共情与移情的本质区别在于：前者是一种平等、中立、公正的情绪反应，而后者则带有个人的偏见、偏好或是情绪指向。由此，咨询师要在同感共情实践中警惕自己的移情表现，不要将自己的想法强加在来访者身上。

4）同感共情不是热情

同感共情不是热情（empathy is not simple kindness）。两者的本质区别在于：前者是一种冷静、理性、温情的情绪反应，而后者则可能表现出过多的主动与主观。由此，咨询师在同感共情实践中切忌表现得过分主动、热情，那样会令来访者感觉不适，望而生畏。

总之，同感共情是心理咨询的入门功夫，它需要咨询师在谈话中表现得淡定自如、衷心诚恳。这就需要咨询师在实践中不断地磨炼反省自我，磨炼自我，以渐入佳境，娴熟把握。下面展示了同感共情的不同回应方式。此外，同感共情并不意味着满足当事人的情感与要求，只是意味着给他（她）提供一个安全的、支持性的环境，接纳其人，而非其事。

有必要强调的是，在日常生活中，同感共情突出表现为善解人意。而善解人意者必善接话茬儿，也就是说，当别人说了上半句话，你可以准确无误地说出下半句话，令人有"你中有我，我中有你"的感受。此外，善解人意者还善替对方着想，甚至连对方想不到的地方也能想到，令人充分感受到什么是"心有灵犀一点通"。所有这一切，都是同感共情在日常生活中的运用，它可谓人生的智慧表现。

（三）相关知识：注意同感疲劳

当咨询师在与来访者互动的过程中过度使用同感技术时，他/她会本能地感到疲劳和烦躁。用中国的一句俗话讲，这叫作"听评书掉泪，替古人担忧"。而当咨询师过度表现自己的同感共情时，他就有可能因为严重透支个人的情绪而变得烦躁抑郁。这会导致咨询师对来访者表现出更多的阻抗和反移情。有人用"同感疲劳"来加以描述[1]，它泛指由于过多关怀他人而产生的

1　［美］Sherry Corner，Paula S. Nurius：《心理咨询师的问诊策略》，张建新等译，91、92页，北京，中国轻工业社，2004。

疲劳感。其突出表现有：

——当来访者取消或推迟某次治疗会时，咨询师会感到如释重负；

——对治疗缺乏精力；

——对来访者疗效缺乏兴趣；

——反复考虑自己是否选对了职业或者是想改换工作。

在严重情况下，咨询师可能会有各种阻抗表吸纳。例如：

——迟迟不回来访者的电话；

——不重新安排或暂时取消治疗；

——对治疗效果表示怀疑；

——对来访者表现出更少的热情。

凡此种种，都应该引起咨询师的关注，并通过寻求督导和自我放松来加以缓解。

[案例5-9]

怎样回应失恋者

来访者：我的女友不顾我们多年的恋情，居然与其他人搞到一起，把我给甩了。我真想把她和那个狗男人一起给杀了。

咨询师的回应：

反 应 模 式	反 应 话 语	语 境 分 析
无同感共情反应	你怎么可以这么想？	不尊重对方的感受
	杀人是要偿命的，你难道不懂？	完全的理性分析
同情式反应	你好不容易遇见一位可心的女孩子，就被人抢走了，真是不幸！	没有尊重、体察对方的感觉，结果可能话中带刺，令人听了很不舒服
	你们相爱这么久，怎么能说断就断了呢？真是太不可思议了。	
移情式反应	我当初的女友就是被人抢走了，所以我非常理解你的心情。	完全以自我的体验来感受他人的内心冲突，结果陷入主观、武断
	谁没失恋过？大家的感觉都是一样的酸楚。	
热情式反应	不就是与女友分手了嘛，不要紧，我帮你再找一个。	不尊重对方的感受，想帮助对方，却未必理解对方的意愿
	振作起来，再找一个！	
同感共情式反应	处在你的境地，我想我也会有同样的冲动。	尊重对方的感受，但没有同意对方的做法
	这种想法是人之常情啊。	

一、心理咨询同感共情的两大障碍

（一）学习目标

了解心理咨询同感共情操作技术的两大障碍的表现。

（二）基本概念

1.同感共情技术的两大障碍

同感共情技术是心理咨询的入门功夫，也是咨询关系建立的基石。在同感共情的表达与交流中，咨询师要警惕各式各样的障碍出现。岳晓东认为，这些同感共情障碍可以用两个情结来加以概括：一是"救世主情结"；二是"同病相怜情结"。它们都是心理咨询关系的陷阱。

1）"救世主情结"

所谓"救世主情结"，就是咨询师在谈话中不能平等对待来访者，时常摆出一副居高临下、说教的架势，既没有保持价值中立，也没有尊重、理解，反而要求来访者完全接受自己的想法和理念。它主要有以下几个特点（表5-8）。

表5-8　同感共情的"救世主情结"的特点与表现

突出特点	具 体 表 现
自以为是	主要表现为咨询师在谈话中，完全以自我为中心，按照自己的想法去揣度、判断来访者的内心感受，并要求对方接受自己的判断。这样做很容易陷入主观武断的泥潭
好为人师	主要表现为咨询师在谈话中，随意打断来访者的谈话，以讲述自己的想法与做法，并不断给来访者支招
强加于人	主要表现为咨询师在谈话中，不断要求来访者接受自己的想法，如果对方没有接受，咨询师就会面露不悦之色，并指责来访者不够虚心好学
淡化矛盾	主要表现为咨询师在谈话中，不断否定来访者面临困境与困扰的严重性，强调凡事要大事化小，小事化了。这样会令来访者感觉好像是他（她）在小题大做、无病呻吟等

[案例5-10]

"救世主情结"

来访者说：我这次考试没及格，老师批评了我，我感到很沮丧。

咨询师的回应：

同感共情误区	事例说明	问题分析
自以为是	考试没及格是因为你没有复习好，如果你复习好了，就一定能及格	没有了解清楚情况就急于表态，这很容易导致无的放矢、话无所指
好为人师	一次没及格不要紧，只要能够吸取教训，纠正错误，就是好样的	没有给对方宣泄的机会就急着安慰对方，这不会令对方心悦诚服的
强加于人	说明你的学习方法一定出了问题，你有没有好好反省过自己啊	没有尊重对方的感觉，而是要求对方接受自己的感觉
淡化矛盾	没及格有什么了不起，我以前也有过考试没及格，后来我不也过来了嘛	没有感受到对方对此次考试的挫败感，而是希望对方简单地忘却一切

总之，同感共情中的"救世主情结"表现会严重阻碍咨询关系的确立，使得来访者的倾诉欲望大受打击，从而对咨询的关系、过程和人员产生阻抗。"救世主情结"的根源是人格上的自恋（即过分看重自我的价值与能力），这与心理咨询助人自助的原则背道而驰。

其实，就精神分析理论而言，咨询关系中咨询师的某些情感卷入（emotional involvement）正是移情[1]与反移情关系[2]的表露。这种情感卷入不一定是主动的，许多时候是被动的，甚至是不知不觉的。无论其表现如何，都是咨询师觉察自省的焦点，它投射出了咨询师咨询技巧与人格成长的欠缺，需要加以深入关注和反省。

最后，表5-9具体罗列了"救世主情结"所带来的危害。

表5-9 "救世主情结"的危害

突出特点	具体表现	危害表现
把自己打造成英雄	在咨询中，不断谈论自己的"坚强能耐"，希望以此来感召对方去作同样的努力	培养来访者对咨询师的景仰与依赖
把对方贬低成狗熊	由于在咨询谈话中不断树立自己的"光辉形象"，令对方感觉自己是软弱无能的	培养来访者的自卑情结和羞愧感
不断给来访者支招	由于在咨询谈话中不断谈论自己的"宝贵经验"，所以习惯于给对方"指点迷津"	培养来访者对咨询师的依赖性和顺从性
不觉察自我	由于在咨询谈话中不断谈论自己，由此变得十分自我，无法意识到自身的缺陷	培养咨询师的自我陶醉

---

1 移情（transference），泛指来访者将过去重要人物或客体的情感投射到咨询师身上的意向。
2 反移情（counter transference），泛指咨询师将自己过去重要人物的情感体验投射在来访者身上的意向。

[案例5-11]

一段自以为是的对话

咨 询 对 话	语境分析
朋友A：这两天见你无精打采的，是不是又跟莉莉闹别扭啦？ 朋友B：何止闹别扭，这回彻底吹了。	
朋友A：吹就吹吧，想当初我也被人甩了一回。当时我也是痛不欲生，也曾想到了死，想到了出家，想到了浪迹天涯，我还想到了报复。我想把她约到家中作最后一次谈话，掐死她，然后我再去上吊。后来我去庙里抽签，算算我的行动计划的成功率，竟被一个老道看出我的心思，给我点了点迷津，使我恍然大悟。干吗呀，为一个女人，毁我一生，真是不值…… 朋友B：啊，你，你是什么意思啊？	此处完全是在谈自己，完全没有顾忌对方的感受。

2）"同病相怜情结"

所谓"同病相怜情结"，就是咨询师在谈话中过分认同来访者的感受，时常摆出一副同苦共患、难忘沧桑的架势，令来访者感觉不知是谁在接受咨询。其主要有下几个特点以及表现（表5-10）。

表5-10　同病相怜的特点

突出特点	具体表现
角色混淆	主要表现为咨询师在谈话中，过分追求与来访者经验上的平等，讲究"你中有我，我中有你"的感觉，结果导致你我不分，咨询关系不明确，给人感觉很假或很困惑
舍我其谁	主要表现为咨询师在谈话中，力图让来访者感到"再没人比我更能够了解你的心结，因为我也曾同样地苦恼过、困惑过（如失恋、丧亲、离婚、破财等）"。这样做，很容易陷入自以为是的陷阱
一味迎合	主要表现为咨询师在谈话中，为了使来访者相信自己的能力，而对他（她）讲的话一味认可，甚至不惜编造出没有的事情来呼应来访者的内心体验
以己度人	主要表现为咨询师在谈话中，完全接受按照自己曾经有过的挫败、痛苦体验去推测来访者的内心感受，结果导致同感共情失误

来访者：我母亲刚过世，我没有心思做任何事情。

咨询师的回应如下：

表5-11　"同病相怜情结"的表现

同感共情误区	事 例 说 明	问 题 分 析
你我不分	真的，我真是替你难过，感觉就好像我自己的母亲去世一样	说得太夸张了，令人感觉很假，是一个典型的同感共情泡沫
舍我其谁	我太理解你现在的感受了，因为我母亲当初也是在我20多岁时去世的	说得太袒露了，即使有同样的经历，也应该等一等再说

同感共情误区	事例说明	问题分析
一味迎合	丧失亲人是每个人一生必须经受的情感考验，你的感觉是正常反应	说得太理性化了，令人感觉不够真诚，无关痛痒
以己度人	我想如果我的母亲去世了，我一定会伤心好久好久的	说得太主观了，令人感觉这是你的感觉，不是对方的感觉

总之，同感共情中的"同病相怜情结"表现（表5-11）也会严重阻碍咨询关系，使咨询师对来访者的同感共情泡沫化，也会导致来访者对咨询关系和过程产生阻抗。就其根源来讲，"同病相怜情结"可能是来访者个人成长中某些"未完成冲突"[1]或"未完成事情"[2]的作用，它使得咨询师本能地过分同感共情（认同）来访者的某些感受，陷入咨询师反移情的泥潭，从而丧失对咨询关系的中立性与公正性。

表5-12具体罗列了"同病相怜情结"所带来的危害。

表 5-12　"同病相怜情结"的危害

突出危害	具体表现	后果表现
投射性认同	以己度人，完全根据自身的生活体验来感知对方的感受	丧失心理咨询的客观性
投射性反移情	将自己对当年生活中重要他人的爱与恨移情到来访者面临的重要他人身上	丧失心理咨询的中立性
过分热情	对来访者的倾诉表现出过多、过快的理解，反而令对方感觉不自在	制造同感共情泡沫

值得一提的是，一致性反移情（congruent counter-transference）是由阿根廷的精神分析学家拉克尔（Racker）于1968年提出的。他在其著作《移情与反移情》（*Transference and Counter-transference*）中提出："一致性认同类似同感共情的反应（虽然不是同感共情）。当我们看见一个无父无母的孤儿时，我们可能会感到悲伤。这种悲伤是和那个孩子的自体相符合或类似的。那个小孩这时候也感到悲伤。由于看到那个小孩的人认同和感受到那个小孩的悲伤，这在彼此的自体感受上是一致或类似的，那就是一致性反移情。"拉克尔强调，一致性反移情是心理咨询关系的双刃剑，它既可强化咨询师与来访者的同感共情，也可误导咨询师过分关注其自身的"未完成冲突"。

此外，美国心理学家斯皮茨（R. Spitz）和利特尔（M. Little）也指出："没有潜意识层面的反移情就没有同感共情，也就没有分析本身。"英国心理学家马尼-基尔德（Money-

---

[1] "未完成冲突"（unresolved conflicts），泛指来访者早年或以往生活经历中那些没有处理好的心理冲突与情感意向。

[2] "未完成事情"（unfinished business），泛指来访者早年或以往生活经历中那些没有处理好的生活事件及其情结。

Kyrle）甚至将同感共情视为"正常的"反移情。因为咨询师对来访者的同感共情，是因为他具有可以被来访者的投射激活的原始客体关系。因此，没有对一致性反移情的理解，是很难达到真正的同感共情的。在心理咨询与治疗实践中，需要咨询员、治疗师能对此反移情有很敏锐的洞察力，并将其作为理解来访者（或患者）的重要方式或途径。

[案例5-12]

父子对话的同感失误

下面是一对父子的对话，其中父亲的话语十分地主观武断，全无同感共情，令儿子无法与之沟通。

对 话 内 容	语境分析
儿子：上学真是无聊透了！ 父亲：怎么回事？	否认对方的感受
儿子：学的都是些不实用的东西。 父亲：现在的确看不出好处来，我当年也有同样的想法，可是现在觉得那些知识还蛮有用的，你就忍耐一下吧！	否认对方的感受
儿子：我已经耗了10年了，难道那些X加Y能让我学会修车吗？ 父亲：坚持就是胜利嘛！	主观判断
儿子：我想学修车。 父亲：修车？别开玩笑了。	主观判断
儿子：我不是开玩笑，我的同学王明辍学后学修车，现在月收入不少，这才有用啊！ 父亲：现在或许如此，以后他后悔就来不及了。你不会喜欢修车的。好好念书，将来不怕找不到更好的工作。	武断决定
儿子：我知道，可是王明现在很成功。 父亲：甭想！我把你养到这么大，妈妈和我牺牲了多少？已经读到高二了，不许你半途而废！	主观判断
儿子：我知道你们的牺牲很大，可是不值得。 父亲：你应该多读书，少看电视…… 儿子：爸，唉——算了，多说也无用！	武断决定
对话点评： 在上述对话中，父亲对儿子的话根本就听不进去，一切都以自己的想法为核心，不给孩子申辩的机会，所以对话无法继续下去。	

（三）相关知识：言语一致化

所谓言语一致化（congreunce of language），是指咨询师要善于捕捉来访者的言语和关键词，学会用他的语言模式来描述眼下的事情。在这当中，咨询师要学会用来访者的口吻说出自己想说的意念，以最大限度地实现与来访者的同感共情。表5-13展示了言语一致化的运用。

表5-13　言语一致化的运用

技巧表现	特点描述	事例说明
寻找关键词	寻找来访者话语的关键词	我发现你在说话中常用"无能为力"这个词，给人感觉你很无助
寻找常用语	寻找来访者话语的关键词	我发现你在说话中常说"我认命了"这句话，给人感觉你想放弃了

[案例5-13]

我不知道为什么感到孤独之一

咨　询　对　话	语境分析
咨询师：欢迎你！ 来访者：老师你好！ 咨询师：你是哪个系的学生啊？ 来访者：我是物理系的学生，现在上大学三年级。 咨询师：今天你来找我，想谈什么方面的问题呢？ 来访者：主要想向您咨询一下人际关系方面的问题。 咨询师：你具体指的是什么呢？	具体化技巧
来访者：因为我们还有一年就要毕业了，我感觉自己在人际交往方面的能力很薄弱。就是说诸如人与人之间的交流等问题，没有什么自信。 咨询师：哦。那么你能举几个具体的例子吗？	具体化技巧
来访者：比如说我们系里面的同学，我和他们讲话很少，他们和我讲话也很少，很少有人主动来和我谈一些问题。 咨询师：所以你感到比较孤独。	同感回应
来访者：对，我感到比较孤独，而且在大家一起举行一些活动的时候，我总是觉得自己好像被孤立起来了。 咨询师：哦，你这种感觉多久了？ 来访者：嗯，从大学二年级的时候开始。 咨询师：哦，为什么大学二年级时开始产生这种感觉呢？ 来访者：因为我一年级的时候刚进大学，对未来很有憧憬，对各类活动都很积极地参加，应该说自己是比较活跃的，当时我对学习就比较放松，所以一年级的时候成绩不是很好。从第二学期开始呢我就努力学习，努力学习以后各种活动我就参加得少了，到二年级以后就更少。少了以后，现在学习比较自如了，我再想参加那些活动的时候，一些同学好像已经把我淡忘的样子。 咨询师：你有一种被拒之门外的感觉？	同感回应
来访者：对，是这样的。 咨询师：这给你带来一种困惑，一种很不舒服的感觉？	形象比喻
来访者：我就感觉自己和别人的交往出了问题，而且我觉得现在仅仅是在学校里面，如果以后在社会上求职或者工作的话，再不能达到人与人之间良好地交流的话，以后肯定会为社会所淘汰的。 咨询师：所以你担心你在人际交往上的孤独感和困惑会对你将来的求职和工作带来不好的影响。	解析型同感共情

咨 询 对 话	语 境 分 析
来访者：是的。 咨询师：那我就想知道，你虽然说这种感觉是从大学二年级开始有，那你以前有没有这种感觉呢？ 来访者：以前在中学里面没有，我感觉就是因为，应该说是距离产生美，同学之间只有上课的时候才能接触，或者只有下课的几分钟能够交流一些，比如说像谈论足球、球赛、歌星什么的这类话题的时候，觉得大家都有共同点，像现在我住在学校里面，人与人之间的接触非常多，尤其是我现在住在宿舍里面，从早上起床到晚上睡觉大家都在一起，反而觉得没有什么话可讲。	
咨询师：哦，这很有意思，因为你刚才运用了一个很好的比喻，就是"距离产生美"，那我的理解就是像你刚才讲的你觉得你中学的时候没有这种障碍，因为你刚才讲了你中学时大家上课时在一起，有的时候下课一起活动，不像现在大家朝夕相处，使你觉得和同学们接触起来对大家各个方面都看得很清楚。那就是说你对现在的同学有一种无所适从或者不能和他们融合在一起的感觉。但我就想知道，你跟你同班或同室的同学是不是也有这种同样的感觉，还是对于某些人你能跟他们融合，对于某些人你跟他们不能融合在一起？	解析型同感共情 寻找关键词
来访者：我觉得对于一些性格比较开朗的同学，或者大家只是在一起玩，或者一起参加一些表面上接触比较多的活动时，应该说我们还是能够挺融洽的。但是，如果别人想和我深交，做知心朋友的时候，我觉得自己对他们就有一种抗拒感。	
咨询师：那好，这个事情我就很感兴趣了，为什么你和这些人走近了有一种抗拒感，走远了反而有一种舒服感呢？ ……	形象比喻

小结：岳晓东论同感共情力

同感共情即以真诚与平等待人为先决条件，学会设身处地地以另一个人的思想与情感去感受、体会周围的人和事物。

同感共情就如同旧式的135、120型号照相机一样，需要不断地对焦来调整镜头的清晰度，否则就会给人含混不清、似是而非的感觉。

空谈问题不谈情绪，会给人以冷冰冰的感觉；空谈情绪不谈问题，又会使人感到茫然不知所措。两者应当相辅相成，互为补充。

生活中的一般安慰和劝说，往往仅是想让当事人尽快忘掉那些痛苦的经历，劝他们不要再回忆啦，要往前看。其做法固然用心良苦，却无助于真正解开他们的心结。这种非同感共情性性语言正如人们常抱怨的那句话一样：你真是站着说话不腰疼。

对于当事人来说，过去的伤心事在尚未谈出来、说清楚之前，很难达到真正意义上的"忘"。

人只有想明白了，才能从根本上甩掉包袱，放松精神，获得平衡而不再沉溺于对往事的追悔和懊恼当中，无法自拔。

第六章

心理咨询的洞察分析技术

>>>>>>

　　　心理咨询没有洞察力，就没有了目标与方向。

　　　　　　　　　　　　　　　　　　　　　　　　——岳晓东

▌第一节　心理咨询洞察分析能力的概念

一、心理咨询洞察分析能力的概念

（一）学习目标

了解心理咨询洞察分析能力的基本原理。

（二）基本概念

1. 洞察力的概念

所谓洞察力（insight），是一种特殊的思维判断能力。

具有洞察力的人，可以根据事物的表面现象，准确深入地认识到事物的本质及其内部结构或性质。在这点上，洞察力与直觉、预感有某些相似的地方，但是也有明显的差别。一般来说，直觉和预感，偏重于对事物发展变化的判断，而洞察力则直逼事物的本质结构，因此洞察力的智力层次和适用范围要比直觉、预感更深入，更广泛。事实上，许多洞察力事例实际上更像是在提出科学假说。

所谓心理咨询洞察力（therapeutic insightful competence），是指咨询师能够对来访者的认知、情感、行为之动机与相互关系进行归纳总结、透彻分析、深入探讨的能力。通俗点儿来讲，洞察力就是透过现象看本质；用弗洛伊德的话来讲，洞察力就是变无意识为有意识。从这层意义上来讲，洞察力就是"开心眼儿"，需要用心理学的原理和视野来归纳总结人的行为表现。

心理咨询中的洞察力源自精神分析理论，泛指咨询师对来访者（患者）主述问题的潜意识或无意识之缘由、关联、形成过程的心理分析。由此，洞察力就是透过现象看本质，就是对来访者行为表现的潜在动机作深入剖析。在此我们要强调的是，精神分析中的洞察力与认知心理学中的顿悟有着本质的不同：前者是由客体（也就是咨询师）完成的；而后者是由主体（也就是来访者）完成的。

在精神理论中，当事人很少具有对自我行为的洞察力，正所谓"当事者迷，旁观者清"。洞察力是心理咨询师应具备的一个基本功。可以说，心理咨询的技能成长历程就是一个洞察力不断提高的历程。依照哈佛大学咨询心理学教授佩里（William Perry）的观点，心理咨询流派可大致分为两大类，洞察力类（insight therapies）和行为矫正类（behavioral therapies）；前者靠启发、领悟来解决咨询问题，后者靠行为矫正来解决咨询问题。

由此，洞察力也是咨询师帮助来访者寻找自我人格与行为表现上的种种问题与盲点，从而加深对自我的了解。在这当中，咨询师要善于对来访者陈述的问题加以心理学的概念化处理（如谈某种情结作用、人格状态、防御功能），为咨询探讨提供理论依据，并不断积累自己的心理学知识，逐渐形成自己的咨询套路和风格。

笔者根据多年的咨询实践认为，洞察就是帮助来访者透过现象看本质，增强其对自我行为及其动机的了解。换言之，洞察力的成功在于，对于来访者说出的困惑，咨询师能够给予合乎情理的理论解释。换言之，洞察力旨在使来访者看到自己的"背影"，有恍然大悟的体验。由此，洞察力就好比是"开心眼儿"，使人看问题一针见血，针对来访者的连篇叙述，不断作出心理学的归纳总结。心理咨询师对来访者的问题描述没有洞察力，就好比医生对患者的病状描述没有诊断一样。

表6-1举例说明了洞察力所代表的部分内容。

表6-1　洞察力对应词汇表（部分）

生活现象	生活描述	心理学描述	英文表述	一般心理学分析	精神分析	矫正方法	代表人物
自我中心	自大自负自以为是自欺欺人好为人师	自恋人格自我评估过高	Narcissism Ego-centrism	缺乏同感强迫理解自我重要感过高自我意识过强	缺乏正确的自我评估本我力量过强	培养同感换位思维	拿破仑因极度自恋而自取灭亡
做事过于认真，凡事放心不下	较真钻牛角尖	偏执人格完美主义强迫意念/动作	Perfectionism Neuroticism	缺乏自信缺乏安全感过分焦虑	缺乏安全感超我力量过强	系统脱敏减少焦虑	朱元璋因过分猜疑而滥杀无辜
没有主心骨	依赖他人缺乏主见	依赖人格缺乏果敢	Dependent Non-assertive	缺乏独立性自信不足	缺乏自信心缺乏自我成效感自我力量不足	成功体验强化自信	刘禅因过分依赖他人而没有独立见解
被恋人拒绝	失恋情感打击	情感挫折挫折体验自卑体验	Romantic defeat Self-defeating	自卑情结自我挫败	同感不足自恋情结爱情主位中心	"梅开二度"法/情感升华法/幽默化解法	歌德因失恋升华而著《少年维特之烦恼》
暗恋	花痴单相思	爱情奉献爱情定位有误	Illusory love Non-reciprocal Love	不对称爱情虚幻爱情	爱情客位中心月亮情结	大胆表述情感转移	诺贝尔因自卑而怯于爱情表达
痴迷上网	网恋上网失控	网络迷恋综合征意志力薄弱	The IAD（Internet Addiction Disorder）	自制力失控纵欲上网网上情结	本我过强释放本我	强迫隔离法奖励挂钩法系统脱敏法	当下许多青少年网恋成瘾

2. 心理洞察力的分类

笔者认为，心理咨询洞察力可大致分为四大类：情绪洞察、认知洞察、人格洞察和意识洞察（见表6-2）。当然，诸如移情、阻抗等技巧的运用也或多或少地离不开洞察力的合理运用。但就主题而言，这4类洞察力更值得我们关注。

表6-2　心理咨询洞察力分类[1]

洞察类型	具 体 操 作	事 例
情绪洞察	洞察来访者的情绪表现，如情绪流露、体语交流等，辨别情绪的掩饰作用	鲁迅小说《祥林嫂》中，祥林嫂的哭已不再是痛苦的流露，而具有某种掩饰作用
人格洞察	洞察来访者的人格状态，如人格协调、防御机制等，区分人格障碍与人格问题	在《红楼梦》中，贾宝玉对女性格外青睐在很大程度上是因为他缺乏有效的男性认同
意识洞察	洞察来访者的潜意识流向，如特殊的宠爱、遗忘、口误等，并对此进行精神分析	在《三国演义》中，刘备对魏延的提拔在一定程度上是因为他的相貌及气质与关羽很相近
认知洞察	洞察来访者的认知模式，如思维方式、定式思维等，寻找认知误区与心理定式	在《三国演义》中，诸葛亮舌战群儒成功是因为他很了解孙权对曹操的外惧内悍的心理

咨询师要培养洞察力，就需要在咨询学习与实践中不断积累自己的心理学知识，把握好并灵活运用。在这当中，咨询师要分清咨询心理判断与临床心理诊断的差别（见表6-3），以明确了解自己的能力范围和服务对象。在这里，我以咨询心理判断区别于临床心理诊断，因为前者是面对无器质性变化的常人群体，建立的是客户关系，做的是成长性咨询；而后者是面对有器质性变化的患者群体，建立的是权威关系，做的是障碍性咨询。

表6-3　咨询心理判断与临床心理诊断的区别

	咨询心理判断	临床心理诊断
问题性质	个人成长中的忧愁烦恼及自我发展的问题，没有器质性变化	个人在人格和精神层面上的突出障碍，有明显的器质性变化
理论基础	以咨询心理学、发展心理学、人格心理学、社会心理学为基础	以精神病学、变态心理学、临床心理学为基础
测量方法	各种人格量表及投射测量	各种生物学测试及人格量表
治疗手段	心理动力学疗法、认知疗法、行为疗法、来访者中心疗法等	以药物治疗、物理治疗（如电击疗法）为主，以心理治疗为辅
专业人员	心理咨询师（一、二、三级）精神科医生、临床心理治疗师	

1　详见岳晓东所著《三国人物心理分析与职场生存》《红楼梦人物心理分析与情感世界》。

3. 洞察力和观察力的区别

洞察力和观察力是有一定区别的。观察力是一个人的知识与分析水准的结合，是一种需要长期实践、训练以及验证的技能。例如：对人的观察力就需要丰富的心理学知识、长期的实践和对于固定观察样本的长期观察验证所能逐渐获得的经验；能自发形成观察力的人一般都具有宽广的心胸，而当观察能力达到一定水准后会自然而然地升级为洞察力。

洞察力是心灵凌驾于个人观察力的水准之上的，洞察力可以应用在对陌生人的认知上，体现在寻找问题根源上。达到洞察力阶段的时候，在观察人或事物时，能产生一种无须思考就能在心里直接生成观察对象的一个轮廓，并能随着洞察力的提升而更加清晰、全面。当然，洞察力的生成要求和心力消耗都要比前者高。

洞察力不像观察力那样有具体的操作细节和步骤，它内含的是一个总括性的思想，虽可让人任意发挥，却有其潜在的规律。

最后，表6-4展示了美国心理学会咨询心理学分会对咨询学员判断力的要求，大家可以参考。

表6-4　美国心理学会咨询心理学分会对咨询学员洞察力的要求[1]

		实 践 课	实 习 课	博 士 学 位
		咨询案例制定		
知识		基本了解咨询假设的形成步骤和检测 具有对咨询问题形成理论概念所需的信息 了解当事人的情况 基本了解与评估相关的人体差异性 基本了解精神病理学知识	了解诊断系统及其长处、短处 了解心理模式的长处及问题	了解广泛的个体、系统特性（如个性差异、精神病理学、发展、社会背景等）及其对咨询个案判断的影响
技能		有能力制定和检测咨询假设 有能力将在系统组织下收集并整合信息 有能力清晰表达发现的结果 有能力使用整合性、组织性技巧去理解转介问题 有能力在反思、评估信息时考虑不同的诊断选项	有能力提出不同的诊断方案 有能力用文字形式表达发现的结果 有能力识别正在接受测评的个体或系统的长处、短处 有能力与来访者或相关人员进行反馈会面	有能力整合从面试、测试及其他渠道收集来的信息 有能力以适当的书面及口头方式向相关人士交流结果 有能力在报告中讨论测试手段的长处、短处 有能力根据测试结果作恰当的转介
态度		对好奇心、觉察力有承诺，以提升对测评结果的理解	有批判思考，并对不同假设持开放态度	可将从不同途径收集来的信息加以系统化处理，形成个案记录

1　Mary Beth Kenkel and Roger L. Peterson，2010，Competency-based education for professional psychology，American Psychological Association Washington，DC，pp.92-95.

[案例6-1]

来访者小玲，女，12岁，因"不停洗手"前来咨询。

来访者：我就是禁不住要洗手，明知道不需要洗，可是心里受不了，非得洗手不可，不洗的话就特别难受。

咨询师：哦，是这样。那你都是在什么时候最想洗手呢？

来访者：我爸爸和妈妈吵架的时候，觉得特别心烦，就想去洗手。

咨询师：当你爸爸和妈妈吵架的时候，你开始不停地洗手，那你爸爸和妈妈什么反应呢？

来访者：他们特别讨厌我不停地洗手，我一开始不停地洗手，他们就停止吵架，过来劝我。

咨询师：这就对了，你在潜意识中运用洗手来制止父母吵架，所以洗手只是表象，不想看见他们吵架才是真正的理由。

点评：在这一案例中，咨询师没有就事论事，了解"不停洗手"的表现，而是通过两个提问，了解"洗手"的潜在动机，发现她想通过这一行为转移父母的注意力，从而解决家庭冲突的愿望。

（三）相关知识：弗洛伊德和荣格谈洞察力

在荣格的自传《回忆·梦·思考》[1]的最后一页，荣格援引老子的话"众人皆清，唯我独懵"作为总结。引用老子的话，荣格所要表达的正是他在老年时期所感受到的。荣格称老子就是一个完美的象征，他具有超卓的智慧，可以看到以及真切地体验到价值与无价值。受老子的影响，荣格回忆道：

"智慧老人的原型所洞察的是永恒的真理……我对于我自己越是感到不确定，越是有一种内在生发的，与所有的存在均有联系的感觉。事实上，似乎那长期以来使我脱离于世界的疏离感，已经转化为我内在的世界，同时展现出一种意外而新颖的我自己。"

在此，荣格用"智慧老人"（wise old man）来形容我们内在所具有的有关意义与智慧的原型意象（archetypal Images）。在荣格的心理分析体系中，他所提倡的男人阿尼玛（Anima）[2]发展到最高阶段的索菲亚形象，以及女性阿尼姆斯（Animus）[3]发展到最高阶段的赫耳墨斯形象，都在不同程度上具有这种"智慧老人"的意义。

1　荣格：《回忆·梦·思考》，英文版，579页，New York：Vintage Books，1965。
2　阿尼玛是荣格用来形容男人内在的女性存在的原型意象，其最高发展阶段为索菲亚，属于男人内在的创造源泉。
3　阿尼姆斯是与阿尼玛相对应的一个概念，象征着女人内在的男性成分，其最高发展阶段为赫耳墨斯，充满灵感与创造的形象。

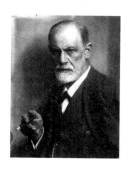

图6-1 弗洛伊德

西格蒙德·弗洛伊德（Sigmund Freud, 1856—1939），知名医师、精神分析学家，犹太人。

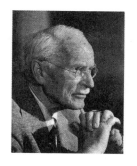

图6-2 荣格

卡尔·古斯塔夫·荣格（Carl Gustav Jung, 1875—1961），瑞士心理学家、精神科医师，分析心理学的创始者。

二、心理咨询洞察分析的步骤

（一）学习目标

了解心理咨询洞察分析的实施。

（二）基本概念

1. 洞察三部曲

知道了什么是洞察力后，重要的是要学会如何进行洞察，即在心理咨询的过程中，如何洞察到本质，并运用这些洞察帮助来访者实现对自我的领悟。

弗洛伊德等人都认为，洞察就是透过现象看到本质。可见，观察现象是实现洞察的第一步。洞察的第二步，就是综合这些观察到的现象，找寻到其背后的意义及它们之间的联系，洞察到现象背后的本质。洞察的第三步，是运用自己洞察到的内容，帮助来访者实现新的领悟，增进其对自我的了解（图6-3）。

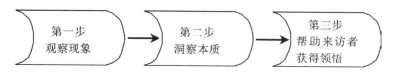

图6-3 洞察三部曲

1）观察来访者的行为表现

观察现象是指在咨询过程中，咨询师对来访者的言语表现和行为表现进行观察。

来访者的言语表现和行为表现是咨询师能够接触的直接信息。咨询室里来访者的任何表现都是有意义的，是来访者内心状态的表达，因此，观察来访者的表现，是咨询师深入了解来访者，实现洞察的首要步骤。

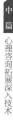

对来访者的言语表现进行观察，是指在咨询过程中，咨询师对来访者所讲述的内容和主题，来访者的语气、语调等进行观察。在对来访者的言语表现进行观察时，咨询师首先要对来访者讲述的内容感兴趣，关注来访者讲述的故事及主题。但是，咨询师还要注意，有一些信息是特别需要关注与识别的，它们能提供对洞察来说更重要的信息。这些方面包括：来访者讲述的故事，其言语中的真假信息，来访者言语中不一致的信息，以及来访者言语中主题、情绪等出现转折的地方。

其实，在咨询过程中要做到洞察，咨询师除了要对来访者的言语表现进行观察，还要对来访者的行为表现进行观察。这样，才能更全面地掌握来访者的信息，实现更深刻的洞察。

观察来访者的行为表现，是指在咨询过程中，咨询师对来访者的表情、动作、姿势和行为进行观察。在这个过程中，咨询师要观察来访者的各种外部行为和情绪表现，以获得足够多的信息，在这些信息中，有一些是需要咨询师特别注意的，它们能够帮助咨询师更好地洞察到来访者的内心。这些方面包括：来访者重复的行为，与言语表现不一致的行为表现和行为表现中的转变（见表6-5）。

表6-5　来访者的行为观察方面

观察方面	具体描述
观察行为重复	观察来访者的重复行为，可能会体现出其思维方式或核心信念，可能是其未完成事件或无意识内容的表现
观察行为失调	观察来访者的行为或言语表现不一致的地方，可能表明来访者现在正处于一种相对混乱的状态，也可能是来访者未能真实表达自己的表现
观察行为转变	观察来访者出现的行为改变，可能是来访者内心状态发生改变的外部表现。咨询师需要敏锐地关注到这些，才有可能针对其作进一步的探讨，进行新的洞察

在下面这个案例中，来访者就出现了行为表现与言语表现不一致的情况。

[案例6-2]

咨询师：这一周的家庭作业完成得怎样呢？

来访者：嗯，这一周我真的太忙了，所以没能完成……

咨询师：不知道你有没有注意到，这是你第三次没有完成作业了。我一直都听到你说，你很愿意跟我合作，很想改变和成长，但是从完成作业的情况来看，我似乎感受不到你有强烈的改变的意愿。能说一说是因为什么吗？

来访者：很抱歉，我觉得这些作业似乎没有多大用处，所以不太想做。

在这个案例中，来访者开始并不愿意告诉咨询师他对所布置的作业的真正感受和看法，但是咨询师敏锐地观察到了其言语与行为表现中的不一致，对其进行面质，来访者才说出了内心真实的想法："觉得这些作业似乎没有多大用处，所以不太想做。"

2）洞察来访者的内心活动

首先，在心理咨询过程中，咨询师要对来访者的核心信念进行洞察。

理性情绪行为疗法认为，个体的信念决定了个体所产生的情绪和采取的行为，在这些信念中，起决定作用的是个体的核心信念。它由一些"应该""应当"和"必须"组成。这些核心信念有"我必须得到生活中所有重要他人的喜爱和赞赏""我必须出色地完成那些任务""因为我强烈地希望人们体贴和公平地对待我，他们就必须这样做""如果我不能得到我想要的，那就太糟糕了，我无法忍受！"等。下面这个案例很好地体现了这个洞察来访者核心信念的过程。

[案例6-3]

背景：来访者，男，38岁。

来访者：我妻子自从参加俱乐部之后，就开始晚回家，那个俱乐部离我们家只有半个小时的路程，她的课程6点就结束了，但是她现在每天都7:30左右才到家。

咨询师：当你的妻子晚回家时，你的感受是什么呢？

来访者：我觉得焦虑。

咨询师：焦虑什么呢？

来访者：嗯，我想知道6:00～7:00这段时间她在做什么。

咨询师：你觉得她可能做什么呢？

来访者：她可能会跟别人约会。我的妻子是一个相当有吸引力的女人。

咨询师：好。假设其他人发现了你妻子的魅力，那么，是什么激起了你的焦虑？

来访者：哦，她可能会遇到发现她有魅力并劝她离开我的男人。

咨询师：如果她也那样做了呢？

来访者：我的天！那太糟糕了！我无法忍受，我永远找不到另外一个像我妻子那样好的女人了，因此我再也不会快乐了！

除了要洞察来访者的核心信念外，还需要对来访者真正的情绪进行洞察。来访者外显的情绪并不一定是其真正的情绪，他们可能会压抑自己的情绪，也可能故意隐藏自己的情绪。作为咨询师，就一定要洞察到来访者真正的情绪。

人类产生特定的情绪往往有其特定的原因，明确这些对于咨询师把握来访者的情绪非常有用。下面我们用一个表格来学习一下人类通常会出现的情绪都有哪些可能的原因（表6-6）。

表6-6 人类通常出现的情绪表现及其原因

情 绪 表 现	导致出现这种情绪的思想
悲伤或忧郁	失落的思想：失恋、丧偶、失业或没有实现某个重大的人生目标。
内疚或羞愧	相信自己伤害了某人，或生活没有达到自己的道德标准。 内疚是自责的结果，而羞愧包含着一旦别人发现了你自己的行为之后你感到丢脸的担忧。
愤怒、烦躁、厌恶	感觉某人待你不公正，或想占你便宜。
挫折或沮丧	没有达到自己期望的要求。坚持认为，事情应该是另一番景象，它既可以指你自己的表现（"我不该犯那个错误"），也可以指别人的行为（"他应该准时"），或是某一事件（"为什么每当我有急事时，交通总是堵塞？"）。
焦虑、担忧、害怕、紧张、恐惧	因自己断定某件坏事即将发生，相信自己处于危险之中——"要是飞机坠毁的话，后果将会怎样呢？""在那么多人面前发言时，万一我脑子一片空白该怎么办呢？""假如这次胸口的隐痛是心脏病的预兆，那该如何是好呢？"
自卑感或无能感	把自己同别人相比，断定自己不如别人，因为自己没有别人能干、迷人、漂亮、成功、聪明。"她简直是无可挑剔的，她真漂亮。任何一位男子见了都会迷上她的。可我貌不惊人，才智平平，没有一点儿值得炫耀的地方。"
孤独感	自以为命中注定自己是不幸的，因为自己是孤独的，无法从别人那里得到足够的爱和关怀。
绝望或泄气	确信自己的问题将始终存在下去，情况永远不会有所好转。"我将永远克服不了这种忧郁"，或"我就是无法减少体重，我没有恒心"，或"我将永远找不到一份工作"，或"我将永远孤独"。

在下面这个案例中，咨询师洞察到来访者心底的情绪，进行了情感反映，促进来访者靠近内心的真实感受。

[案例6-4]

来访者：有一次，爸爸在外面受到了领导的批评，心里很烦，喝了很多酒，就回来打我妈和我，当时拿起一只杯子就往我头上砸，我当时就觉得头轰的一下，好一会儿才清醒过来。

咨询师：想象这样的场景，我都会觉得害怕和难过，但是我看到你在笑。想到这些你的感受是什么？

来访者：我可能是习惯了吧，没有什么特别的感受。

咨询师：哦，这样啊。但是当我想到9岁的你面对那样的爸爸时，觉得有些心酸。

来访者：（久久不语，开始流泪）

点评：通过来访者的言语表现和行为表现，咨询师可能对来访者的行为模式有所洞察。通过来访者讲述的故事，可以发现来访者在遇到不同的事情时，常常会不自觉采用的应对方式。

此外，来访者常常带着很多问题或困惑来到咨询室，它们有主要和次要之分，也有根本和表面之分。只有主要问题和根本问题，才是解决来访者的所有问题的关键，解决了它，来访者的其他问题可能就迎刃而解了。有时候，来访者最先向咨询师暴露的问题并非就是其主要问题，这就需要咨询师在了解更多信息的基础上，洞察其主要的问题，抓住这一问题。

最后，来访者的行为表现往往有其内在动机，是某些内在需要未能得到满足的结果，或存在某些心理缺失的表达。马斯洛曾经把人的需要分成5个层次，最低一层是生理需要，然后是安全需要，归属和爱的需要，尊重需要和自我实现的需要。如果更基本的需要很紧迫，其他需要就处于压抑状态，而当前的行为由满足这一基本需要引导，满足这一需要成为行为的动机。马斯洛认为，在到达下一等级前，每一等级的需要都必须满足或部分满足，如果更基本的需要很紧迫，其他需要就处于压抑状态，而当前的行为由满足这一基本需要引导，满足这一需要成为行为的动机。

[案例6-5]

背景：来访者小晨，男，7岁。

咨询师：我发现，你在咨询室里是一个很乖巧的孩子，那么，为什么你在家里常常哭闹呢？能告诉我吗？

来访者：我也不想哭闹，但是我很听话的时候，爸爸和妈妈没有人会理我，我常常要一个人待着。但是只要我一哭闹，他们就会过来陪我。

咨询师：我想，你很想你的爸爸和妈妈能够多关心你，是吗？

来访者：是啊，因为爸爸妈妈他们太忙了，可是我很想跟他们一起多待一些时间。

点评：在这段对话中，哭闹是小晨的一种获得父母关心的手段，虽然他自己未必知道。

[案例6-6]

来访者：那个时候我就觉得妈妈很辛苦，很不容易，爸爸生病，她要照顾爸爸，还要照顾我们4个孩子。所以我常常想要去帮帮妈妈，陪着妈妈。

咨询师：嗯，我觉得真的好不容易啊，那么小的你，怎么会知道要去帮妈妈，要去陪妈妈呢？

来访者：我就觉得妈妈挺辛苦的，我应该去心疼她，去爱她。我要做得比别人好，让妈妈过得开心一些。

咨询师：嗯，能够来寻求帮助是有勇气的行为，而且是你改变的开始啊。

来访者：我觉得小时候的我真的挺可爱的，也很懂事。

点评：在这段对话中，咨询师看到来访者的经历中的不容易，并没有直接告诉来访者这一点，而是通过两个问题让来访者洞察那段经历对个人带来的成长，更使其感受到了这份经历的宝贵。

2. 实现来访者的领悟

洞察的第三步是咨询师运用自己洞察到的内容，帮助来访者实现对自我的新的领悟。

咨询师在运用自己所获得的洞察，并不是说咨询师洞察到什么，然后就将其直接告诉来访者，而是要运用多种咨询技术，帮助来访者自己获得领悟和成长。通过上面的例子来看看咨询师如何一步步将自己的洞察传递给来访者。

[案例6-7]

咨 询 对 话	情 境 分 析
来访者：我觉得婆婆小题大做了，什么都管，连我的地毯放在哪里她都要管，还老指责我做得不对，我受不了她了，但是我又不能冲她发火，毕竟她是老人啊。我觉得我快受不了了，我想离婚，离了婚，我就不用面对她了。 咨询师：听起来，你已经觉得忍受不了了，你婆婆身上，你最忍受不了的是什么呢？	通过解析提问，帮助来访者明确她受不了的不是婆婆这个人，而是婆婆的某些行为或品质。
来访者：她指责我，想控制我，是我最不能忍受的。 咨询师：在生活中其他时候有没有这样被指责和控制非常不能忍受的时候？	使用提问技术，把这一情境与生活中其他时候联系起来，帮助来访者看到自己这一反应的更多背景信息或意义。
来访者：有，在我爸那儿。 咨询师：当被爸爸指责或控制的时候，你都怎么做的呢？	具体化提问，了解更多信息。
来访者：我没有办法啊，只有冲自己发泄。实在受不了了就用头撞墙。小的时候特别怕他，但是其实现在心里特别恨他，又不敢反抗。 咨询师：哦，是这样。特别恨爸爸指责或控制你，但是又不能向他表达。	使用重述，帮助来访者明确其应对方式。
来访者：我特别讨厌婆婆指责、控制我，跟我讨厌爸爸有关系吗？ 咨询师：你自己是怎么感觉的呢？	通过提问，促进来访者思考与澄清二者的关系。
来访者：好像是这样的。也许我得先来处理我跟爸爸的关系问题。	

总之，咨询师要运用自己获得的洞察内容帮助来访者实现领悟，需要运用多种咨询技术，促进来访者自己去思考、探索与发现，而不是将自己洞察到的内容直接告诉来访者。

（三）相关知识：我的心理咨询故事——洞察力就是"开心眼儿"[1]

我第一次感受洞察力是在给一位名叫莫妮卡的哈佛学生做咨询的过程中获得的[2]。莫妮卡找我咨询是因为她自我感觉在哈佛大学很不适应，所以想转到她家乡附近的一所很平常的学校求学。对此，我最初的做法是想方设法帮助莫妮卡树立必胜的信念，闯过最初的学习难关，打消转学的念头。但没过多久，莫妮卡就不来见我了（从专业上讲，这是阻抗的表

---

1 详见笔者所著《登天的感觉》（安徽人民出版社，修订版）。
2 莫妮卡是《登天的感觉》中"我想从哈佛转学"的案主，她因对姐姐的愧疚感而不能享受生活的成功，形成特殊的心理障碍。我通过使用"格式塔"疗法帮助其克除心理障碍，她最终得以完成在哈佛大学的学业。

心理咨询
Psychological consultant
基本功技术

现），这令我大感不解。

在接受杜希的督导时，我谈了我的这份困惑和挫败感。杜希详尽地问了我一系列问题后对我说："我想你是陷入了莫妮卡为你设置的一个陷阱中了。"

"什么陷阱？"我急切地问。

"以我的判断，莫妮卡之所以想从哈佛大学转学，一定是有什么隐情没有被解开。"杜希顿了一下，接着说，"而你却一味地要她树立信念，增强信心，难怪她会对你产生阻抗反应。"

"那莫妮卡为什么要从哈佛转学呢？"我不假思索地反问道。

"这——"杜希想了想说，"这就需要你在咨询中多听少说，多探究少评论，多站在对方的立场想问题，而非想着一定要完成你的咨询计划。"

我深深地点一点头，接着问："那你说我现在该做什么呢？"

"我想你应该主动与莫妮卡联系，而且在咨询中少谈论怎样让她在哈佛大学留下来，多谈怎样才能使她活得更开心。这样谈下去，我想你一定会找到答案的。"杜希明确地说。

按照督导的建议，我主动邀请莫妮卡再来见我，并请她多讲生活，少讲学习。渐渐地，我发现了莫妮卡执意从哈佛大学转学，是缘自她一块难以明言的心病：她因当年要求姐姐代她约会男友而遭遇交通事故，身体瘫痪[1]，所以她越是成功，内心就越感到对不起姐姐。当她感觉与姐姐一样平常时，内心才感到平静。换言之，莫妮卡想从哈佛转学，不是因为学习不适应，而是因为心里的愧疚在作怪。所以，莫妮卡能否在哈佛大学留下来，关键取决于她是否能与姐姐真心沟通，走出愧疚感的心牢。这便是我对此次心理咨询的洞察。

通过这次咨询，我充分感受到，心理咨询远远不止于帮助来访者树立信念，增强信心。它需要人们具有敏锐的洞察力，通过现象看本质，化无意识为有意识，从而更好地认识自我，接纳自我，战胜自我。

┃第二节　心理咨询洞察能力的操作

一、心理咨询的情绪洞察技术

（一）学习目标

了解心理咨询洞察分析之情绪洞察能力的表现。

（二）基本概念

1. 情绪洞察（insight of emotional reactions）

人是情绪化的动物。在心理咨询中，只有准确地洞察来访者的情绪变化以及情绪的表现形态，才可以深入这些情绪的背后，掌握触发这些情绪的思想、行为、事件等，从而更好地对症下药，帮助来访者调节情绪，恢复健康心态。由此，心理咨询师要了解情感（绪）表露、表达与内心世界的关联，以便准确辨认或识别来访者情绪表露背后的动机和成因。表6-6

1　莫妮卡上中学时有一次因身体不适而不能与一个很抢手的男孩子约会，于是她力求双胞胎的姐姐代她去约会。未曾想那男孩子骑摩托时发生交通事故，折断了姐姐的脊梁骨，致使身体瘫痪。

列举了人类的通常情绪表现及其形成原因。

2. 情绪洞察操作的注意事项

笔者认为，在情绪洞察当中，咨询师要注意以下几个方面（表6-7）。

1）注意肢体语言

就是咨询师要在与来访者的交谈中，充分注意观察对方的面部表情、肢体语言、神态变化等，以深入体察来访者的内心感受。同时，咨询师还要注意来访者言语中的关键词，从中洞察其情绪表现（见表6-7）。

2）识别掩饰反应

就是咨询师在与来访者的交谈中，要注意识别来访者情绪反应的真实性与可靠性。一般说来，一个人开心时会面露笑容，伤心时会哭泣不已。但人有时为了驱散烦恼与伤心，会面带笑容地讲述自己的悲痛事件，这种掩饰性情绪反应未必是心理健康的体现，而是自我克制的表现。久而久之，有可能导致来访者情绪崩溃，患上抑郁症。由此，咨询师要有意帮助来访者宣泄不良情绪，清除情感垃圾。

3）把握同感尺度

就是咨询师要在与来访者的交谈中，警惕自己过分认同或不认同对方的情绪流露。过分认同来访者的情绪流露会给人感觉不真实，像是跟自己的父母在对话（如来访者在讲述失恋、失婚而痛哭时，咨询师也跟着痛哭）；过分不认同来访者的情绪流露会令人感觉很冷漠，像是在与律师对话。这些都不是正常的同感共情表现。

4）运用心理测量

就是咨询师要在与来访者的交谈中，通过让对方做特定的心理测量表来确定其情绪表现，如使用《罗森伯格自信量表》《斯皮尔伯格考试焦虑量表》《贝克抑郁量表》《明尼苏达多项人格量表》等，都能够起到确认情绪反应真实性的目的。

表6-7 情绪洞察关键词一览表（部分）

词 语	简 单 定 义	事 例
负面情绪	指个人的痛苦情绪体验，包括抑郁、焦虑、烦躁、仇恨等	如在失恋、丧亲、激烈争执等负性生活事件中的痛苦体验
正面情绪	指个人的愉悦情绪体验，包括喜悦、兴奋、期待、激动等	如在经历正性事件时的喜悦或在经历负性生活事件时体验主观幸福感等
消极心态	指个人的悲观情绪体验，包括绝望、无助、气馁、自暴自弃等	如面对负性生活事件所表现出来的悲观、失望、绝望的情绪体验
积极心态	指个人的乐观情绪体验，包括希望、自信、决心、自我期盼等	如面对负性生活事件所表现出来的乐观、希望的情绪体验
掩饰作用	指个人表现出来的情绪体验与真实的心态不一致	如在面对正性或负性生活事件时所表现的与之相反的情绪体验
调适功能	指个人为了改变心态而作出的努力	如面对负性生活事件而调整心态所作出的努力

黛玉因自卑情结而情绪低落[1]

从表面上看，黛玉是一个小心眼儿的人，平时爱使小性子；从深层次看，这是因为她对爱情没有安全感，渴望占据宝玉的全部心思。黛玉一旦感觉失去了宝玉的关注，就会焦虑不安，失去了平日的气度，对宝玉斤斤计较，事事苛责。再进一步说，黛玉的爱情焦虑的根源是自己内心深处无法克制的自卑感。

在心理学上，自卑情结是指个体的一种软弱、无能、低劣或自感不如别人的复合心态。它使人的自我评价偏低，时常自愧无能，自怨自艾，悲观失望。林黛玉是姑苏才子林如海与贾敏的女儿，林如海曾是探花，升至兰台寺大夫，又被钦点为扬州巡盐御史，而贾敏是荣国府中贾母的女儿，贾政的亲妹妹。由此，黛玉本是出身"钟鸣鼎食之家，诗书翰墨之族"的大家闺秀。但母亲在黛玉幼年时就离世了，贾母念其孤苦，便接来荣国府抚养。可没多久父亲也病故了，黛玉就长住在荣国府。对于既是皇亲国戚又是高官厚禄的荣国府，黛玉是"步步留心，时时在意，不肯轻易多说一句话，多行一步路，唯恐被人耻笑了他去"。总之一句话，寄人篱下的日子不好过。

虽然林黛玉深得贾母的喜爱，但毕竟是外孙女，身份上比不得孙女的"四春"，而在外戚中，林黛玉又比不上拥有百万家富的薛宝钗，甚至比不上同是父母早亡的史湘云，尽管她也只是贾母的侄孙女，却还有叔叔婶婶来抚养。对于林黛玉来说，除了荣国府，她举目无亲，万一出了岔子得不到荣国府的抚育，她将走投无路。凡此种种，都使得黛玉不得不谨小慎微，变得敏感而自卑。如《红楼梦》第二十六回中，黛玉想到"虽说是舅母家如同自己家一样，到底是客边。如今父母双亡，无依无靠，现在他家依栖。如今认真淘气，也觉没趣"。此外，黛玉早年是父母的掌上明珠，尔后却是寄人篱下的孤女，这一落差感也时刻伤害着黛玉的自尊，令她更加消极看待自己。

黛玉的自卑情结使她常常表现得孤高疏离、多疑脆弱。爱情是一种平衡结构，其核心成分是自信。可悲的是，黛玉带着满腹的自卑展开了与宝玉的爱情。这使得她看自己极端不自信，看宝玉极端不信任，使原本甜美的爱情变成了折腾彼此的怨情。

黛玉的自卑情结还使她对自己的言行极度敏感，生怕被别人看低。如在《红楼梦》第三回中，众人初见黛玉，见她有不足之症便询问为何只服药却不疗治，黛玉道："我自来是如此，从会吃食时便吃药，到今日未断……"从黛玉的答非所问和"自来如此"中可以略微看出黛玉怕被众人轻视的高姿态。在《红楼梦》第七回中，周瑞家的被派给黛玉带来了宫制堆纱新巧的假花儿，黛玉看了便问道："还是单送我一人的，还是别的姑娘们都有呢？"周瑞家的道："各位都有了，这两枝是姑娘的了。"黛玉冷笑道："我就知道，别人不挑剩下的也不给我。"这话一出，黛玉的敏感可见一斑，她深怕自己受到别人的轻视而不断揣摩别人

1　详见笔者所著《红楼梦人物心理分析与情感世界》。

的言行。

事实上，最轻视黛玉的恰恰是她自己，她的自卑使她深陷抑郁的泥潭，很难体会到生活的乐趣，也使得她与宝玉的爱情之路走得异常曲折。

（三）相关知识：比昂的洞察力

威尔弗雷德·比昂（Wilfred Bion，1897—1974）是英国著名精神分析大师，曾任英国精神分析学会会长（1963—1965）。他与法国精神分析大师雅可·拉康（Jacques Lacan，1901—1981）并称为"精神分析的怪才"，以大胆断言而闻名于世。下面是他的一段咨询记录，充分表现了其洞察力。

一位患者沉默了30分钟后告诉比昂，他听到了铁块落到地板上的声音，比昂对此的解释是，患者害怕看到自己内心有些什么。患者接着说他害怕被谋杀，比昂接着解释说，患者很嫉妒自己和咨询师的关系，因为两人能让患者变得更好。这是因为，嫉妒会让患者把咨询师和自己变成内心的一部分，就像一块死板的铁块和死气沉沉的地板的关系一样，这两个东西聚在一起，不是要给患者生命，而是要杀死他。

听完比昂的解释之后，患者变得十分焦虑，无法继续进行分析。

比昂认为，患者此时的焦虑恰好说明了其解释的准确性。

二、心理咨询的认知洞察技术

（一）学习目标

了解心理咨询洞察分析之认知洞察能力的表现。

（二）基本概念

1. 认知洞察（insight of cognitive styles）

在心理学上，认知指一个人对某一事件的认识和看法，包括对过去事件的评价，对当前事件的解释，以及对未来发生事件的预期。认知作为理性的心理活动，对人的情绪、情感、动机和行为有较强的调控作用。认知洞察可分为暗示洞察和非理性思维的洞察，下面详加描述。

1）心理暗示的洞察

暗示在我们的日常生活中是最常见的一种认知现象。它是人或环境以非常自然的方式向个体发出信息，个体无意中接受了这种信息，从而作出相应的反应的一种心理现象。巴甫洛夫认为，暗示是人类最简化、最典型的条件反射。美国心理学家康克林提出，暗示就是人的认识作用不加批判地接受，这种接受即表现为一种信仰或行动的态度。

暗示可分为自我暗示与他人暗示两种。自我暗示是指个人使某种观念影响自己，对自己的心理施加压力，使情绪与意志发生作用。例如，有的人从镜子里看到自己脸色不太好，就马上暗示自己得了肾病，感觉全身无力、腰痛，不能上班了，甚至到医院就医。而有的人在镜子里看到自己脸色不好，就暗示自己要加强户外活动，多做运动，并努力感受周围的新鲜空气，于是便振作起来，高高兴兴去工作了。他人暗示，是指个体与他人交往中产生的一种心理现象，别人使自己的情绪和意志发生作用（见图6-4和表6-8）。

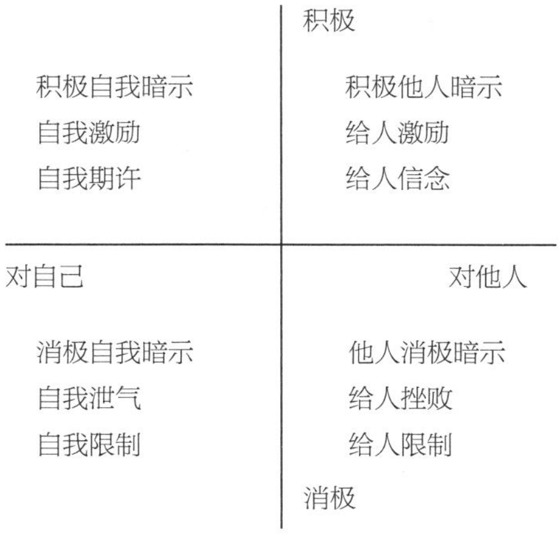

```
                          │ 积极
                          │
    积极自我暗示          │   积极他人暗示
    自我激励              │   给人激励
    自我期许              │   给人信念
                          │
  ────────────────────────┼────────────────────────
                          │
    对自己                │            对他人
                          │
    消极自我暗示          │   他人消极暗示
    自我泄气              │   给人挫败
    自我限制              │   给人限制
                          │
                          │ 消极
```

图6-4　暗示类型图

表6-8　暗示类型[1]

类　型	突　出　特　点	突　出　表　现	突　出　结　果	代　表　人　物
积极 自我暗示	相信自我的能力和命运	目标明确 不断努力	自我期盼效应	刘备自信可以匡复汉室，一统中原
消极 自我暗示	不相信自我的能力和命运	缺乏信念 处事犹豫不决	自卑 自我疑惑	刘禅不相信蜀军可以抵御邓艾的进攻
积极 他人暗示	致使别人相信自我的能力和命运	被自信 被行动起来	期盼效应	诸葛亮用激将法促使孙权下定决心抗曹
消极 他人暗示	致使别人不相信自我的能力和命运	被自卑 被放弃行动	自卑情结 自我放弃	刘璋接受劝说放弃抵御刘备的进攻

拓展阅读6-2

刘备是自我期盼的NLP大师[2]

据《三国志》记载，刘备为西汉景帝之子中山靖王刘胜的后代。他少时丧父，与母亲以编卖草席、草鞋为生。所以，刘备虽贵为皇宗后裔，但到他这一代，已与平民无异，并终日为温饱忙碌。但不可置疑的是，刘备的皇宗身份不仅给了他后期争霸民意支持，也奠定了他自命不凡的基础。

刘备的自我期盼主要有两点：一是确信自己出身不凡，将来必有大用；二是期盼自己能担

1　详见笔者所著《三国人物心理分析与职场生存》。
2　同上。

当起匡复汉室的重任。如《三国志》记载，刘备儿时家中有株大桑树，遥望见如同车盖，刘备与同宗小儿于树下玩耍时曾说："我将来一定会坐有羽饰华盖的车。"其叔父刘子敬听到后，立刻斥责他："不许胡说，你想招来灭门之祸吗？"由此可见，刘备自小胸怀大志，对未来有着强烈的自我期盼。

刘备23岁时，跟随邹靖讨伐黄巾军，立下战功，曾被任为安喜尉。30岁时，刘备加入了讨伐董卓的战争，力图除汉贼，兴汉室。再后来，刘备的势力逐渐壮大，便依附陶谦，并且答允陶谦的弥留之言"荣耀朝廷，施恩惠给百姓，并建立君王的功业"，并一度领徐州州牧。

刘备38岁时，汉献帝刘协因曹操滥权，诏令其岳父董承联络他人诛杀曹操。刘备接到密旨后假装示弱，借机脱离营营，投靠袁绍，以图联合地方势力一起反曹。在袁绍官渡之战败于曹军后，刘备又投靠刘表，并屯兵新野。但刘表对刘备也不予重用，这大大相背于他的自我期待。一次与刘表饮酒，刘备到厕所时发现大腿变粗，便与刘表感叹说："我曾亲身征战四处，戎马生涯时身不离鞍，更未见髀肉。现在不再征战，在荆州安逸数年，而逐见大腿髀肉渐生，在荆州无所为用，争战半生理想仍未成，国家仍未平，不禁为之叹息、感伤落泪。"由此可见，刘备纵然身处逆境，仍对自己有很高的期盼，只是碍于现实的无奈，暂时无法实现。

刘备59岁时，终于占据了荆、益两州，自称汉中王。两年后，在谣传汉献帝被加害的第二年，诸葛亮、许靖、黄权等人上书劝刘备即帝位，以续东汉之大统。刘备在成都登基，国号仍为"汉"，史称蜀汉。一年后，刘备因为关羽被杀，执意发兵东吴，但遭到陆逊的成功抵抗，退守白帝城，并病终于此。在刘备传奇而动荡的一生中，他虽未能成就大业，但其强烈的自我期盼却浩气长存。

用时下的术语来讲，刘备是一位NLP大师，他把个人的成功培训做到了家，以此感染了一批人跟随他走四方，追逐成功的梦想[1]。

关于心理暗示的表现与作用，在第十二章中另有描述。

2）非理性思维的洞察

非理性思维（irrational beliefs）由美国著名心理咨询大师、"理性情绪疗法"的创始人艾尔伯特·艾利斯（Albert Ellis）提出。它泛指个人思维中不合理、不符逻辑的信念，它会使人逃避现实，自怨自艾，不敢面对现实中的挑战。人们长期坚持某些不合理的信念时，便会导致不良的情绪体验。而当人们接受更加理性与合理的信念时，其焦虑与其他不良情绪就会得到缓解（表6-9）。

---

1 NLP是神经语言程序学（Neuro–Linguistic Programming）的英文缩写（在香港，也被译为身心语法程序学）。这一理论认为，我们的态度、信念、思维方式及行动都是"习惯程序"，只要通过一定的方法，改善我们思维和行为的重复程序，让大脑的软件升级，便能实现自我的完善和提升。NLP是一种意念激励的技巧，力图使人学会用神经语言来改变人的身心状态，达到自我的不断突破。

表6-9 非理性思维表现

表 现	定 义	事 例
绝对化要求	即对人或事都有绝对化的期望与要求	如考试一定拿到满分，否则就不是好学生
过分概括	即对一件小事作出夸张、以偏概全的反应	如一门考试没考好，就所有考试都考不好了
糟糕透顶	即对一些挫折与困难作出强烈的反应，并产生严重的不良情绪体验	如一次考试没考好，就觉得自己彻底不行了，要等待来年再考

拓展阅读6-3

考生的6大非理性思维表现[1]

1. 非白即黑 非此即彼

凡事从一个极端走向另一个极端，假如某种情况未臻完美，就认为是彻底的失败。如："我没有考上大学，那我的一生就完蛋了。"

2. 灾难式的心理过滤

总爱挑出某个事件的消极因素，并把它不着边际地夸大，将问题朝最坏的方向去想。如"我不受欢迎"。——其实只不过是某一个人批评了你，而你却连其他人的微笑也看不见了。

3. 以偏概全

将偶尔发生的消极事件看成是无止境的，认为它会经常发生。如"我从来就没有过好成绩""我总是运气不好"。

4. 给好事打折扣

拒绝积极的经验，认为那些好事"不算数""没什么"。如即使自己完成了任务，仍认为自己不过是运气好，自己做得并不好，别人也能做到甚至做得更好。

5. 胡乱预测结果

事情还没有发生或还没有结果，就主观臆断地对事态发展作了消极的推测与断言。如考试还没考，就说："我肯定完了。""要是我不及格，怎么办？"等等。

6. 乱贴标签

责怪自己："我是傻瓜、白痴、笨蛋。""我什么也做不好。"

3）移情的洞察

在精神分析理论中，移情（transference）被视为一种投射，弗洛伊德认为，人类总是把过去生活中对某些人的感知和体验安到新近相识的人身上，这就是移情。在生活中移

---

1 详见笔者所著《高考超常发挥和心理暗示》。

情者会将自己内在的情感或心情转移到了某种对象那里，形成某种积极（比如依恋）或消极（比如憎恨）的感情体验。这基本上是一种一厢情愿的行为，和同感有着本质的区别。移情有正向和负向之分，也有他（人）对己（移情）和己对他（人）（反移情）之分（见图6-5、表6-10）。

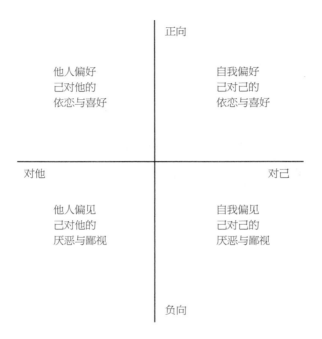

图6-5　移情类型图

表6-10　移情类型分析

类　型	突出特点	突出表现	突出结果	三国代表人物
他人偏好	莫名就十分喜欢某人	不辨是非 偏心眼	正向移情 格外宠信	刘备因关羽而喜欢魏延
他人偏见	莫名就十分厌恶某人	不辨是非 偏信歧视	负向移情 格外厌恶	诸葛亮因关羽而厌恶魏延
自我偏好	莫名就十分赏识自己	自我陶醉 看自己什么都好	正向反移情 自恋	祢衡的极度自我陶醉
自我偏见	莫名就十分厌恶自己	自我嫌弃 看自己什么都差	负向反移情 自卑	袁绍官渡兵败后自暴自弃

　　移情是心理咨询过程中出现的正常现象，通过移情，我们可以更好地认识对方，并运用移情来宣泄对方的情绪，引导对方领悟。移情是治疗过程中的过渡症状，咨询师应鼓励来访者宣泄自己压抑的情绪，充分表达自己的思想感情和内心活动。来访者在充分宣泄情绪后，会感到放松，再经咨询师的分析，得以领悟后，心理症状会逐渐化解。

诸葛亮对魏延有"云长—文长移情"[1]

魏延之一生，成也关羽，败也关羽。刘备宠信魏延，是正向的移情表现，诸葛亮反感魏延，则是负向的移情表现。那么，魏延与关羽有什么相似之处呢？下面的表展示了两人在姓名、相貌、气质和兵器使用上的相似之处（表6-11）。

表6-11　关羽与魏延的相似之处

姓名	关羽	魏延
字号	云长	文长
外貌	面如重枣，丹凤眼，卧蚕眉。（《三国演义》）	身长九尺，面如重枣，目若朗星。（《三国演义》）
兵器	青龙偃月刀	大刀
个性	羽善待卒伍而骄于士大夫。（《三国志·关羽传》）	善养士卒，勇猛过人，又性矜高，当时皆避下之。（《三国志·魏延传》）

由此，刘备之宠信魏延，是因为他神似二弟。刘备在建安二十四年（公元219年）称汉中王时，曾撇开三弟张飞而提拔魏延做汉中太守。诸葛亮之讨厌魏延，也是因为魏延像关羽一样刚愎自用，令诸葛亮感觉很不舒服。

诸葛亮平生办事以谨慎为本，最忌讳见那种口出妄言之人。关羽贵为刘备二弟，又是名震华夏的大将，诸葛亮不得不敬他三分。但魏延是后来之人，诸葛亮断无敬他之理。所以诸葛亮有机会就会打压他的气焰，表面上是在提醒魏延，潜意识中却是在宣泄对关云长的怨恨。用时下的术语来讲，诸葛亮对魏延长期实施了职场冷暴力。

想当初，关云长没有贯彻诸葛亮之"北拒曹操，东和孙权"的策略，结果腹背受敌，失去了荆州要地，不但赔了自己的性命，也使刘备、诸葛亮之克复中原，匡复汉室之大计严重受挫。云长人已死，不可追究，而今可文长说话办事有如云长复生，能不使诸葛亮心生厌感吗？诸葛亮每每出川，都要远涉祁山月余才能抵达渭水一带，而如果荆州不失，蜀军由荆州出击许昌，不过数日路途。

可魏文长又偏偏不识相，屡屡提出要孤军奋战，且不谈其胜算把握如何，就是其粮草供济也难保障。这岂不又是关公当初动不动言以五百小校而取大城池之狂妄吗？想到这里，诸葛亮能不烦恼？诸葛亮之云长—文长移情就是这般形成的，其天长日久必然对魏延产生一股说不出的厌感来。由此，诸葛亮打压魏文长，其实也是在打压关云长当初的自傲气焰。诸葛亮明知蜀军除了自己当数魏延最有智谋，却在临死之际，故意举魏延的死对头杨仪做主帅，这分明是在逼魏延造反！

1　详见笔者所著《三国人物心理分析与职场生存》。

纵观诸葛亮对魏延的一系列不公正对待，追溯到其与关云长之间的矛盾，我们就会对诸葛亮的移情表现深有体会了。所以说魏文长这一生，是成也云长，败也云长！

2. 认知洞察的注意事项

1）注意分清认知洞察与意识洞察的差异

虽然意识洞察与认知洞察都是在分析来访者的特定认识与思维方法，但两者区别如下：意识洞察是依照心理动力学的思路（包括弗洛伊德的精神分析理论、荣格的分析心理学理论、阿德勒的自体理论等），力图寻找来访者本我、自我、超我的互动关系及其在不同意识层面的作用，而认知洞察则依据认知疗法的思路（包括艾利斯的理情疗法、格拉泽的现实疗法、霍姆的认知领悟疗法等），力图认清来访者特定行为背后的动机与愿望。所以，前者可谓意象分析，后者可谓意向分析，其区别见表6-12。

表6-12　意象分析和意向分析的区别

意 象 分 析	意 向 分 析
以心理动力学理论为基础	以认知心理学为基础
讲究潜意识的作用	讲究动机的作用
分意识的不同层面	分内在、外在动机
强调内在的力量	强调内、外在的交互力量

2）注意分清认知洞察与情绪洞察的差异

认知洞察的理论基础是认知心理学及与认知疗法相关的理论，而情绪洞察的理论则主要是情绪心理学理论。虽然两者是相互渗透的，但前者侧重探究来访者的认知与思维风格及其产生的基础，而后者则侧重探究来访者情绪表露的真实性及掩饰性。两者是互为补充的，而不是相互排斥的。

3）注意发现来访者的未完成事情

在一定程度上讲，认知洞察就是为了发现来访者的未完成事情，并加以剖析。所以，在与来访者的交谈中，咨询师要注意挖掘来访者的重要生活事件或重要他人的存在，并深入探究其对来访者当前人格状态与行为模式的影响。

4）注意发现来访者的完形点

认知洞察就是为了发现来访者的未完成事情。由此，咨询师要在认知洞察的同时，寻找其心理完形点，以促进其自我完善与人格成长。

最后，表6-13罗列了认知洞察的常用词汇及其事例说明。

表6-13　认知洞察关键词与红楼梦人物（部分）[1]

词　语	定　义	《红楼梦》事例
非理性思维	指个人对其生活事件或个人成长的偏见	如林黛玉之所以在贾府过得不开心，是因为她坚信舅舅家里的人大都讨厌她，话中总有话
认知误区	指个人对其生活事件的扭曲见解与认知模式	如尤二姐之所以要做贾琏的秘密夫人并后来听信王熙凤搬进贾府，是因为她有一个误解，就是一旦为贾琏生了儿子，她的地位就保住了
认知风格	指个人在认知过程中所表现出来的习惯化的思考模式	如史湘云在贾府，尽量从乐观视野来看待周围的人物与事件，这与林黛玉的悲观视野形成鲜明对比
认知归因	指个人理解和分析其生活事件因果关系的观点和想法	如王夫人把宝玉学坏归结为是晴雯的诱惑，所以强制将晴雯驱赶出大观园
认知评估	指个人对其生活事件的认识及其危害估计	如贾政把宝玉与琪官的联络看成是不求上进、大逆不道而横加鞭笞
认知调整	指个人对其生活事件认识的调整与再认识	如李纨在贾府，以尽量参与社会活动来淡化丈夫之死带来的悲伤，寻找生活中的乐趣
未完成的事情	指个人因其童年或早期生活经历而遗留的特定的认知和情绪体验，包括悔恨、愤怒、憎恨、痛苦、焦虑、悲伤、罪恶、被抛弃等未曾表达的情感	如贾惜春之所以待人十分冷漠，就是因为她从小就没有体验过母爱，所以她以冷漠来保护自我，化解悲伤
心理定式	指个人对其生活经历与事件的习惯性的情感、思维模式	如柳湘莲认定贾府的人除了宝玉之外就没有一个好人，因而对尤三姐也是先入为主，充满鄙视，终而导致其自杀
心理完形	指个人由于其以往生活经历与事件而对眼下生活事件和人物的心理期待与定式思维	如贾宝玉之所以要出家，是因为他要完成其叛逆性格给他带来的心理满足
心理暗示	指个人接受外界或他人的愿望、观念、情绪、判断、态度影响的心理特点	如妙玉之所以出家，是因为其父母听信了一个和尚的话语，说妙玉命中注定要出家
应激表现	指个人在接受内外环境因素刺激时所出现的适应反应	如林黛玉每每生宝玉的气时，必然以冷笑开始
应对策略	指个人在面对困境与挫折时所采取的应对方法	如刘姥姥三进荣国府，都以自嘲来博取众人对她的好感
解释风格	指个人在看待自己或他人的生活事件时所采取的特定的归因方法	如贾迎春每每受到别人的误会和指责时，总是认定自己有问题，没出息
思维风格	指个人的特定思维方法	如薛蟠在看待人生时，总是会表现出俗不可耐的一面

1　详见笔者所著《红楼梦人物心理分析与情感世界》。

一份遗书的思考

某女生，16岁，读高一，就读的学校是名校。

女生早恋，被父母发现，遭到一顿痛骂。次日她给父母留下遗书，并服用20多粒安眠药，被发现后送往医院急救。连续5天昏睡，几乎没有进食，经检查没有器质性病变。在医院静脉注射营养药和补充微量元素，一周后出院回家调养，同时服用抗抑郁药物，唯他停盐酸舍曲林片和抗焦虑、镇静催眠药物劳拉西洋片，已有一周。现在仍然沉默寡言，情绪时好时坏，进食少，四肢无力，不敢独立行走，父母稍加劝解便哭泣。

她情绪好时言语清晰，对学习、同学充满期待，但聊到早恋时就开始哭，不想谈及。

她与父母同住，母亲是政府公务员，十分好强，工作很忙，对孩子十分严厉；父亲是一般工人，安于现状，性格内向，不太管孩子。夫妻之间经常闹矛盾，曾提出过离婚。

家族没有精神病史，女孩3岁前一直住在外婆家，外婆一家人都十分喜欢她。初三时，母亲就发现其与班里的一位男生交往较多，严加限制，曾一度中止交往。高一后，他们又开始交往，因她的学习成绩不断下降而引起母亲的关注，当发现他们还在幽会时，母亲暴怒，声称要去男生家里闹。女孩只是哭，然后就发生了自杀事件（下面是女孩的遗书）。

爸爸妈妈：

对不起了，女儿最后一次写信给你们。

我与小强继续来往伤了你们的心，我很内疚，请原谅我吧，也原谅他吧。

我生下来就是个扫帚星，跟我在一起的人都没个好。我对你们来说是个拖累，花着你们的钱，却伤着你们的心，还当一切都是理所应当。我真是罪过！

我的身体不好，也总让你们费心，不是胃疼，就是肝疼，整天迷迷糊糊，还让你们为我操心。我总是想，没有我你们会过得更好，也不会因为我而不断吵架。

我没有了梦想，也没有了目标，学习学不好，干啥啥不行，辜负你们养育我这么多年。

与小强交朋友，欺骗了你们，我好像就没说过一句实话。但现在有一实话我想告诉你们，就是他能理解我，也愿意听我说，从不责怪我。真的，在家里，我没有得到过这份温暖！

真的不想再伤你们的心了。16年了，谢谢你们养育了我，是我自己没出息。我感觉自己就是一个人渣，到社会上也成不了什么好人，所以不如死了算了。

谢谢你们的爱，是我自己没珍惜，谁都不怪，都是我自己做的。

我做过了那么多错事，你们都原谅了我，这一次也不要再怪我好吗？是我惩罚我自己，你们对我越好，我心里的负罪感越重，我这种贱命，死不足惜。

妈妈，以后再听见走廊里有人喊妈，也不会再是我了。

人死了都会去天堂吗？我知道我去不了天堂的。因为我做的坏事太多了，只能下地狱，但我这次的决定没有错。我走了，大家都清净。

妈妈，我从你那拿了50元钱，这是最后一次啦！下辈子也还不完了。

对不起……（共30个）。

想了一晚上了，该安静地睡会儿了。

亲爱的爸爸妈妈，永别了！

在上述案例中，对该女生的咨询可以围绕以下几个方面展开。

1）探讨她的自卑情结

该女生有明显的自卑情结，这在下列话语中可得到验证：

· 我生下来就是个扫帚星，跟我在一起的人都没个好。

· 我总是想，没有我你们会过得更好，也不会因为我而不断吵架。

· 我做的坏事太多了，只能下地狱，但我这次的决定没有错。我走了，大家都清净。

由此，咨询师要帮助女生认识这些认知表现，会令她发现这些非理性认识是怎样在伤害她的自尊的。而化解了这些非理性认识，她才能学会珍惜自己和生命。

2）探讨她的情感缺失

该女生在生活中缺乏安全感和理解，她与男生的交往，是她在寻求爱之缺失的补偿。

她与男生的交往，用自己的话来说，是"他能理解我，也愿意听我说，从不责怪我。真的，在家里，我没有得到过这份温暖"，由此，咨询师要与该女生深入探讨她与男生交往的心理满足，以帮助她察觉她的情感缺失都表现在什么方面，怎样加以合理地、有效地弥补。

3）探讨她的习得无助感

该女生与母亲有明显的沟通障碍，并形成了习得无助感，这使得她对母亲的要求多采取回避、顺从的做法。现在一谈到与男生的交往，她就开始哭，不想谈及。由此，咨询师要与该女生深入探讨她与母亲的沟通障碍，找到其习得无助感的表现及突破方法，学会与母亲有效沟通，表达自己的意愿。

4）探讨她与生活希望与目标

该女生对生活感到很绝望，这在下列话语中可得到验证：

· 我没有了梦想，也没目标，学习学不好，干啥啥不行，辜负你们养育我这么多年。

· 谢谢你们的爱，是我自己没珍惜，谁都不怪，都是我自己做的。

由此，咨询师要帮助女生寻找生活的希望点。其实，该女生在情绪好时，会"言语清晰，对学习、同学都充满期待"。这是很好的切入点，咨询师要帮助该学生具体勾画她的生活目标与实现方法，以增强她的自信，强化她的信念，终而使她学会珍惜自己和生命。

三、心理咨询的人格洞察技术

（一）学习目标

了解心理咨询洞察分析之人格洞察能力的表现。

（二）基本概念

1. 人格洞察（insight of personality problems）

在心理学上，人格被定义为个体固定了的认知、情感、行为方式的总和。人格洞察分为两类，一类是对人格健全的洞察；一类是对人格缺陷乃至人格障碍的洞察。前者包括对人格和谐性、人格完善及自我完善、人格修炼等的成长性人格因素的洞察；后者包括对人格冲突、人格缺陷、人格障碍等障碍性人格因素的洞察。

在这当中，咨询师可以运用人本主义心理学的理念来看人格的成长与自我完善，也可以用行为主义的理念来看人格的塑造与养成，还可以从特质理论来看人格的具体分类与表现等。此外。咨询师还要充分了解人格心理学和变态心理学的相关概念，以有效识别人格健全、人格缺陷、人格障碍三者之间的差异及其关系（见表6-14）。

人格缺陷指人格的某些特征相对于正常而言的一种边缘状态或亚健康状态，可与酗酒、赌博、嫖娼、吸毒等恶习相关或互为因果，是介于人格健全与人格障碍之间的一种人格状态，也是一种人格发展的不良倾向或是某种轻度的人格障碍。常见的人格缺陷有自卑、抑郁、怯懦、孤僻、冷漠。如关羽有明显的自恋型人格障碍倾向，张飞有明显的冲动型人格障碍倾向。

人格障碍指人格特征偏离了正常轨道，也称病态人格，是一种人格发展的内在不协调。人格障碍是在不健全的先天遗传素质特点的基础上，由于后天的不良社会环境因素的影响，而逐渐形成的人格结构上的某些方面过分与畸形发展或严重的发展不足。如祢衡有明显的自恋型人格障碍，孙皓有明显的反社会型人格障碍。

表6-14　人格健全、人格缺陷、人格障碍之洞察一览表[1]

	人格类型	简单定义	代表人物
人格健全	升华人格	将本能冲动或潜意识作用（如攻击、发怒）以社会认可的形式表现，减轻本我的压力，保持心理的安定与平衡	苏轼、柳宗元
	自谦人格	具备自信心，不会在困境面前妄自菲薄，也有自我批判意识，以平常心看待世事，以清醒的头脑来处理问题	李世民、赵云
	创新人格	个人在创新活动中所表现出来大胆的怀疑、勇敢的批判、丰富的想象等创新精神和创新品格	爱因斯坦
	利他主义人格	无私地为他人的福利着想，甚至放弃个人利益的人格特征	美国第16任总统林肯

1　详见笔者所著《性格铸造历史》。

	人格类型	简单定义	代表人物
人格缺陷	自恋人格	一个人对自我价值与能力的过高评断，表现出渴望赞美、缺乏同情、嫉妒心强等	拿破仑
	自负人格	具有一定表现欲，自我评价过高，经常有自我陶醉性的幻想；期待他人的特殊偏爱和关注	恺撒、魏延
	焦虑人格	呈现出持续的、无目标性的过分忧心状态，甚至出现躯体不适，常伴随其他病症出现	朱元璋、朱由检
	冲动人格	情绪急躁易怒，反复无常，有强烈的攻击倾向，做事无计划性，冲动后有极大的愉快感且无罪恶感	孙皓
	依赖人格	个人自主精神甚弱，独立意识缺乏，渴望他人的亲近和帮助，不惜放弃个人的尊严与地位	刘璋
	完美主义人格	做任何事情都达到尽善尽美的地步，缺乏弹性和灵活性	诸葛亮
	A型人格	争强好胜，苛求自己，试图在极少时间里做极多的工作，终日忙忙碌碌，不愿把时间花在日常琐事上	诸葛亮
人格障碍	B型人格	没有时间紧迫感，工作不求完美，不会对别人产生敌意，休息时无罪恶感，追求生活享受	司马懿
	分裂型人格障碍	个体内存在两个或两个以上独特的人格，每一个人格在特定时间占统治地位。这些人格彼此之间是独立的、自主的，并作为一个完整的自我而存在	凡·高、顾城
	反社会型人格障碍	缺乏道德观念与罪恶感，以自我为中心，自控能力差，耐挫力不足，易被激惹，做事不计后果，情感、意志和行为严重偏离常规	尼禄
	表演型人格障碍	以人格不成熟、过度情绪化，以过分感情用事或夸张言行来吸引他人注意为特征的人格障碍	关羽
	自恋型人格障碍	对自我价值感的夸大和缺乏对他人的公感性，喜欢指使别人，认为自己享有特权，渴望持久的关注与赞美	祢衡
	依赖型人格障碍	对亲近与归属有过分的渴求，这种渴求是强迫的、盲目的、非理性的，与真实的感情无关	刘禅
	偏执型人格障碍	以极其顽固地坚持己见为典型特征的一类变态人格，表现为对自己的过分关心，自我评价过高，常把挫折的原因归咎于他人或推诿客观	王安石
	冲动型人格障碍	因微小精神刺激而突然爆发非常强烈而又难以控制的愤怒情绪，并伴有冲动行为的人格障碍	张飞
	强迫型人格障碍	要求严格和完美，容易把冲突理智化，具有强烈的自制心理和自控行为	希特勒

王安石有偏执型人格障碍

　　从宋神宗熙宁二年（1069年）到公元宋神宗元丰八年（1085年）的16年间，王安石在神宗皇帝的大力支持下，倡导变法，革除积习，这便是中国历史上著名的"熙宁变法"。可惜这次变法前后跌宕起伏，并使朝臣长期相互倾轧，致使改革成效大打折扣。这与王安石的偏执人格有极大的关系。

　　王安石搞"熙宁变法"，坚持"天变不足畏，祖宗不足法，人言不足恤"，在十多年间，以"急进"变法形式，接连推出农田水利、青苗、均输、方田均税、免役、市易、保甲、保马等新法，并一口气裁并了全国的一百几十个州县。这些举措虽一时减轻了国家的经济负担，却给各级管理带来了极大的混乱。与此相反，司马光等人则主张"渐进"的改革方法，逐步改变朝政。两朝元老富弼也曾劝神宗皇帝："陛下临御未久，当布德惠，愿二十年口不言兵。"苏轼则一开始就提醒神宗皇帝："陛下求治太急，听言太广，进人太锐。"王安石对"渐进"的做法不屑一顾，以后更将这批"反改革派"或贬为地方官，或致仕退休。可惜，王安石在"熙宁变法"中独断专行，不容异见，导致变法严重受挫，其原因在哪里？史学界一向认为这是由于王安石缺乏变法谋略及宋神宗支持不足，但就心理学而言，这也是由于王安石人格偏执，既不善听取不同意见，也不善团结各方面力量，树敌过多，不但使自己陷于不利境地，也累及神宗皇帝不能充分调动各方面力量来完成"熙宁变法"的大业。

　　例如，王安石在变法过程中刚愎自用，独断专行，导致朝中大臣多与他决裂。这当中有人原来是他的靠山，如韩维、吕公著等人；有人原来是他的荐主，如文彦博、欧阳修等人；有人原来是他的上司，如富弼、韩琦等人；也有人原来是他的朋友，如范镇、司马光等人。虽然他们都是一时俊杰、朝廷重臣，却因为不同意王安石的某些做法而被逐一赶出朝廷，特别是司马光，念在与王安石共事数年的交情上，曾三次写信给王安石，劝他调整自己的治国方略。可惜王安石就是执迷不悟，看一条驳一条，导致司马光与他分道扬镳，终生不再往来。

　　再如，熙宁四年（1071年），开封知府韩维报告说，境内民众为了规避保甲法，竟有"截指断腕者"。宋神宗就此事问及王安石，不想王安石竟回答："这事靠不住。就算靠得住，也没什么了不起！那些士大夫尚且不能理解新法，何况老百姓！"神宗皇帝听了颇为不悦地说："民言合而听之则胜，亦不可不畏也。"王安石听了仍是不以为然，因为在他看来，就连士大夫之言都可不予理睬，更何况是什么民言！王安石如此极端地看问题，难怪人们都称他为"拗相公"。

　　王安石早年在《上仁宗皇帝万言书》中提出了"教之、养之、取之、任之"的人才观，认为若"有一非其道，则足以败乱天下之才"。可惜，王安石口头上讲用人要从长计议、任人唯贤，行动上却急功近利，滥用亲信。这虽为他的政策执行带来一时的便利，却为他的变法失败埋下了祸根。而到了后来，北宋的朝政已不再是变法与否的争论，而是疯狂迫害异己的斗争。北宋王朝也就在这样的争斗中迅速衰落，以至灭亡。想来，这也都是王安石偏执人格惹的祸！

王安石的变法失利告诉后人：欲改变社会，必先改变自己。一个人格不完善的人，是不配也无法领导社会进步的。说到底，一个性格"拗扭"之人，何以包容天下，礼服众心呢？！

表6-15[1]　王安石的五"偏"人格

特征	定义	行为表现	突出后果
偏向	不公正的认知倾向	自命不凡 一意孤行	变法强制执行，缺乏宣传与尝试，导致变法以小乱大，不得人心
偏见	不实际的认知判断	不切实际 急功近利	头脑发热，不思反省，改革步伐过快、导致事与愿违，民怨沸腾
偏信	带有个人成见的判断倾向	偏听偏信 自以为是	听不得不同意见，破坏了宋朝立国以来"异论相搅"的优良传统，为后来奸臣当道埋下了祸根
偏好	带有个人成见的选择倾向	任人唯亲 排斥异己	重用吕惠卿、章惇、安惇、曾布、蔡卞、蔡京、李定等有才无德之徒，导致"小人乱政""奸人坏法"
偏激	过激的行为举动	刚愎自用 主观武断	与司马光、苏轼、文彦博等稳健改革派决裂，变改革争论为党派倾轧

2. 人格洞察的注意事项

笔者认为，在人格洞察当中，人们要注意以下几个方面。

1）注意分清人格缺陷与人格障碍的差异

人格缺陷普遍存在于普通人当中，它包括自恋、自卑、敏感、多疑、悲观、冷漠、抑郁、焦虑等，可以将其理解为轻度的人格障碍或人格障碍倾向。心理障碍可以被理解为一个人的心理异常与行为异常，人人都可能会遇到。人格缺陷心理障碍影响着人们正常的工作和生活。此外，人格缺陷并没有一个标准的行为模式，其突出表现有性格偏激、行为异常、乖张、情绪控制能力差、性格孤僻等，但人格障碍却有着明确的临床分类，如反社会型人格障碍、回避型人格障碍、边缘型人格障碍、自恋型人格障碍、分裂型人格障碍、依赖型人格障碍、表演型人格障碍等。

2）注意分清人格缺陷与心理问题的差异

人格缺陷是人格的某些特征处于一种人格的边缘状态，可与酗酒、赌博、嫖娼、吸毒等恶习相关或互为因果，是介于人格健全与人格障碍之间的一种人格状态。人格缺陷还是家庭暴力、社会危害的重要源头和成因之一。心理问题包括心理困惑、心情烦躁等，是一种亚健康状态的表现。例如，当人们遭遇重大挫折或面临重大抉择时会表现出情绪焦虑、恐惧或者

1　详见笔者所著《性格铸造历史》。

抑郁，有的表现为亲人死亡后的悲伤、沮丧，人际关系紧张引起的烦恼、退缩、自暴自弃、报复等欲望。

3）注意分清人格缺陷与精神疾患的差异

人格缺陷是人格的非理想状态，也是自我完善的目标所在。它不具有器质性变化或病理性基础，是可以通过心理咨询或自我调整来加以控制或改善的，如自恋、胆怯、敏感、焦虑等特质，都可以通过自身的努力来改变。但精神疾患则是器质性的变化，其患者的认识、情感、意志、动作行为等心理活动均可出现持久的、明显的异常，由此不能正常地学习、工作、生活；动作行为难以被一般人理解。在病态心理的支配下，精神病患者还会有自杀或攻击、伤害他人的行为。精神疾患包括精神分裂症、心境障碍、焦虑症等。

4）注意分清人格障碍与神经症的差异

神经官能症又称神经症、精神症，是一组非精神病功能性障碍，如恐惧症、焦虑症、躯体化障碍、神经衰弱等。它具有一定的人格因素与心理社会因素，但非应激障碍，是一组机能障碍，障碍性质属功能性非器质性，具有精神和躯体两方面症状，具有一定的人格特质基础但非人格障碍，各亚型有其特征性的临床相。神经症是可逆的，外因压力大时加重，反之症状减轻或消失；社会功能相对良好，自知力充分。神经症与人格障碍有一定的重叠，但前者主要是非精神病功能性障碍，而后者主要是某种人格缺陷的严重化与稳定化。

总之，想要准确判断人们的心理活动正常与否并不容易，人的心理活动是不可见的，只能通过个体的言语和行为推测他的心理活动过程。心理活动受多种因素，如环境、人际和社会文化关系等的影响，而言语和行为亦如此。心理活动的个体差异很大。正常的心理活动和异常的心理活动之间缺乏明显的分界。

拓展阅读6-6

心理健康中的"灰色区"概念示意图

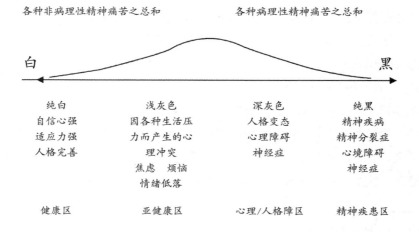

笔者多年前曾提出了心理健康的灰色区理论，认为如果将人的精神健康比作白色，将精神不健康比作黑色，那么在白色与黑色之间存在着一个巨大的缓冲区域——灰色区。灰色区又可以进一步分为浅灰色区与深灰色区，浅灰色区中有心理冲突而无人格变态，其突出表现为由诸如失态、丧亲、夫妻纠纷、家庭不和、工作不顺心、人际关系不佳等生活矛盾所带来的心理不平衡与精神压抑。深灰色区中则有种种异常人格和神经症，如强迫症、恐人症、癔症、性倒错等症状。浅灰色区与深灰色区之间也无明确界限，是一个渐进的演变过程，包括人的心理不平衡、情绪障碍及变态人格，这些问题虽属于非器质性精神痛苦，但都不同程度地干扰了人们的正常生活与情绪状态。

灰色区理论还认为，世间纯白的心理完美和患纯黑的精神疾病的人极少，大多数人的精神状况都分布在这一灰色区域内。有些学者将这一灰色区域——既非疾病又非健康的中间状态称为"亚健康状态"，或者"第三状态"。"第三状态"是一种很不幸的非健康状态，虽然不是明显的病态，但却严重影响了人们的心理生活质量，浪费精力，将精力引向非建设性的渠道，降低人际吸引力，毁坏人的自我感受，降低人的自我满足感，束缚人的创造性。所以，心理健康不仅是指没有心理疾病，还指要超越"第三状态"。

表6-16　人格洞察关键词一览表（部分）

词　语	简　单　定　义	《三国演义》事例
人格完善	指个人在成长中不断认识自我、提升自我、完善实现的结果	如吕蒙通过自学而超越了自我，令鲁肃对他"刮目相看"
人格不协调	指人格严重偏离正常，不协调，且性格的某些特征过分发展，导致人格发展不平衡	如刘禅的人格发展就很不协调，个人的放纵性和依赖性都很强
人格分裂人格解体	指随着年龄的成长，一个人的人格出现了明显的变化与不协调，令人难以适应与接受	如早年的孙权与晚年的孙权判若两人
人格冲突	指自我、本我、超我的冲突，精神分析理论的核心概念。按照弗洛伊德的理论，人格的冲突决定了人格的发展	如在华容道口，关羽为了放不放生曹操而犹豫良久
人格互补	指人格发展的互补作用，如内向的人可以通过与外向的人交往而变得活跃起来，焦虑的人可以通过与乐观的人交往而变得放松起来	如曹睿派司马懿做曹真的副都督，就是为了以前者的智谋来弥补后者的莽动
人格锁定	指人格的发展受到童年经历的影响而保留下来。按照弗洛伊德的理论，口腔期人格锁定的人会变得以自我为中心，随心所欲；肛门期人格锁定的人会变得追求完美，固执己见	如张昭的固执己见不仅令孙权最终冷落他，也使他自己无法合群。这很有可能与其早年的成长经历有关
人格僵化	指一个人的人格特质表现得过于僵化，不适应环境，终而造成显著的功能障碍或是自己主观上的不舒服时，便形成人格异常	如袁绍在官渡之战失利后就出现了人格僵化的特征，一蹶不振，自暴自弃

（三）相关知识

人格洞察中不同理论的互补

此外，笔者根据多年的教学与临床实践，将人格理论的精神分析理论和自我实现理论结合在一起，制作了罗杰斯自我实现与弗洛伊德人格互动交叉图（见图6-6、表6-17），以明确其交互关系。咨询师要敏锐地洞察来访者对自我完善的努力与人格互动的关系，以帮助来访者找到自我修通与人格完善的方向。

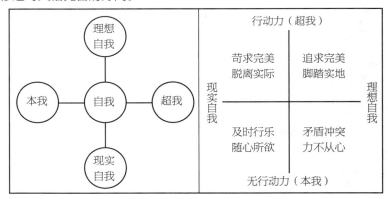

图6-6　罗杰斯自我实现与佛洛伊德人格互动交叉图

表6-17　自我实现与人格互动交叉类型

类　　型	突出特点	突出表现	突出结果	对策建议
本我+理想自我	虽志向远大却没有行动力	做事心血来潮缺乏计划性	好高骛远浅尝辄止	加强超我的力量调整理想自我的追求
本我+现实自我	没有远大志向甘于平庸	做事无计划性也不求计划性	不求上进得过且过	加强超我的力量明确理想自我的追求
超我+理想自我	志向远大不断努力	做事很有计划性工作勤奋	追求完美精力透支	加强本我的力量学会做事不求完美
超我+现实自我	没有远大志向却不甘于平庸	工作勤奋不求超越	工作认真满足现状	加强本我的力量提高理想自我的追求

总之，洞察力对于人格来说，就是将人格心理学的相关概念灵活运用于心理咨询的案例分析中，有效辨别来访者所表现的问题是否属于人格健全、人格缺陷、人格变态的范畴，并采用相应的方法来加以整合或是治疗。

[案例6-9]

为什么孩子在家里一个样，在学校一个样

男，初二学生，长相普通，学习成绩一般，性格有两面性。他在家里与在学校给人感觉完全不一样。在家里，他可以和父母大吵大闹，有时候甚至辱骂母亲，有一次和姐姐打架，好像要把姐姐往死里掐，妈妈去拉他的时候，他把妈妈甩到一边，还把手弄脱臼了；在学校，他却性格腼腆，回答问题老是低着头，不敢抬头看老师，平时也不怎么说话。他

说妈妈不爱他，其实妈妈是很爱他的，到了溺爱的地步，使他养成这样娇惯的性格，对母亲极不尊重。

咨 询 对 话	情 境 分 析
督导：孩子多大了？ 学员：14岁。 督导：孩子给你最大的困惑是什么？ 学员：就是两面性，在家与在学校完全是两个人。	
督导：请举个例子说明。 学员：据任课老师说，他在学校上课，平时极少提问，也绝少主动回答问题。就是叫他起来回答问题也是低着头，声音很小，以至于有的同学们开他的玩笑，说他是个大女孩。 督导：那他怎么回应呢？ 学员：他一般什么都不说，默默地走到一边。 督导：那回到家里呢？ 学员：回到家里感觉变了一个人，家人说他就是一个小霸王，稍有不顺心就破口大骂，对他母亲的态度尤其不好。 督导：你怎么看呢？ 学员：我看这个孩子有一点儿双重人格的表现。 督导：对，说得具体一些。 学员：我感觉他在家要得到在学校得不到的成就感。	具体化 技巧
督导：对，说得好！的确，这孩子有人格双重化的表现。在学校里，他希望扮演一个乖孩子，不惹事，低调做人；但回到家里觉得没必要这样做了，而是有点儿原形毕露，称王称霸。这是人格不协调、里外不统一的表现。	解析技巧
学员：那他是怎样变成这样的呢？ 督导：这就需要我们共同探索与发现，你觉得他的这种双重性与他的成长经历有什么关系？ 学员：据我所知，他在家里极为受宠，是爷爷奶奶带大的，原来都是要什么给什么的，说一不二的。 督导：那什么时候开始改变的呢？ 学员：据我所知，就是从他上幼儿园时开始的。当时他苦恼得很厉害，也很孤独，虽然最后在幼儿园待了下来，却变得很内向，不合群，喜欢独处。 督导：回到家里呢？ 学员：回到家里就不一样了，很容易大吵大闹，遇着不开心的事也是没完没了地闹。	
督导：我感觉他从上幼儿园开始就戴上了两副"面具"，一副在学校，那是一个"青衣"的面具，什么都表现很乖，这样才能避免麻烦。而回到了家里，他就戴上了"红脸"的面具，把一天的压抑都释放出来。长此以往，他要不就压得很深，要不就爆发得很烈，这种两极化对他的人格成长不利。	解析技巧
学员：这么说，他也是很无奈的，在学校被人欺负，在家里欺负别人。	
督导：你总结很好。这就是人格不协调的结果。在心理学上，双重人格是多重人格的一种，发展下去可能是严重的心理障碍。美国精神病大词典对它的大概定义是："一个人具有两个以上的、相对独特的并相互分开的亚人格，是为多重人格。是一种癔症性的分离性心理障碍。"多重人格的基本特征是，虽然同一个体具有两种或更多完全不同的人格，但在某一时间，只有其中之一明显。每种人格都是完整的，有自己的记忆、行为偏好，可以与单一的病前人格完全对立。	澄清技巧
学员：听起来感觉挺严重的啊。 督导：是啊，但如果学生能够协调自己的人格状态，他会达到自我完善的。	

点评： 在上述学员与督导的对话中，督导指导一个咨询师从人格心理学的角度来理解来

中篇 心理咨询拓展深入技术

访者的人格状态及其形成过程，并作了必要的理论解释。相信这一督导探讨对于提高咨询师的洞察能力有很大帮助。

四、心理咨询的意识洞察技术

（一）学习目标

了解心理咨询洞察分析之意识洞察能力的表现。

（二）基本概念

1. 意识洞察（insight of unconscious thoughts）

在意识分析的层面，洞察力就是运用精神分析的理论来看人格的动力表现。具体地说，笔者认为，在操作层面，精神分析理论可以简单分为3种洞察分析：人格分析（personality analysis）（本我、自我、超我的冲突分析）、自我分析（ego analysis）（防御机制的表现分析）、梦境分析（dream analysis）（潜意识的作用分析），而其核心则是意识分析（图6-7）。

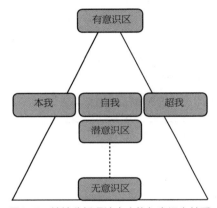

图6-7　精神分析理论中人格与意识之关系

在精神分析理论上，人格是个人本我、自我、超我3种互动冲突的结果，其中自我（也称自性）就是精神防御机制的表现，它又有不成熟、中性、成熟之分（见图6-8和表6-18）。心理咨询师要在与来访者的对话交流中，时刻发现其心理动力的冲突表现及防御机制的运用，以求透过现象看本质。

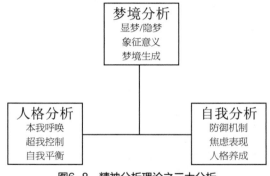

图6-8　精神分析理论之三大分析

表6-18　精神分析理论之洞察一览表

	理论要点	简单定义	典型事例
		人格结构	
人格分析	本我	在潜意识形态下的思想。代表思绪的原始程序——人最为原始的、属于满足本能冲动的欲望，是私心杂念	如人的性冲动、偷窃、抢劫、伤害自己或他人的欲望等
	超我	人格结构中的管制者，由完美原则支配，属于人格结构中的道德部分，按照至善原则行事，指导自我，限制本我	如人的是非观、道德意识、法律概念、自我的修养等
	自我	个人有意识的部分，具有防卫和中介职能，它按照现实原则来行事，充当仲裁者，监督本我，给予适当满足	如人内心冲突的平衡、自我的妥协、对私欲的某种节制等
自我分析		**1. 不成熟的防御机制**	
	否认	无意识地拒绝承认那些不愉快的现实以保护自我	如出了错却不认错、拒不面对现实等
	幻想	无力实际处理问题，使自己存在于幻想界，获得心理平衡	如幻想自己是超人、有神威等
	转移	将危险情感或行动转移到较为安全的情境下释放出来	如受了老板的气回家冲家人发火
	倒退	使用比较幼稚的方式来应付困难和满足自己的欲望	如出了错后放声大哭，什么都不做，不断求情
	压抑	某种观念、情感或冲动不能被超我接受时，下意识地将极度痛苦的经验或欲望潜抑到无意识中去	如失恋后，就尽可能忘却当初的一切
		2. 中性的防御机制	
	补偿	为克服生理上缺陷或心理自卑，发展其他方面的长处、优势，赶上或超过他人的一种心理适应机制	如相貌、身材差的人会通过好好学习来获得心理平衡
	投射	将自身的不良思绪、动机、欲望或情感，赋予到他人他物上，推卸责任或归错于他人，从而得到解脱	如考试没考好的人，会想象别人也都没考好
	分离	将不愿面对的事实从意识境界中加以隔离不让自己意识到，以免引起精神上的不愉快	如失恋的人不愿回到当初共同出入的地方，以避免勾起伤心事
	合理化	当个人做了某件昧良心或不符现实的事情时，会有意识地扭曲事实，以获得内心的平衡	如当想偷他人的手机而受良心谴责时，会竭力回想自己的手机也曾被人偷过
	反向作用	意识性地采取某种与潜意识完全相反的看法和行动	如明明是暗恋一个人，却表面上表现得毫不在意
		3. 成熟的防御机制	
	升华	被压抑的不符合社会规范的原始冲动、欲望通过符合社会认同的方式表达出来，以得到本能性满足	如在失恋时，通过努力学习来转移注意力，获取内心的平衡

	理论要点	简单定义	典型事例
	幽默	以幽默的语言或行为来应付紧张情境或表达潜意识的欲望	如通过自嘲、自我调侃来谈论自己的失恋经历
	利他主义	替代性、建设性地为他人服务，并且本能地使自己感到满足	如通过认捐、做义工来舒缓内心的烦恼
梦境分析	显梦分析	说出来的未经分析的梦，指梦的表象分析。分析梦的隐含意义，再加以分析联想实际	如分析梦见自己被人追赶、迷路、掉进了深渊等是惧梦
	隐梦分析	对梦里的图像化的"素材"和"场景"进行分析，象征本身并不具备单一的意义，具有偶发性和普遍性	如对惧梦的情景与现实的关系作深入剖析，以发现其内在关联
	象征意义分析	利用相关元素自由联想，使代替它的事物能进入意识之内，使潜意识层面调到意识层面，成为有意识的观念	如对梦中的深渊、山洞作深入的意象分析，探知其特殊含义
	梦境生成分析	从这些观念推知那些隐藏在背后的原来的潜意识的观念	如对生活焦虑与梦见坠入深渊之关联进行深入探讨

值得强调的是，在精神分析理论中，人格冲突导致不同形式的人格曲扭，而人格曲扭就是心理活动的阴暗面，它使得人不能积极有效地面对生活中的冲突与压力。而人格障碍的形成，就是本我、自我、超我三者互动冲突中出现的"两头大，中间小"的局面，即自我完全受制于本我或超我的力量控制。具体地说，当自我过分靠本我一边，人格就会呈现自负、自我中心、随心所欲等自恋人格表现；而当自我过分靠超我一边，人格就会出现偏执、较真，追求尽善尽美等完美主义人格特征（图6-9）。

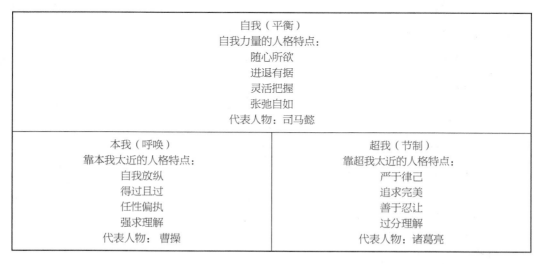

图6-9　精神分析人格冲突的人格表现[1]

1　详见笔者所著《三国人物心理分析与职场生存》。

从这层意义上来讲，精神分析理论的洞察分析就是做好以下3件事情：

· 谈情结：探讨来访者内心深处的移情、偏好与偏见。

· 谈意识：探讨来访者的种种有意识与无意识表现。

· 谈人格状态：探讨来访者的人格冲突状态。

由此，咨询师要在与来访者的对话当中，探究其表面现象背后的潜在动机，人格状态的形成原因，以求"变无意识为有意识""化无知为有知"，终而调动其自我成长的动力，改变其对现状的不满。在心理咨询上，有"未完成事件"（unfinished business）的概念，它指个人因为某种尚未获得圆满解决或彻底弥合的事情，尤其是创伤或艰难情境，而在人生中不断去寻求满足。例如，如果一个人在童年没有得到足够的关爱，他就会不断去表现自己，以获得关爱的满足，或是去嫉妒甚至伤害那些曾经得到足够关爱的人。

从这层意义上来讲，寻求关爱满足就是一个人的"未完成事件"，也就是他（她）的情结。由此，这个人会在潜意识中十分关注、在意别人对他（她）的态度，特别是对他勤奋、努力的肯定。也由于这样一种心态（意识），这个人一方面可能会表现得十分勤奋、自强不息、坚忍不拔，却在另一方面表现得十分敏感、焦虑、猜疑，缺乏安全感。对此，心理咨询的目标就是帮助其人完成其"未完成事件"，使他（她）得到关爱的充分满足，以重构自我的人格。

拓展阅读6-7

弗洛伊德的"荣格情结"[1]

弗洛伊德一度把荣格看成是自己的"儿子"，这是弗洛伊德的"荣格情结"。所以，当1913年荣格与弗洛伊德正式绝交并建立自己的分析心理学体系时，弗洛伊德的失望溢于言表。

荣格并非弗洛伊德的学生，他在读了弗洛伊德的《梦的解析》后，深受影响，赞誉此书为"划时代之作"。由此，荣格给弗洛伊德寄去了他关于词语联想的研究论文，从此两人开始了书信往来。弗洛伊德回赠荣格一幅他自己的照片，他也很想知道荣格的长相。1907年，两人相约见面，第一次长谈竟然持续了13个小时，留下了心理学史上的一段佳话。1911年，在弗洛伊德的支持下，荣格担任了国际精神分析学会的第一任主席。这一切都使得弗洛伊德对荣格有一种超乎一般友谊的情谊和期待。

然而，随着交往的深入，两人在学术上的分歧越来越严重，特别是在"灵性"和"性欲"的问题上，荣格认为弗洛伊德在情感上深深地陷入"性决定论"中，无论是在个人身上，还是在艺术品上，只要显现出灵性。1912年，荣格出版了《力必多转变与象征》一书，凸显了两人

1　申荷永：《心理分析：理解与体验》，北京，生活·读书·新知三联书店，2004。

之间已经产生的裂痕。该著作的出版，正式结束了荣格与弗洛伊德的关系，也使得弗洛伊德的"荣格情结"更加纠结。

拓展阅读6-8

"谈话疗法"的创立

从1880年12月到1882年6月，布洛伊尔医生为一个名叫安娜·奥的女病人治疗歇斯底里症。她患病时才21岁，首次发作是在服侍她衷心爱戴的父亲时。布洛伊尔第一次接触安娜·奥时发现，她的临床症状极为复杂，包括全身痉挛性麻痹、精神抑制和意识错乱等，而这一切是无法用药物来加以控制的，也没有手术方法可实施。

在一次对话中，布洛伊尔偶然发现，如果能使安娜·奥讲出她在病症发作时的幻想和妄念，她的症状就会得到缓解。

由此，布洛伊尔尝试了一种全新的治疗方法，就是把安娜·奥催眠到很深的状态，然后告诉她在发作时是哪些念头在压迫着她，又怎样可以去除。就这样，布洛伊尔帮助安娜·奥有效控制了她原来反复发作的症状和毛病。

有趣的是，处于清醒状态时，安娜·奥与一般人差不多，也说不出自己的病源在哪里。但是一经催眠，她马上就能厘清原先弄不清的关系。事实上，她的一切症状都与她服侍父亲的纠结有关。一方面，她想做个好女儿，好好服侍父亲；另一方面，她感觉很疲惫，不想再服侍他。两者在内心不断角斗，就形成了她的焦虑症状，特别是当她越想压制那些讨厌父亲的念头时，她就越感到焦虑不安。

而当她在催眠状况下，她就能自由地表达自己的愿望和情感，不再为此而纠结和愧疚。待醒来时，自我感觉也舒服许多。更有趣的是，当安娜·奥被催眠后，她会忽然忘记自己的母语德语，而开始讲英语。这说明，在催眠状态下，患者失去了自控能力，恢复了平时被压抑的、难以启口的原始意识。换言之，在人的意识的深层，存在着另一种原始的意识形式。

安娜·奥很享受布洛伊尔为她提供的咨询，并称之为"谈话疗法"或"烟雾扫除法"。后来，布洛伊尔把这一方法简称为"涤清法"或"净化法"。

2. 情结的修通

精神分析之目的在于帮助来访者发现自身的各种情结表现（表6-19）。

所谓情结（complex），就是指由被压抑的无意识思想、感情、知觉、记忆等所组成的意念倾向（见表6-19）。它突出表现在特别偏好或怨恨某种类型或者某一地方的人或事件等。情结基本上属于一种"自主性"或"自治性"的存在。它可以与我们的整体心理体系保持联系，但也会分裂、脱离，甚至独立。因此，情结的出现与消失有着它自身的规律，往往不受我们意识的支配，甚至能够支配我们的自我意识。当情结被触动而产生作用的时候，不管人们是否意识到，情结总能对人们的心理和行为产生极具感情强度的影响，甚至是某种具有主导性的影响，比如强烈的爱或恨、快乐或伤心、感激或愤怒等。

情结虽然不等同于潜意识，但是情结的产生却是潜意识的体现。一般而言，情结藏在潜意识的深层，经过心理咨询的解析，被提升到人格的表层，得到有效的认知和化解，这叫修通（working through）。由此，心理咨询之目的不是让来访者消除其某种情结，而是让来访者通过自我的觉察和梳理，消除这种情结的负面作用及消极影响。荣格曾说，"只要我们不能察觉和认识我们的情结，我们就会在不同程度上受情结的控制和摆布"。

在这当中，精神分析是把原发的过程变成继发的过程，把深层意识的情结提到表层来解决。心理障碍的形成，是因为心理能力受到压抑或沉溺，而产生了消极的情结反应。这便是心理健康与人格完善的黑洞。而洞察分析的目的在于让来访者"变无意识为有意识"，以便加以整合和修通。在这个层面上讲，精神分析也可以简称为"意识分析"，为的是帮助来访者认清他（她）的行为表现是受哪些心结的影响，怎样可以加以舒缓。

表6-19　情结的不同表现

情结的"是"与"不是"	
情结不只是情绪的表露 情结不只是爱与恨 情结不只是记忆 情结不都是问题 情结不都是障碍	情结是心理能量的郁结 情结是一种人格状态 情结是未竟的心愿 情结是曲扭的认知 情结是本能的流露

总之，对于精神分析理论来讲，心理咨询本质上就是咨询师对来访者特定情结的识别与处理的过程。其识别过程要在与来访者共同探索其特定情绪体验、思维模式或偏好、偏见背后的潜意识需求满足，其处理过程需要与来访者共同议定适合他自己的调整方法。

3. 意识洞察的注意事项

笔者认为，在意识洞察当中，人们要注意以下几个方面（表6-20）。

1）大胆设想　小心求证

就是咨询师要对来访者谈论的问题有自己各种各样的设想与推测，但据此要在沟通中搜集证据、事例，以最终做到言之有据，话说有理。由此，咨询师要在实践中，学会从各种角度看待来访者的主述，以逐渐形成自己的判断。

2）多元思考　逐渐推进

就是咨询师在与来访者的交谈中，要注意从不同角度看待同一问题，再从同一角度看待不同问题。具体地说，咨询师要在与来访者的交谈中，学会从精神分析理论的角度分析来访者的"未完成事情"及其情结表现，从认知的角度来分析来访者的认知误区与非理性思维表现，从人本心理学的角度分析来访者的自我完善与人格不协调，从行为主义心理学分析来访者的强化积累与习惯养成。待各种思路出来后，咨询师还要注意加以逐步提出，反复讨论，以最后求得共识。

3）不要把假设当结论

就是咨询师要在与来访者的交谈中，警惕自己的主观武断表现，把假设当结论，急于表明自己的立场与观点。咨询师应该在同感共情的基础上，将对来访者问题的分析巧妙地加以表达。

4）不要忽略体语交流

就是咨询师要在与来访者的交谈中，注意其体语表现与交流。许多来访者在咨询时，由于防御机制的作用，可能言不由衷，语非所欲，咨询师要注意观察来访者的肢体语言，以作出准确的判断，而不要被表现甚至假象迷惑。

表6–20　洞察关键词与三国人物（部分）[1]

词　语	简　单　定　义	《三国演义》事例
本我呼唤	指人性本能的流露，如个人的性欲、偷窃欲、偷窥欲、毁坏欲、杀人欲等欲望	如曹操每每遇到漂亮女人，就想加以掠之
超我节制	指个人在成长的历程中来自父母、师长、社会教诲所得到的道德规则。超我会压制自我的流露，按社会可接受的方式去满足自我	如曹操为了不担负篡汉的骂名，在有生之年没有取代汉献帝
自我抉择	指自我协调本我和超我之间的矛盾，按照现实原则来行事，既监督本我的动静，给予适当满足，又要制止违反社会规范、道德准则和法律的行为	如关羽如不降曹，就无法保护两位嫂夫人，所以他以"发现刘备就走"为条件降曹
人格冲突	指本我、自我和超我之间的矛盾冲突，抉择意向，按照弗洛伊德的理论，人格的冲突决定了人格的发展	如在华容道口，关羽为了放不放生曹操而犹豫良久
精神防御	指在个人遇到生活困难与烦恼时所采取的一种能够回避困难、解除烦恼、保护心理安宁的方法。如压抑、否定、退化、幻想、转移等	如曹植在失势后，通过文学创作来排解自己的失意，升华自己的情绪
潜意识作用	指人类心理活动中那些不能认知或没有认知到的部分，按照弗洛伊德的理论，它是人们已经发生但并未达到意识状态的心理活动过程	如诸葛亮对魏延的不满，在很大程度上是在转移他对关羽的怨恨
情结作用	指个人的一组无意识的组合，或是一种埋藏在意识深层的意念或冲动	如曹丕因为从小自卑而在继位后虐待自家兄弟
情结识别	指对于情结的生成原因、行为表现及与现在生活环境、事件相关联的觉察	如杨修知道曹操杀他的根本原因是他令曹操感到了自卑
情结修通	指个人了解其情结成因并加以化解的过程	如在官渡之战时，郭嘉以"袁绍有十败，主公有十胜"来激励曹操
未完成事情	指个人尚未获得圆满解决或彻底弥合的既往情境，它使人总是在有意识或无意识地追求其补偿	如关羽因为小时候曾被人轻视过而变得十分自恋，"敬下不敬上"
自我力量	指个人要面对自己的人生，改变自己的人格的内在力量	如刘备为了匡复汉室而不断地鞭策自我，坚持不懈

1　详见笔者所著《三国人物心理分析与职场生存》。

词 语	简 单 定 义	《三国演义》事例
强化自我	指个人依据强化原理来安排自己的活动，每每达到目标即给予自己一定的物质或精神酬报，直到最终完成目标	如关羽在降曹期间，为了抗拒曹操的利诱并磨炼意志，经常挑灯夜读
移情表现	指个人将对自己以往生活中重要他人的爱与恨移到他人或咨询师身上的意向与行为表现	如刘备对魏延的重用，在很大程度上也是在转移他对关羽的喜爱
反移情表现	指咨询师将对自己以往生活中重要他人的爱与恨移到来访者身上的意向与行为表现	如诸葛亮在骂王朗背汉时，也在声讨自己的哥哥诸葛瑾背汉从吴
投射作用	指个人将自己不喜欢或不能承受但又是自己具有的冲动、动机、态度和行为转移到他人或周围事物的表现	如袁术因为自己想称帝，就怀疑很多人也有这份心思，所以先下手为强
固化作用	指一种功能固着状态，是遭遇外界突发事件或是在长期、慢性刺激下而形成的一种心理反应模式	如关羽由于长期鄙视吕蒙、陆逊等东吴将领，所以十分漠视他们突袭后方的可能
意象分析	指通过对外部形象、事物、语言等来分析个人内心世界的技术	如诸葛亮通过让姜维观天象来测试他的内心想法

（三）相关知识：荣格的情结理论

情结这个概念在荣格分析心理学中具有重要地位。在荣格通过对词语联想的研究中，提出了他关于情结的心理学理论。他发现其词语联想测验中的情结指标（complex indicators）不仅提供了心理世界中无意识层面的直接证据，而且提供了有关无意识的潜在内容及其所具备的情感能量。

在荣格看来，情结是一种心象与意念的集中，其中具有一个源自原型的核心，并且具有某种特别的情绪基调。情结基本上属于一种"自主性"或"自治性"的存在。它可以与我们的整体心理体系保持联系，但也会分裂、脱离，甚至独立。因此，情结的出现与消失有着它自身的规律，往往不受我们意识的支配，甚至能够支配我们的自我意识。情结在无意识中形成和积累，当它逐渐膨胀到一定程度的时候就有机会发作，而表现为我们人格与自我的"替代主角"。

一旦情结被触动而产生作用，不管人们是否意识到，情结总能对人们的心理和行为产生极具感情强度的影响，甚至是某种具有主导性的影响，比如强烈的爱或恨，快乐或伤心，感激或愤怒等。而这个时候，我们往往已经不能再理智地表现本来的自己，而是完全被情结占据和控制。在此意义上，情结类似于一种心理本能，触发后就按照它自身的固有规律来自动行事。

于是，受某种情结所困的人，往往也就会表现出由此情结所支配的心理与行为。

因此，精神分析的目的不是要让人消除或根除其情结，而是让人理解情结在自己的心理和行为中所起的作用来降低其消极影响。荣格认为，只要我们不能察觉和认识我们的情结，我们就会在不同程度上受情结的控制和摆布。而一旦我们认识并理解了情结的存在及其意义，情结也就失去了影响与控制我们的能量。尽管它们不会消失，但可以逐渐减少其消极的影响。这就好比被忽视的孩子总是要通过哭闹来吸引大人的关注，若是大人能够照顾好孩子，那么他就会变得安静，而不再需要利用哭闹来表达自己的诉求。

拓展阅读6-9

弗洛伊德与荣格分手的"癔症性昏厥"表现

弗洛伊德是精神分析的开创者，其理论基点就是人的焦虑会通过躯体化形式表现出来，如头痛、胃痛、牙痛、浑身瘙痒、间歇性失明、昏厥等症状。在心理学上，这都是癔症的表现。有趣的是，在与自己的大弟子荣格分手这一事上，弗洛伊德也表现出了"癔症性昏厥"。

1909年4月20日，在去美国讲学的前一天，荣格在闲聊中提起了在德国北部发现的泥炭沼尸体。弗洛伊德对此很反感，几次打断荣格的谈话，后来竟突然昏倒了。这是弗洛伊德在荣格面前的第一次昏倒。其原因在于：弗洛伊德认为，荣格对尸体的闲谈暗示着他希望自己去死，这种被压抑的焦虑令弗洛伊德神情恍惚，继而引发了"癔症性昏厥"。

从美国讲学回来后，弗洛伊德一心致力于将精神分析理论扩展到更多领域中去，而荣格则致力于对神话学的钻研。在两人的通信中，分歧逐渐扩大。弗洛伊德希望荣格能维护自己的权威，而荣格却对弗洛伊德的主观武断日感不满。

1912年11月，在荣格的提议下，两人见了一次面，并进行了长时间的交谈。谈话后，弗洛伊德感觉与荣格的矛盾已经解决，自己选中的"皇储"也放弃了任何想逊位的念头。不料，就在午餐快结束时，弗洛伊德又昏倒了。这是弗洛伊德在荣格面前的第二次昏倒。其原因在于：弗洛伊德无法面对荣格背叛自己的焦虑，再次出现"癔症性昏厥"。

1938年，国际精神分析学会本来要召开大会，弗洛伊德和荣格也都准备要参会的，却因为"二战"的因素而被取消了。可以想象，如果两个人真的见了面，弗洛伊德还会晕倒的。

这一分析，也是弗洛伊德倡导的洞察力表现。

[案例6-10]

我为什么想戴绿帽子

督导资料：中年男性，工作压力很大，对男女关系很敏感，他在与妻子发生性行为时常会有一种非常刺激的想法，就是会幻想妻子给他戴绿帽子。他甚至提出妻子在性行为中这样骂他，但她妻子是个文化人，说不出口。他求妻子偶尔说出一句半句的，也会令他非常兴奋。但在现实生活中，他对妻子控制得很严，除了工作往来不可以有男性朋友。他的困惑是，自己为什么一方面很想让妻子出轨；另一方面又把控得很严？

咨 询 对 话	情 境 分 析
督导：你刚才说他做爱时，很想让妻子骂他是个王八。我马上联想到，他是不是有些自虐？因为性虐是分肢体的和言语的，有些混合作用产生兴奋，如果是这样的话，我建议你查一查资料，以了解性虐的详情。 学员：好的，不过我想知道老师是怎么看的。	
督导：从精神分析的角度想，他在清醒状态下不许妻子与异性多接触，这会令他没有安全感，这是超我的压抑与节制，但是到了夜间在与妻子行房时，他却不断联想妻子干了见不得人的事，以使自己兴奋起来，这又是本我的呼唤与放纵。由此，他的自我状态不协调，白天压抑自我，晚上放纵自我，所以十分纠结。这是一个思路。 学员：那另外的思路是什么？ 督导：他把自己想放纵自我的念头投射到妻子身上，认为自己想出轨，妻子也一样。 学员：那这说明了他的什么问题？	人格分析
督导：这说明他内心很压抑，自己想做出格的事情却又不敢做，所以就想象妻子在做了，以此来刺激和满足自我的性欲。 学员：那这样做到底满足了他的什么需求？ 督导：这样做本质上是满足了他的自恋需求。 学员：为什么这么说？	情结分析
督导：因为想象妻子做浪女而不需她真做，他获得的是自己的满足，而非妻子的满足。也就是说，他在白天时超我过于强大，压抑本我过深，使得本我在夜间尤其地逆反，达到自虐的地步，这就使他乐在戴绿帽子的幻想中。 学员：我开始明白了。 督导：其实超我就是高标准、严要求，强压之下，每个人都有想做坏孩子的一面，以达到自我补偿。这样说来，他白天应该是一个很循规蹈矩的人，是这样的吗？ 学员：完全是！他给人感觉是一个非常乖的人，生活中非常循规蹈矩。 督导：所以人循规蹈矩久了，必然有寻求做一个坏孩子的念头。 学员：如果说他想做一个坏孩子的话，他可以去嫖娼，但他没有去做，而是竭力想象妻子做了出轨的事儿，这是为什么？ 督导：因为他的超我一直在压制本我，所以只能靠想象来补偿。 学员：那他为什么不想象自己在与其他女人做爱，那样不更刺激吗？	人格分析
督导：可那样他就成了恶人了，他的超我告诉自己，宁可让妻子做出轨的事儿，也不可自己做出轨的事儿。 学员：为什么呢？ 督导：因为他要占据道德的制高点，那是超我的呼唤。 学员：哦，原来是这样的。 ……	防御机制分析

点评：在对上述学员汇报的案例中，我启发学员对来访者的奇特行为作意识洞察，挖掘其荒诞行为背后的心理投射，并为未来的咨询确立方向。

[案例6-11]

保密　　　　**心理咨询诊断**　　　编码：005
与治疗报告书

填写时间：　年　月　日

姓名	Terry	代号		性别	男	年龄	17	班级	高一
学习情况	**很好** / 较好 / 一般 / 较差 / 差	联系电话		咨询经历	① ②有（咨询次数：6（50分钟一次）地点：_____ 咨询师：_____ ）				

父亲年龄：（ **45** ）**健在**/去世 职业：企业家 学历：大学 母亲年龄：（ **44** ）**健在**/去世 职业：家庭妇女 学历：大专	父母婚姻状况				
	好	**一般**	差	离婚	再婚

接受咨询的直接原因：
Terry因为与父母冲突及有学习压力，休学在家，被父母带来接受咨询。

希望的咨询目标：
Terry及其父母都希望在接受咨询后，可以复学，并缓解家庭的冲突与矛盾。

咨询判断	Terry，男，17岁，在南方某大城市生活，高一学生。他因为无法适应学习压力及与父母的冲突而休学在家达一年之久，其间接受精神科大夫治疗8个月。在过去的5个月里，我给他做了8次治疗，下面是我对他的情况的总结。 Terry的心理问题判断 （1）Terry的行为问题表现 1. 抗拒权威：对权威人物十分抗拒、反叛，不能接受指令性话语； 2. 同性恋倾向：对同性者有好感，愿意亲近，有性幻想； 3. 纠缠过去：对于过去发生过的不利事件，纠缠不休、念念不忘； 4. 做事追求完美：为人处世颇为僵化，不善灵活处理，追求细节完美； 5. 喜欢接近女孩：喜欢亲近女孩，觉得她们很单纯，不必谈论性话题。 总之，Terry对权威人士颇为反叛，对弱者非常关注。 （2）Terry问题的心理分析 1. 缺乏安全感：在成长经历中，有许多关爱挫败体验，对重要他人缺乏信任感； 2. 缺乏自信：看待自己十分低落，就是自己的长项也不愿、不善表露； 3. 完美主义倾向：对人对己十分苛求，做事中因为一点儿小错就会全盘否定； 4. 人格解体：由于长期休闲在家，又一直在用药，所以性格有了很大变化； 6. 颇有恋母倾向：愿意接近女性，对母亲很依恋、依赖，并在行为中有所模仿。 总之，Terry给人感觉很敏感、自卑，却十分渴望关注和理解。 （3）Terry问题的心理诊断 从本质上讲，Terry的行为问题是神经症的表现。但他的人格中有偏执型人格障碍的特点，这使得他在平常的待人处世中敏感、刻板，苛求完美，并不善于原谅自己。
咨询对策	1. Terry的治疗目标 对于Terry的行为矫正与人格完善，我打算采取"认知疗法"，通过发现并调整非理性思维的突出表现，并通过正面鼓励与巧妙批评来一步一步地矫正他的不良行为，当中还涉及了"行为疗法"和"叙事疗法"的某些技巧。在这当中，我会贯彻以下的原则。

咨询对策	**（1）Terry的治疗原则** **治疗原则　具体描述** 平等对话　对于Terry的不足表现要明确指出，但是在平等对话的基础上 及时鼓励　对于Terry的进步表现要予以及时、有效的鼓励与肯定 由情及理　在对Terry的教育中，要让他感到父母首先是关爱他的，再作进一步批评 先软后硬　在对Terry的教育中，要先让他讲话，允许他提出不同意见，再作批评 巧妙纠正　对于Terry的缺点表现要予以及时且灵活的批评与指正 总之，对Terry的治疗，要以平等为基础，以理解为突破。 **（2）Terry的优点表现** **优点表现　　　　具体描述** 渴望他人肯定　　十分渴望得到权威人物的肯定、鼓励、赞赏。 愿意付出努力　　对于自己看重、在意的事情，愿意付出努力。 同情弱者　　　　对于弱者，特别是小孩子与老人，容易表现出关注和同情心。 愿意表现自己　　愿意在特定的情况下，表现自己的才华和能力。 不张扬自我　　　为人低调，不喜张扬自我，也讨厌夸夸其谈的人物。 人生有梦想　　　希望能开创自己的事业，并愿意为此付出努力。 做事有一定的韧性　对于自己在意的事情，有韧性和可以坚持努力。 总之，对Terry的优点予以适时、必要的肯定，会强化他完善自我的愿望。
	2. Terry的治疗目标 目标是"半年一小变，二年一大变"。 在为Terry治疗的过程中，我与他父母要沟通商定，期望实现以下的长、短期目标。
	Terry的治疗目标　　具体目标达成 一年一小变 　能够控制情绪，不随意发作。 　能够减少对过去的纠缠，能够积极看待他人。 　能够调整人格，走出现在对药物的迷信。 　能够在半年内回到学校，并跟上学习步骤。 二年一大变 　能够完全控制情绪，不随意发作。 　能够心平气和地看待自己和他人的过失。 　能够找回当初的自我，继续学业的辉煌。 　能够完成学业接受学校生活的节奏，完成学业要求。 　能够培养自信，不再消极负面地看待自己与他人。 总之，在近期内，能使Terry复学，是对他咨询成效的终极考核；而从长远来说，能使Terry学会情绪管理并强化自信，则是他自我完善的终极考核。
其他注意事项	与Terry沟通的5大注意事项 在与Terry的沟通中，我建议其父母要注意以下事项。 **注意事项　　　　　具体描述** 摆事实、讲道理　　对于Terry的偏执想法，要以具体事实来反驳，而不是一概而论。 态度和蔼、语气坚定　在与Terry沟通中，态度要既不生硬粗暴，也不轻描淡写。 捕捉契机、一次说透　对于Terry的突出毛病，要抓住典型事例，严肃批评，一次说透。 换位思维、将心比心　对于Terry要多做同感练习，让他感受别人的刺痛。 就事论事，不设前提　对于Terry的不良做法，要就事论事，不牵连过去的事情。 总之，与Terry沟通，一定要采取平等对话的模式，以强化Terry的自信与成长趋向。

小结：岳晓东论洞察力

心理咨询是一面镜子，它不仅能照出咨询师对心理咨询的信念，也能照出咨询学员对心理咨询的种种潜意识情结。

心理咨询，就是要照人照己。

心理咨询需要对他人的认识有洞察力，而对自我的认识有透明度。不练就这两种功夫，就不能深入做好心理咨询的工作。

咨询师要在工作中不断地"开心眼儿"和"长心眼儿"。所谓"开心眼儿"，就是咨询师能够恰如其分地运用心理学的相关观点、理论来看待和解释来访者陈述的心理问题或困惑。

所谓"长心眼儿"，就是咨询师能够不断积累自己的心理学见识，以逐渐形成自己的咨询套路和风格。

第七章

心理咨询的沟通表达技术

>>>>>>

> 咨询对话的最高境界是：多说一句话就啰唆，少说一句话就模糊。咨询对话重质量，不重数量。

> ——岳晓东

▌第一节 心理咨询沟通表达的介绍

一、心理咨询沟通表达的概念介绍

（一）学习目标

了解心理咨询场合下有效沟通表达的基本原理。

（二）基本概念

1. 什么是沟通表达

什么是沟通？简单地说就是交流观点和看法，寻求共识，消除隔阂，谋求一致。根据《大英百科全书》的解释，沟通是用任何方法，彼此交换信息，即指一个人与另一个人之间用视觉、符号、电话、电报、收音机、电视或其他工具作为媒介，所从事的交换信息的方法（图7-1）。在人们的现实生活中，许许多多的不愉快、不顺畅、难堪、挫折、失败、不幸，均与缺乏沟通或沟通不成功有关，英国学者帕金森有一个著名定律——帕金森定律："因为未能沟通而造成的真空，将很快充满谣言、误解、废话与毒药。"

罗杰斯曾说："如果我能够知道他表达了什么，如果我能知道他表达的动机是什么，如果我能知道他表达了以后的感受如何，那么我就敢信心十足地果敢断言，我已经充分了解了他，并能够有足够的力量影响并改变他。"

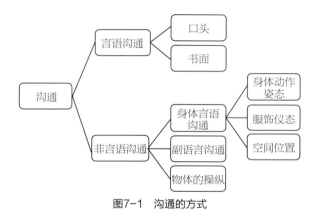

图7-1 沟通的方式

心理咨询沟通力（therapeutic communicative competence），是指咨询师能够对来访者的主述进行归纳总结、深入探讨的能力。用俗话来讲，沟通力就是咨询者与来访者交流思想、表达意念、寻求共识的能力。其中"沟"是手段，"通"是目的。美国著名心理学家乔治·凯利把咨询师的言语表述能力看作是咨询师的基本素质来要求。由此，有效沟通以善解人意为基础，以寻求共识为目标，可以增进人际交往，化解人际冲突；而无效沟通以自我中心为基础，以强人所难为表现，最终会损害人际关系，激化人际矛盾，见表7-1。

表7-1　良性沟通和恶性沟通的对比

良性沟通会激发人性的光明面	恶性沟通会激发人性的阴暗面
沟通成功的喜悦 畅所欲言 一吐为快 用心聆听 理解尊重	沟通失败的悲哀 言所不欲 备受指责 怨恨不已 行为冲动

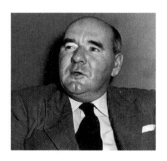

图7-2　西里尔·诺斯古德·帕金森

西里尔·诺斯古德·帕金森（Cyril Northcote Parkinson，1909—1993），英国历史学家、政治学家。

拓展阅读7-1

诸葛瑾巧言劝孙权[1]

诸葛瑾是三国时期吴国大臣，诸葛亮之兄。他经鲁肃推荐，为东吴效力，且胸怀宽广、温厚诚信，得到孙权的深深信赖。

诸葛瑾不但同孙氏家族关系良好，也与淮泗人士、江东大族关系密切，因此诸葛瑾成了沟通君主、淮泗人士、江东大族三者关系的一条纽带，获得孙吴各种政治势力的交口称赞。

《三国志·吴书·诸葛瑾传》记载，有一次校尉殷模犯了错，孙权恼怒地要处死他，群

1　详见笔者所著《三国人物心理分析与职场生存》。

臣中许多人劝谏，反而使孙权越加恼火。此时，诸葛瑾却在一边默不作声。孙权问道："你为什么不说话呢？"对此，诸葛瑾先请孙权避开众臣，到一边单独交谈。他说："我和殷模等人同样都是在老家当地遭到厄运，这才背井离乡来到江东的，幸蒙吴主的再生之福方得有今日。我本当和这些人一起互相督促策励以报答万一的，却没有很好地做到这一点。殷模辜负你的恩惠，自陷罪责，我想到这中间也有我的过失，实在不敢再说什么劝你的话了。"

孙权听了为之动情，赦免了殷模的死罪。诸葛瑾这种以退为进的沟通，既表明了自己的反对立场，又给足了孙权的面子，堪称善解人意的典范。

2. 沟通表达的渠道

我们在进行沟通的时候，都经常用到哪些渠道呢？在运用这些渠道的过程中有什么需要注意的事项呢？

人与人面对面沟通时的三大要素是文字、声音及肢体语言。经过行为科学家60年来的研究，面对面沟通时，三大要素影响力的比率是文字占7%，声音占38%，肢体语言占55%。一般人常强调谈话的内容，却忽略了声音和肢体语言的重要性。其实，沟通便是要达到一致性以及进入别人的频道，亦即你的声音和肢体语言要让对方感觉到你所讲和所想十分一致。否则，对方将无法接收到正确的讯息。因此，在沟通时应不断练习内容、声音、肢体动作的一致性（见表7-2）。

表7-2　沟通渠道及注意要点

沟通渠道	注 意 要 点
语言沟通	在进行语言沟通的时候，同样一句话，用不同的语气或者不同的表达方式，可以获得不同的效果。需要做到用心聆听、同感共情、表达准确
文字沟通	虽然文字所传达的信息较语言更加含蓄，但必须注意简洁和突出要点，使对方能够很快明白你所想表达的东西，少说废话，文字得体生动
肢体语言	在人们传达信息的时候，实际上语言表达只占表达方式的35%，而其余的65%则是通过肢体语言传达的。说同样一句话，如果加上手势和表情，会带来不同的效果

在沟通中，咨询师需要关注来访者的肢体语言与内心活动的呼应（见表7-3）。在沟通中，80%是倾听，20%是说话，而在说话中，提问题又占了80%，所以提问愈简单愈好。此外，沟通的目的并不在于证明别人的错处，而是与对方建立良好关系。因此，不妨让沟通的对方不失立场，同时也可以让他以另一种角度来衡量事情，而由他自己决定什么是好什么是坏。因为凡事无所谓对错，只是适不适合你而已，沟通的道理亦同。

表7-3 肢体语言与内心活动对应表[1]

部 位	动 作	表 情	部 位	动 作	表 情
眼部	眉毛上扬成高的弧线	惊讶	面部	由下半边脸（嘴和下颌区）和眼部周围表达	表达快乐、惊奇、厌恶
	眉毛上扬拧在一起	害怕		眼睛	表达悲伤、恐惧
	眉毛下垂拧在一起，左右眉毛间有明显的垂线，眼睛显得"冷眼瞪着"	愤怒		下半边脸和眉毛	表达愤怒
	眉毛内角拧在一起，上眼睑内角上抬	悲伤			
肩部	前倾	暗示渴望	脚和腿	舒适和放松	欢迎人际交流
	弯腰、抱肩、转动肩膀	不在意、悲伤、矛盾		拖着脚或用脚敲地	焦虑
	耸肩	不确定，迷惑，心情矛盾		反复交叉双腿	焦虑、沮丧、不耐烦
				规矩，脚僵硬	心情紧张、焦虑、拒绝深入的人际交流
手臂和手	双臂抱在胸前	回避人际交往	触摸	连续体中间部分触摸连续体	友情的、温暖的
	颤抖的手，紧握拳头	焦虑、愤怒			
	姿势僵硬	紧张		上部触摸	爱的性唤起的
	放松和展开	对话题的投入和对某个观点的强调			
	手心出汗	焦虑和警觉			
嘴部	微笑	幸福、快乐	头部	抬起头	人际交流的接受
		尴尬、不安		上下点头	确认或赞同
	嘴唇紧闭	压力、挫折		抬得笔直	焦虑或愤怒
	张着嘴说不出话	惊奇、难以说话		垂在胸前	不赞同或悲伤
	嘴唇颤抖、僵硬	焦虑、悲伤		摇头并伴有腿的动作	表示愤怒

1 ［美］Sherry Corner，Paula S. Nurius：《心理咨询师的问诊策略》，张建新等译，55页，北京，中国轻工业出版社，2004。

3. 沟通表达的副语言

在沟通表达中，还存在着副语言的交流。副语言泛指语言内容以外的因素，包括声音水平（音量）、音调（音频）、语速和话语流利性等变量。此外，停顿和沉默也属于副语言。副语言线索与如何传递信息有关，它们也代表了信息内容。

副语言在咨询会谈中具有以下几方面的意义：第一，副语言在交谈互动中起重要作用，并直接影响咨询对话的开展及控制，咨询师要关注其起落变化；第二，副语言传递了当事人的情绪状态，咨询师要从中辨别当事人的情绪状态；第三，副语言传达了当事人的配合、阻抗水准，咨询师要从中觉察当事人自我开放与保护的意向。例如，来访者说话很慢，可能是他感觉很悲伤或是不想讨论这个敏感话题，来访者音量加大及语速加快是他喜悦或者愤怒的信号（表7-4）。

表7–4　副语言交流的关注点

观察的方面	观 察 现 象
视觉/目光接触模式	目光接触次数，情绪兴奋时瞳孔放大
声音性质	说话的速度、声调和音量的变化
关注的肢体语言	姿势、姿势变换、倾斜、呼吸模式、空间的运用、面部表情、肤色等
动作的协调性	注意动作和模仿在哪里发生

总之，心理咨询场合下的交流是多元的，咨询师要培养自己言语交流、体语交流和副语言交流方面的功夫，以提高自己的整体沟通能力。表7-5概括了咨询师在沟通能力上的技能。

表7–5　沟通表达能力培养一览表

	沟通类型	简单定义	适用技巧
言语层面	用心聆听	即全神贯注地听对方讲话，不随便打断或评论	贯注技巧，不断总结技巧
	同感共情	即不断地情感对焦、思维并轨，以能够准确感受并回应对方的感受	判断抽离技巧、一致化技巧，增加鼓励技巧
	表达准确	即准确地表达个人的感受与思考，不说废话和不该说的话	具体化技巧
	开放提问	即多说"发生了什么""怎么看""怎么想"等话，少说"是不是""对不对"等话	开放提问技巧
	形象比喻	即用概念相关的人物、事件、物体、成语或故事等来说明问题	
体语层面	表情亲切	即要以自然、亲和的表情面对来访者	对视，保持沉默
	目光和蔼	即要以理解、接纳、认可的眼光面对来访者	点头，微笑
	语气平缓	即要说话语速平和、语气镇定	
	姿态放松	即要坐姿放松，但不给人压迫感	
	手势优美	即要注意手势自然，不夸张	

中篇　心理咨询拓展深入技术

（三）相关知识：组织系统沟通的5种形式

在沟通学上，组织系统内的沟通可有5种形式：链式、环式、Y式、轮式、全通道式（见表7-6）。依据组织明文规定的原则进行的信息传递与交流。例如组织与组织之间的公函来往、组织内部的文件传达、召开会议、上下级之间的定期情报交换（图7-3）。

表7-6　组织系统沟通的5种形式

方　式	具 体 描 述
链式	是一个平行网络，其中居于两端的人只能与内侧的一个成员联系，居中的人则可分别与两人沟通信息。在这个组织系统中，它相当于一个纵向沟通网络，代表一个五级层次，逐渐传递，信息可自上而下或自下而上进行传递
环式	是一个链式的封闭结构，表示5个人之间依次联络和沟通。在这个网络中，组织的集中化程度和咨询师的预测程度都较低；畅通渠道不多，咨询关系中的成员具有比较一致的满意度
Y式	是一个纵向沟通网络，其中咨询师位于沟通内的中心，成为沟通的媒介。此网络适用于咨询师的工作任务十分繁重，需要有人选择信息，提供决策依据，节省时间，而又要对组织实行有效的控制
轮式	是一个控制型网络，其中只有一个成员是各种信息的汇集点与传递中心。在组织中，大体相当于一个主管领导直接管理几个部门的权威控制系统。此网络集中化程度高，解决问题的速度快
全通道式	是一个开放式的网络系统，其中每个成员之间都有一定的联系，彼此了解。此网络中组织的集中化程度及主管人的预测程度均很低。由于沟通渠道很多，组织成员的平均满意程度高且差异小，所以士气高昂，合作气氛浓厚

在心理咨询中，个人咨询可谓是链式沟通，夫妻咨询可谓是轮式沟通，而团体咨询可谓是全通道式沟通。它们各有作用，相互补充。

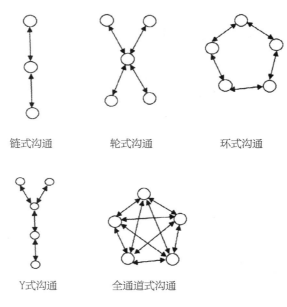

链式沟通　　　　　轮式沟通　　　　　环式沟通

Y式沟通　　　　　全通道式沟通

图7-3　5种沟通渠道

[案例7-1]

其实我们彼此早就憋了一口气[1]

以下是一段我给一位名叫查理的哈佛大学学生做咨询的对话记录，他因为女友海伦提出分手而来找我咨询。在此之前，他曾与另一位名叫凯蒂的女生有过一夜风流。

对　话	语 境 分 析
岳晓东：你觉得海伦是不是一直在等待这样一个时机来与你分手呢？	面质提问
查理：（怔了半晌）我说不清，不过现在看来，海伦确实对我早有不满了。	肢体语言表现出回避
岳晓东：那你能指出海伦到底不满意你的什么地方吗？	具体化提问
查理：（沉吟了一下）大概是不够尊重她的意愿吧。	肢体语言表现出焦虑
岳晓东：能否说得具体一些？	同感提问
查理：比如，我总是要求她顺从我的要求，如我每次回到家乡，都要求她全程陪我。她有时表现得很不耐烦，嫌我不顾及她的感受。	
岳晓东：如果你是海伦，你会怎么想？	面质提问
查理：我也会提出分手的。（接着叹了一口气）	副语言表现出醒悟
岳晓东：那么现在，你又怎样看海伦背叛你的事实呢？	面质提问
查理没有直接回答我的提问。接着，我又与查理谈论他与凯蒂的交往及那一夜风流。开始时，查理对此甚表不满，问我为什么揪住他的过错不放，为什么不去谈论海伦的问题，为什么不直接回答他一再提出的要不要与海伦分手的问题。	
岳晓东：我希望这些讨论能帮助你增强对自我的认识，以便更好地应付当前的危机。如果我完全按照你的要求和思路去探讨问题，就很难发现你与海伦的感情危机的真实原因了。	阶段总结
查理：我虽然也喜欢凯蒂的美貌，但我觉得她在智力上根本无法与海伦相比，所以从未把她放在心上。	自我反省
岳晓东：你与凯蒂接触，是否也有喜欢她的地方？	解析提问
查理：凯蒂长得有些像海伦，看见她就会想起海伦，就想跟她上床。	移情表现
岳晓东：你想跟凯蒂上床，难道就感觉不到海伦的存在吗？	解析提问
查理：当然会感觉到海伦的存在。	
岳晓东：那你为什么会作出背叛她的事情，你有没有想过，海伦一旦发现会怎么反应？	面质提问
查理：我当时只想放纵一下自己，而且海伦不会发现的。	自圆其说
岳晓东：你想放纵自己，是不是说明你在某些方面已厌倦了海伦，而在凯蒂身上获得了满足？	面质提问
查理：我的确喜欢凯蒂的温顺，这是在与海伦的接触中很少感受到的。	
岳晓东：这样看来，你与凯蒂上床，其实并非偶然的啦？	解析提问

1　详见笔者所著《登天的感觉》。

对　话	语境分析
查理：但我仍然觉得这是不该发生的，（沉默了片刻后）因为我内心深处还是爱海伦的。但我承认前几次与海伦见面时，她对我不再像以前那么热情了，连在一起也不如以前那么投入了。所以，我心中不知怎的有一种报复心理，也许正是这种念头促使我与凯蒂有了那一夜的风流。	
岳晓东：那么，你与海伦之间的相互背叛也并非偶然的啦？	解析提问
查理：（先点点头，又摇摇头，叹口气）真没想到，其实我们彼此早就憋了一口气呵！	副语言表现 认可

点评：这段对话充分体现了洞察力在心理咨询中的妙用。首先，我在对话中不断启发查理探究其与海伦的关系的隐患及其与凯蒂上床的潜在动机。刚开始时，查理还表现出相当强的抵触情绪，指责我没有理解他的内心烦恼。但当我与他探讨海伦与凯蒂的气质差异及其象征意义时，查理渐渐觉察到，他与凯蒂的风流一夜看似偶然，其实有很大的必然。因为凯蒂满足了海伦长久以来不能满足他的需要——对温柔顺从的需求。由此，查理进一步觉察到，他与海伦之间其实早就憋了一口气，提出分手只是时间的问题。

二、心理咨询沟通表达的常见障碍

（一）学习目标

了解心理咨询场合下有效沟通表达的常见障碍。

（二）基本概念

1. 沟通表达的常见障碍

沟通中的障碍是多种多样的，有言语的，也有体语的；有文化的，也有人格的。表7-7展示了其中的一些障碍表现。一个训练有素的心理咨询师要善于发现这些障碍，并加以巧妙地化解。

表7-7　沟通的常见障碍

沟通障碍	具体表现
形体障碍	由于错误的肢体语言，传达出来的信息会使沟通产生障碍
心理障碍	内向型心理，不善于表达自己，在沟通的过程中就会产生一定的障碍
语言障碍	不同地区有不同的方言和地方用语
文化障碍	不同国家和地区的文化差异和处事习俗，例如东西方文化差异
环境障碍	房间布置凌乱，无法令对方产生想说话的欲望
地位障碍	有权威人士在场，会因为受制于权威威严的束缚，而产生沟通不畅
人数障碍	本来面对面的沟通，却必须同时面对好几个对象进行交流

2.沟通表达的简约性

在沟通中，咨询师要注意提问愈简明愈好，并以自在的态度和缓和的语调为之，那么一般人都能接受。由此，在沟通中，要注意不可轻易打断对方说话，并以"嗯"或点头的方法来促使对方继续说话，等到他停止发言时，再发表自己的意见。

在沟通中，还要注意巧妙指出对方的错误。沟通的目的并不是不断证明别人的错处，而是与对方建立良好关系。因此，不妨让沟通的对方不失立场，同时也可以让他以另一个角度来衡量事情，而由他自己决定什么是好什么是坏。因为凡事无所谓对错，只是适不适合你而已，沟通的道理亦同。

再次，当表达不同意见时，如果并不赞同对方的想法，但还是要仔细倾听他话中的真正意思，可以用"很赞同……同时……"的模式。

例如，当想要表达不同的意见，不应该说："你这样说是没错，但我认为……" 而应该采取一种委婉的方式："我很感激你的意见，我觉得这样非常好；同时，我有另一种看法，来互相研究一下，到底什么方法对彼此都好……" 重点是：顶尖沟通者都有方法能"进入别人的频道"，让别人喜欢他，从而博得信任，表达的意见也易被对方采纳。

罗杰斯曾说："倾听是一个人可以给另一个人的最珍贵礼物。"[1]

（三）相关知识

拓展阅读7-2

赵姨娘说话不走脑子讨人嫌[2]

《红楼梦》中赵姨娘是贾政之妾，做梦都想掌握贾府的实权，想尽办法打击手握继承权的宝玉。《红楼梦》第二十回，贾环将宝玉烫伤了，王夫人急得把赵姨娘数落一顿，赵姨娘吞声承受，还得去替宝玉收拾。但她素怀嫉妒之心，最不忿凤姐、宝玉两个，现在受了这恶气，心里"不服这个主儿"，联合马道婆密谋暗算宝玉和凤姐。宝玉忽然病重，至第四日早，忽睁开眼向贾母说道："从今以后，我可不在你家了，快打发我走罢！"贾母听了如同摘了心肝一般。赵姨娘却在旁煽风点火劝道："老太太也不必过于悲痛。哥儿已是不中用了，不如把哥儿的衣服穿好，让他早些回去，也省他受些苦；只管舍不得他，这口气不断，他在那里，也受罪不安。" 这些话没说完，被贾母照脸啐了一口唾沫，骂道："烂了舌头的混账老婆！怎么见得不中用了？你愿意他死了，有什么好处？你别做梦！他死了，我只和你们要命……"一面哭，一面骂。赵姨娘难道不知道，宝玉可是贾母的心肝宝贝，贾母正是最伤心时，赵姨娘说这番风凉话，肯定是自讨没趣。

---

1 这句话的英文原文为：Listening can be the most precious gift one can give to another.
2 详见笔者所著《红楼梦人物心理分析与情感世界》。

总之，赵姨娘不认二奶命，拼命加以改变，却不善沟通，导致自己连做蠢事，到头来都是搬起石头砸自己的脚，搞得自己里外不是人。

第二节　心理咨询沟通表达的操作技巧

一、心理咨询沟通表达的言语交流技巧

（一）学习目标

了解心理咨询场合下有效沟通表达的言语技巧。

（二）基本概念

笔者认为，心理咨询场合下沟通表达的言语技巧主要包括贯注技巧、聆听技巧、沉默技巧、宣泄技巧等技巧（图7-4）。下面详加叙述。

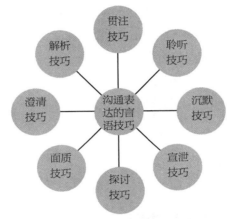

图7-4　沟通表达的常用言语技巧

1. 贯注技巧

贯注技巧（attending skill）旨在全神贯注地聆听来访者讲话，认真观察其细微的情绪与体态的变化，并作出积极的响应。贯注还要求咨询者运用言语与体语来表达对来访者的关注与理解，以使来访者感到他讲的每一句话、表露的每一种情感都受到了咨询者的充分重视。其中言语的表示通常包括"嗯""噢""是的""我明白了"等伴语。而体语表示则通常包括点头、注视、面部表情变化及一定的沉默等，以加深来访者对咨询者的信任。在这层意义上讲，贯注就是使来访者打开"话匣子"。

2. 聆听技巧

聆听技巧（listening skill）旨在认真听来访者讲话，克制自己插嘴的欲念，不以个人的价值观念来评断来访者的主述（除非涉及法律等问题）。聆听意味着学会沉默，学会贯注，学会设身处地地去体验来访者的内心感受并作出富于同感的反应。聆听不是要心理咨询师放弃个人的信念与价值观，而是要学会兼容并蓄，学会从他人的角度思考问题，学会在不放弃个

人的信念与价值观的条件下，接受他人的信念与价值观，作出由衷的同感反应。

由此，聆听不是被动的、消极的活动，而是主动的、积极的活动。

3. 沉默技巧

沉默技巧（silencing skill）旨在给来访者一个情感独处或认知反省的机会。它一般具有两个功能：一个是暗示功能；一个是同感功能。前者通常表现为对来访者的讲话及其停顿不作言语响应，以暗示对方继续讲话；后者则通常在来访者讲述精神创伤事件或作深入的自我表露时，以沉默来确保其自我宣泄与反省的时间与空间，并表现咨询者对来访者此时此刻的心情的由衷理解。沉默的运用通常也需要体语的辅助，如点头，注视表情变化等。沉默还可分为思考性的沉默与对抗性的沉默。其中，前者是来访者自我反省的表现，是对辅导的积极反应；后者则是来访者对心理咨询缺乏信任的表现，是对辅导的消极反应。对此，咨询者要善加区别，灵活应对。

总之，沉默的意义在于交流同感与尊重。适时的沉默可令人感到对方善解人意，而失时的沉默则可令人感到对方冷漠无情。

4. 宣泄技巧

宣泄技巧（catharsis skill）旨在帮助来访者将积蓄已久的情绪烦恼倾吐出来。它是一种发泄痛苦的手段，可给来访者带来极大的精神解脱，令人感到由衷的舒畅。宣泄要求咨询者运用贯注、倾听、沉默等技巧来促进来访者的情绪宣泄。它不仅可以使来访者倾吐内心的精神压抑与困惑，也可使咨询者深入了解来访者面临困难与挫折的滋生条件与过程。由此，宣泄是心理咨询的必经阶段，没有宣泄的产生就不可能有深入的自我表露。宣泄的意义还在于强化来访者自我表露的意愿，增进咨询者与来访者之间的沟通。

5. 探讨技巧

探讨技巧（exploring skill）旨在帮助来访者积极思考其面临挫折与困惑的根源。它要求咨询者在谈话中多提问题，少加评论；多做启发，少做说教；多鼓励对方讲话，少讲个人意见，多提开放式问题，少提封闭式问题。由此，探讨是一个以讨论为基础，以启发为目标的积极的思想过程。它旨在帮助来访者从不同角度思考其生活中遇到的困难与挫折及其解决方法，启发来访者自己去作归纳总结，以强化他的独立思考能力。探讨不求说教来访者，但这并不意味着在探讨中采取被动、消极的姿态，完全认同来访者所讲的每一句话。咨询者要学会以提问来表达自己的不同意见，以讨论来加深来访者对特定行为潜在动机的认识，终而使来访者开拓视野，增强自信。

6. 面质技巧

面质技巧（confronting skill）旨在对来访者的特定思维方式提出异议，以推动来访者重新审视其面临的生活挫折与心理困惑，克服其认知中的片面性与主观性。面质的意义不在于否定对方、贬低对方、教训对方，而在于开启对方、激励对方，使对方学会辩证地看待当前所面临的问题。面质要以尊重为前提，以同感为基础。这样才会给人以态度诚恳、言之由衷的感觉，而不是态度生硬、强词夺理的感觉。换言之，面质是以接纳、尊重、同感、真诚和温暖等为先决条件的。面质力求"问而不审，质而不压"，以推动来访者的自我审视与自我悦纳。面质还力求使来访者超越咨询者的提问，自发地认识到其认知与思维方法中的偏差，产生恍然大悟的感觉。

7. 澄清技巧

澄清技巧（clarifying skill）旨在帮助来访者明确其特定情感、思维、行为的内在因素和外在因素。它力图排除来访者行为动机中的盲目性和模糊性，以增强对自我的了解。澄清还力图通过对具体事件的前因后果的探讨与分析，使来访者重新看待这些事件对自我人格成长的积极或消极影响，并增强自信。在这层意义上，澄清可谓提高来访者自强自信的重要手段。

8. 解析技巧

解析技巧（interpreting skill）旨在帮助来访者了解其潜意识中妨碍自我认识与人格发展的种种不利因素，并加以重新认识。具体地说，解析力图使来访者深入了解其情感、思维和行为方式中的种种心理定式或未完成情结表现，以不断提高对自我的领悟。解析还力图使来访者整合其不健全的人格状态，通过认知领悟的不断提高来强化自我向善的愿望，终而更好地悦纳自我，完善自我。

解析运用探讨、面质、澄清等技巧，推动来访者层层深化对自我情感、认知、行为动机的认识，实现自我领悟上的不断飞跃。

（三）相关知识："启发式心理咨询"的模式[1]

笔者在心理咨询的教学与实践中，曾提出了"启发式心理咨询"的模式，它力图将孔子的启发教育思想与罗杰斯的人本主义咨询理念结合在一起，尝试将心理咨询本土化。

具体地说，孔子的启发教育思想倡导："不愤不启，不悱不发，举一隅不以三隅反，则不复也。"它旨在培养学生的独立思考与自行解决问题的能力。这与人本主义心理咨询强调个人的尊严、价值、自主性在本质上是一致的。由此，无论是启发式教学，还是"来访者中心"疗法，其本质都是鼓励当事人去通过自觉思考来获取个人成长的动力。由此，笔者在1994年就提出了"启发式心理咨询"的模式，试图将西方之尊重个人的思想与儒家之调动个人的意愿在人本主义的大旗下加以统一协调，达到心理咨询本土化的效果。启发式心理咨询有以下三点原则：

- 它鼓励来访者独立思考，又摒弃了对咨询师作用过分的被动要求，这更符合中国重"群我"意识的倾向；
- 它肯定了咨询师对来访者自我反省与领悟所起的积极引导作用，这在客观上更符合中国人的集体主义倾向；
- 它将心理辅导过程看作是一个"开而弗达"的过程，力图使来访者通过心理辅导学会举

1　岳晓东、祝新华：《中小学心理辅导：实用理论与技巧》，86页，北京，北京师范大学出版社，2001。

一反三、触类旁通,这种启发教育的思想在中国社会根深蒂固,因而也易于为中国人所接受。

启发式心理咨询主张咨询师应本着"循循善诱"的精神来引导来访者从不同角度去思考其当前面临的心理困惑,而咨询师发表个人见解,不是为了给来访者开方下药,而是为其开阔思路,以使其能够更好地独立思考。咨询师对来访者的自我探索与决策只起辅导作用,而不起主导作用。

由此,启发式心理咨询的操作技巧包括以下几个方面。

· 开放提问技巧:多探讨,少指导;多提开放式问题,少提封闭式问题。

· 积极肯定技巧:多赏识,少评判;多鼓励,努力发现对方的闪光点、人格优势。

· 自我充权技巧:学会自助,学会自我决策与思考,强化自我的力量。

· 共同决策技巧:把建议当作思考题提出,与来访者共同探索与发现。

总之,启发式心理咨询模式旨在在来访者身上找力量,把对方打造成英雄。

[案例7-2]

我不想当医生

咨 询 对 话	情境分析
咨询师:你今天来见我想谈什么? 来访者:我觉得有些困惑,我不知道自己该怎么办,或去哪儿寻找帮助。我从来不和别人谈我的问题,但我觉得心理咨询师看事情可能会比较客观,况且你也不认识我。	
咨询师:你看上去有点儿紧张,来这儿你感觉如何? 来访者:是的,我现在有点儿紧张。就像我说的,我以前从来都没见过咨询师。所以我不知道会发生什么,或是该有什么期待。	贯注技巧
咨询师:那你对来见我有什么期待呢? 来访者:也许只是想有个人听我倾诉,给我一些意见如何去处理我的困惑。 咨询师:那你的问题是什么呢? 来访者:是关于我未来发展的问题。	澄清技巧
咨询师:你能说得具体一些吗?关于你的什么未来发展。 来访者:我也不知道我现在的所作所为对我未来的发展来说是否合适。 咨询师:你在读什么科目? 来访者:生物学。 咨询师:那你的学业成绩怎么样? 来访者:还可以,但是我担心我进不了医学院。	操作技巧
咨询师:对你来说,进医学院很重要。 来访者:很重要,真的很重要,因为我父母希望我做医生,他们想让我进入医学院。 咨询师:那你自己想做医生吗? 来访者:这正是我今天来找你的原因。 咨询师:也就是说,你自己也不是很确定。 来访者:但这对我父母来说很重要。 咨询师:那你可不可以告诉我你父母对你有什么期望? 来访者:嗯,也许我先告诉你一些我的家庭情况,会让你对整件事有更多的了解。 咨询师:好的。 来访者:我父亲在一家律师事务所做律师,我母亲是个家庭主妇。为了供我上学,我父亲很努力地工作。	解析技巧

咨 询 对 话	情境分析
咨询师：听起来，你父亲很有责任心。 来访者：可是我姐姐大学没毕业就退学了，这让我的父母非常失望。我叔叔是个医生，我爸爸总是说他挣的钱更多。 咨询师：所以你家人认为医生是一个好职业。 来访者：是的，我父母觉得做了医生才是真正的成功。	解析技巧
咨询师：噢，我明白了，你是按照他们的价值观来看待人生。 来访者：对，他们一直都期待我做医生，但这不是我要的人生。 咨询师：那你要什么样的人生？ 来访者：我自己也不是很清楚了。	解析技巧
咨询师：你对当医生有什么忧虑？ 来访者：虽然让我父母开心很重要，但我不喜欢医学，但又不能明确告诉他们。	
咨询师：所以你担心父母不高兴，为此觉得内疚？ 来访者：老师，你说我该怎么做呢？	澄清技巧
咨询师：我能理解你内心的呼唤，就是学自己想学的专业，可你又不想让父母失望，所以感觉很纠结。 来访者：是啊，我感觉自己好自私，只考虑我自己的感受，不考虑父母的感受。不管怎样，我不能让父母再次失望了。 咨询师：那你决定学医了，那会怎么样？ 来访者：我父母会很高兴的，他们会觉得我很成功。 咨询师：那你自己怎样感觉呢？ 来访者：我真是不太肯定我自己的感受，也许做医生是一个不错的行业吧？ 咨询师：那你自己想学什么专业？ 来访者：我很喜欢新闻专业，我想将来报考新闻专业的研究生，做一个科普作家。 咨询师：我终于知道你想要什么啦，你有没有与父母交流过你的想法？ 来访者：没有，而且我也不敢。 咨询师：能告诉我为什么吗？ 来访者：那会让我父母很失望的，他们会像骂我姐姐一样骂我一辈子的，我受不了他们的唠叨。我姐姐就是受不了才搬到外边去住的。 咨询师：那这样下去会是什么结果呢？ 来访者：我必须学医了。	解析技巧
咨询师：那你愿意吗？ 来访者：我还是不愿意。 咨询师：那你该怎么办呢？ 来访者：我就是不知道怎么办才来问你的，要是知道了，我就不来问你了。 咨询师：听来你对我有一些不满？ 来访者：老实说，的确如此，我感觉你在与我兜圈子。	面质技巧
咨询师：如果我支持你父母的意见，鼓励你上医学院，你感觉怎样？ 来访者：我，我会觉得你也在强迫我。 咨询师：如果我反对你父母的意见，鼓励你学新闻学，你感觉怎样？ 来访者：那我会觉得我对不起我父母。 咨询师：支持也不是，反对也不是，我发现了你人格上的一个突出的特点。 来访者：什么特点？	面质技巧
咨询师：就是患得患失，以回避来缓解压力，结果使压力越积越大，积重难返。所以我感觉你缺乏的不仅是勇气，还有自立。 来访者：很多人都这么说过我，可我就是改不了。 咨询师：那你想改吗？ 来访者：想改。	解析技巧

咨 询 对 话	情境分析
咨询师：好，想改变就好，我感觉你已经压抑了很久。 来访者：是啊，可我怎么改呢？ 咨询师：那你感觉你与父母沟通不畅，最大的阻碍在哪里？ 来访者：他们根本不听我讲话，而且总是告诉我他们的想法是正确的，我也吵不过他们，只有听着了。 咨询师：那你回想一下，以前你有没有过坚持己见成功，让他们听你的时候？ 来访者：嗯，有过，记得我上高中时，我父母非要我上快班，我说那样会把我逼疯的，后来他们就不再强迫我了。后来的事实也证明，上中班对我的发展更有利。 咨询师：那回首这段经历，你有什么经验可总结？ 来访者：就是我要是真正地坚持自己的想法，父母未必那么固执。	宣泄技巧
咨询师：是啊，我感觉你在与父母沟通时，有强烈的习得无助感倾向，就是面对父母的强势，你很容易选择放弃或是回避，这到头来不仅强化了你父母"坚持就是胜利"的信念，也使得你变得越来越被动、消极，为的是"多一事不如少一事"。 来访者：噢，所以他们变得越来越强势，而我却变得越来越弱势。 咨询师：你总结得太好了！事实上就是这么一回事，你的无助使得他们更加有助。 来访者：可我觉得父母说的话也有道理啊，毕竟做医生比做记者收入高了许多啊，而且看着他们伤心，我又于心不忍的。 咨询师：所以呢？ 来访者：所以我应该听父母的话去学医学。 咨询师：那你刚才不是说你不喜欢学医吗？ 来访者：是啊，我是不喜欢学医，可我不学医会让我愧对父母的，我真是说不清自己到底要什么了。 咨询师：所以要让父母高兴，你就不高兴了；而让自己高兴，父母势必会不高兴。 来访者：对呀，老师，你说我该怎样做呢？ 咨询师：这么听来，我感觉你还要面对一个自我成长与完善的挑战。 来访者：什么挑战？ 咨询师：就是走出患得患失，明确自我决策的挑战。 来访者：你是说？	解析技巧
咨询师：我是说，听你一路讲过来，我感觉你在是否学医的事情上追求完美，什么都放不下，结果让自己很挣扎。具体地说，学医是悦父母，学新闻是随心所欲，两者不能统一，所以让你很挣扎。 来访者：老师，你说我到底该怎样做呢？ 咨询师：你想让我说什么呢，是支持你还是支持你父母？ 来访者：那如果你是我，你会怎样做呢？	面质技巧、澄清技巧
咨询师：如果我是你，我会加强我的沟通技巧，增强我的决策能力，当断则断，该出手就出手。你说呢？你说我这样想有道理吗？ 来访者：老师，我真想变成你说的那个样子，可是我真的做不到。 咨询师：那你希望我怎样帮助你呢？ 来访者：帮我看清自己，为我增加勇气。 咨询师：那我们刚才的交流使你看清了自己的什么？ 来访者：我，我看清自己是一个追求完美、患得患失的人。 咨询师：那你想改变自己吗？ 来访者：我想，我想让自己变得更加果断一点儿，并能更好地与父母沟通。 咨询师：那好，我想和你模拟你与父母的对话，帮助你提高表达自己想法的策略和方法，好吗？ 来访者：好的！	面质技巧、澄清技巧

二、心理咨询沟通表达的体语交流技巧

（一）学习目标

了解心理咨询场合下有效沟通表达的体语技巧。

（二）基本概念

笔者认为，心理咨询场合下沟通表达的体语交流主要包括以下技巧。

1. 目光交流技巧

目光交流技巧（keeping eye contact）使得心理咨询师与来访者自如地交流。当来访者正在谈论令他感到舒服的话题时，可以预料他们会暂停目光的接触，伸展自己的身体，改变自己的声音性质；当来访者想要结束一个话题时，他们可能会把自己的胳膊或者大腿交叉；在来访者迷惑的时候，他们会有快速的目光交流；当来访者讲述困难话题时，会表现出口吃或者说话犹豫……总之，来访者根据交谈时候心情的流露而在不自觉状态下表露出的种种非言语行为，都有助于咨询师深入了解来访者言语背后的真实心境和真实思想状态。美国著名心理咨询专家伊根曾说，"观察来访者的非言语表现，是进入他们内心世界的阳关大道"。

2. 面露微笑技巧

面露微笑技巧（keeping a smiling face）对建立咨询关系十分重要。来访者会随着谈话的深入，自我的开放，希望从咨询师的言谈中获得认可与支持。由此，咨询师要在咨询过程中，细微体察来访者的这种需求，通过面露微笑来满足来访者的赞可需求。在这当中，咨询师的微笑越真切，来访者的内心就越踏实。

3. 体语强化技巧

体语强化技巧（keeping proper gestures）可强化咨询的效果。例如，当咨询师认可来访者的某一观念或想法时，可以以鼓掌的方式来加以表现；而当咨询师不认可来访者的某一观念或想法时，也可以摊手来加以表示。还如，当咨询师不赞成来访者的言论但又无法用语言作出适当回应时，他会不自觉地增大座位之间的距离，而当他表示赞成时，他也会缩短彼此的距离。这些非语言的交流，都会在潜移默化中强化沟通的效果。

4. 微小鼓励技巧

微小鼓励（using mini-encouragers）是咨询师运用微小的言语或者非言语的方式来肯定、鼓励对方，如微笑、点头、张开手、睁大眼睛，运用像"嗯、哼、噢、哇"等肯定性短语，这些都可传达赞赏、肯定的信息。此外，咨询师重复来访者说话中的关键词，也可以表达深切的同感与认可。重述可以用询问的语调提出，其作用类似于单个词的鼓励。

总之，作为一名合格的咨询师，应该要观察你与来访者的姿态和非言语行为协调的程度，找出自己的动作和来访者的动作之间的相关联系。经验告诉我们，将来访者的肢体语言、呼吸频率、关键言辞等信息匹配起来，可以增加他们对别人如何看待世界和体验世界的理解（表7-8）。

表7-8　来访者非言语行为观察要点

观察对象	观察要点
目光接触模式	来访者在谈论某一个特定主题时与其他的相比会更多地中断目光交流吗？能观察到表示情绪兴奋而睁大眼睛等眼神变化吗？
声音性质	注意来访者说话的速度以及声调和音量的变化，特别注意谈话急变或犹豫的地方。
贯注的肢体语言	注意来访者姿势的变化、呼吸的频率，特别注意面部表情，比如肤色、脸红以及嘴唇动作。注意恰当和不恰当的笑，皱眉头等。
动作的协调性	注意来访者一致动作和模仿发生的情况。

　　总之，心理咨询师要具备熟练的助人技巧。其中包括怎样能在最短时间内了解来访者的有关情况，如使他困惑的处境或事件，症状出现的时间及其发展变化等；怎样适时地、机敏地提出问题？怎样发现来访者不自觉地掩饰和阻抗？怎样引导他们逐步认识内心深处的症结？怎样设计一些相应的方法来矫正某些不良行为，尤其对儿童神经症病人？怎样适时地向来访者进行某些解释、解释什么？等等。

　　心理咨询的理论知识和技巧是可以学到的。除了从书本上学习以外，更重要的是在实际工作中不断地向来访者学习，不断地总结经验。

[案例7-3]

我不知道为什么感到孤独之三[1]

咨询对话	情境分析
来访者：我大学二年级的时候有一段时间这种感觉特别强烈。每天自习的时候就在那想：我为什么要上这所学校？为什么要这样子？我简直都觉得忍受不下去了。	
咨询师：对，就是你对来南京大学读书这件曾经让你非常感动、自豪的事情已经感到淡而无味了？对这件事情本身的意义开始产生怀疑？ 来访者：是的。 咨询师：那这种情形有多久呢？	探讨技巧
来访者：可能从一年级的下学期开始到二年级的上学期。有整整一年那么久。 咨询师：哦，这么长时间？那在此期间你有没有找亲朋好友或者什么人去谈谈你这种情绪体验呢？ 来访者：我有一个老乡，那时候我们很好，她经常跟我在一起复习功课，我们谈得比较多。但是和家里打电话就比较少。因为如果我打电话回去的话他们顶多就是劝劝我，说你要学会怎么做人啊，或是忍让什么的，但是我觉得自己忍让的已经够多了。	探讨技巧 开放式 提问 具体化 技巧
咨询师：对，我可以理解，你和他们沟通的时候他们不能够一步到位，不能够真正理解你内心这种复杂的情绪体验。他们往往通过生活的智慧或人生的经历给你提一些建议，所以你感觉不能使你真正达到一种很舒心的、很实实在在的一种解脱体验。 来访者：我总觉得他们是在讲大道理，但是非常空洞，一点儿帮助都没有。	同感回应

1　整理自《心理咨询示范》（录像带），岳晓东与南京大学心理健康教育与研究中心共同制作。

咨 询 对 话	情 境 分 析
咨询师：就是不能有具体的，特别是切合你的感觉的交流。你刚才讲有个老乡，那么你跟她交流起来有多少这样的体验呢？ 来访者：和她在这里的境遇比较，我觉得我不是很孤立的那种。并不是我一个人才有这样的想法，她也有这样的想法。	探讨技巧
咨询师：对。那你感觉到怎么样呢？ 来访者：感觉有一点儿解脱。	同感回应
咨询师：对，因为大家都面临同样的问题，不是你一个人有问题。很多人都面临同样的问题。那么回过头再说，你今天找我咨询，提出的核心问题是人际关系的问题，而且我很赞赏你这一点，你有这个问题呢，你希望把它谈出去，希望得到你可能得到的帮助。所以说你能来找我，来找我们心理咨询师呢，我想也是对你很有帮助的一件事情。另外我也很欣赏你一点，就是你认识到你现在的问题，并且担心这个问题日后会对你的工作、生活、包括家庭造成影响和阻碍，所以你希望能够把这个问题谈出来，能够使你加以缓解。那么对于你现在人际关系上的这种体现，因为我已经了解到你以前的经历，以及你上大学的经历，使得你一步一步地过渡到今天这样一种感觉，一种强烈的感觉，那么我想问你到今天为止来找我咨询，你自己是否也曾试图改变自己跟同学或至少跟部分同学更加融合一些呢？ 来访者：可能我现在对交友总是有一种抗拒的感觉，好像很害怕他们了解我的过去，但是以前中学里面就没有，可能就是因为以前中学的时候刚好是我父母去世的时候，同学们都知道，所以我在和中学同学交往的时候就不存在这种顾虑。	宣泄技巧 鼓励技巧
咨询师：对。那我可以想象，你和同学交往的时候就不大愿意谈自己家里的事情。 来访者：但是现在宿舍里面大家都在谈这类事情，我就觉得自己好像一个很虚荣的人，我每次也谈。 咨询师：那你怎么谈呢？ 来访者：我总是说我的姨妈和姨父。	贯注技巧
咨询师：对，所以你感到一种不自然的感觉。 来访者：我总觉得自己在欺骗别人。	同感回应
咨询师：对，我可以体验，因为她们在讲自己家里的事情，她们也知道，你自己也感觉，你父母过世了，所以谈起来你有个姨父、姨妈，他们对你非常关照，但实际上，从你真实体验来讲呢，这不能跟父母对你的关爱属于一个层次的。这种比较假的感觉使你与同学交往起来有种本能的抵触，因为你讲这事情，讲完之后并不感到舒心，并不感到舒服。 来访者：因为有很多机会我可以带我大学同学回家玩，但是每次我总是找托词，我想他们对我也有种抗拒，觉得我这个人是很虚伪的那种人。	澄清技巧
咨询师：对，或者跟他们不和谐。那他们有没有邀请你去他们家里呢？ 来访者：也有。我能够去的话还是去过的，但有些是比较远，没有机会去玩，所以就没有去。	面质技巧
咨询师：那你看，我们在谈到这样一个事情，你自己感觉这种虚伪的体验，因为别人在谈他们家里的时候你不愿让人对你产生一种不必要的同情。所以说你谈了自己的姨父姨妈。可是谈完之后这并不能给你带来一种真正的好的体验。所以说这在一定程度上又增加了这种自我的假的或者虚伪的感觉。那么你觉得这样一个事件，我不知道你以前有没有过很明确、很有意识地注意到这样一种体验、这种感觉呢？ 来访者：以前的时候没有，说过就算了。但是，现在有越来越多的机会可以和同学深交，但是我却一次又一次地抗拒他们。我有时候觉得自己简直是无可救药了。	澄清技巧
咨询师：对，所以这种具体的事就让你形成了交往当中的一种障碍。因为，你就是说它有条线，你到了这条线就很难突破它。你等于是把自己箍在这条线以内，等于是把自己包在线以内。同时你又愿意和人交往，可是你又突破不了，所以这种矛盾心态一直在烦扰着你，在一定程度上可能也在折磨着你。 来访者：有时候我真的很想告诉我同学的，就是我很想坦白地告诉他们。	解析技巧 形象比喻

咨 询 对 话	情 境 分 析
咨询师：去做一次真实的自我。 来访者：是，但是我觉得自己平时留在他们心里的印象实在是太好了，就是那种娇生惯养的女孩儿，什么都不愿意做，就是说很受父母宠爱的那种样子。但是，我如果真的说出来的话我不知道他们会怎么看我。	解析技巧 同感回应
咨询师：言外之意就是说你现在在同学当中已经塑造了这样一种形象，对你来讲呢，你很珍惜这种形象，你希望别人是这样理解你，这样看待你。但另一方面你也知道这一形象跟你的真实自我是有距离的。	解析技巧

表7-9罗列了表述能力的两大技巧及其事例说明。

表7-9　表述能力两大技巧

能力表现	定　　义	举 例 说 明
形象比喻技巧	它是一种通过实物或事件来阐明及提炼来访者话语要义的技巧，可整理咨询中的一些重要过程 ——实物比喻：用某种东西、动植物作比喻 ——事件比喻：用某种生活事件作比喻	如用身处囚笼表示困境，用身陷深井表示绝望，用狗表示忠诚，用骡表示倔强
解析释义技巧	它是一种澄清来访者话语的技巧，并不是机械的重复，而是用自己的言语结合来访者的关键词来解释 ——发现词干：关键词、短语 ——重复关键词 ——总结实质内容 ——概念化	如岂有此理！不可思议 如我图个什么！ 如你需要理解 如你讲的问题是习得无助感的典型表现

（三）相关知识

拓展阅读7-3

了解身体语言[1]

科学家在研究动物时发现，动物往往用一些动作或姿态来表达自己和互相交流，例如公鸡昂头直观是一种威胁的语言，意为"我要和你斗"。

他们发现，人这种特殊动物同样也有身体语言。

例如两臂抱胸表示"我很紧张"或"我对你有敌意"或"我不想理你"。

伸手摸鼻子表示"我在说谎"或"我不想说"。

身体语言比口头语言更真实可靠。人说假话容易，而身体装假难。

因而有些书叫人从身体语言看人的情绪或心态。

1　朱建军：《滋养和安顿我们的心灵》，见《心理医生对你说丛书》，38页，太原，希望出版社，2009。

但是人的身体姿势千变万化，要记住每一个姿势的意义是很难的。况且每个姿势都有不止一种意义，如抱胸者有时是威胁别人，有时是他自己紧张。

我们必须根据他身体其他部位的姿势、他所说的话等综合判断，这就更难了。

猴子技术可以简化这一困难。

具体做法是：当你难以判断对方的情绪时，你就模仿他的身体姿势，然后体会你内心的情绪，你心里的情绪就是对方的情绪。

猴子技术的原理是：当你准确地作出某种情绪带来的身体变化后，你就会产生相应的情绪。

如果你像一个真正快乐的人一样，大声地笑，轻松地向上弹跳着走路，两眼灵活地东张西望，你就会快乐起来。

如果你像一个真正悲伤的人一样，哭，皱眉，呻吟，收缩身体，用手扶着头，你就会伤心。因此当你模仿一个人的姿势时，你就会有与他相同的情绪，由此你就可以知道他的情绪了。猴子技术也可以加上语言的模仿，即重复他的某些话。

用这种技术去了解别人，有一个好处是了解得更深切。假如你看到对方垂着头而判断他很沮丧，这只是例行的判断。相反，如果你也垂着头，从而知道他很沮丧，你是感同身受。你不是用头脑知道而是用你的心灵知道对方的情绪，这种知道当然更深切。

这种方法有时对对方有一种安慰作用。因为对方可以由你的身体语言感受到，你了解他。这时对方就会有不孤独感、有人了解我的感受。如果你再加上重复他的话的方法（意译法），效果将更好。

"所谓朋友，就是悲伤时和你一起哭的人。"这是我看到过的一句话。有人和你一起哭，就是对你最大的安慰。

西方人有这样一句话："模仿是最大的恭维。"研究身体语言的专家也发现：正在谈话的两个人身体姿势趋向一致，是双方关系融洽和谐的表征。因此，在你模仿对方的身体语言时，对方会感到你和他的相处融洽。

小结：岳晓东论沟通力

聆听不是要放弃个人的信念与价值观，而是要学会兼容并蓄，学会从他人的角度思考问题，学会在不放弃个人的信念与价值观的条件下，接受他人的信念与价值观，作出由衷的同感反应。

倾听意味着学会沉默，学会全神贯注，并学会设身处地地去体验来访者的内心感受并作出富于同感的反应。

沉默可以是尊重与接纳的表示，也可以是咨询师自我反省的需要。

宣泄指来访者将积蓄已久的情绪烦恼与精神苦恼倾诉给咨询师的过程。它是一种发泄痛苦的方式，可给来访者带来极大的精神解脱，使人感到由衷的舒畅。由此，它可使来访者摆脱其恶劣心境，寻找其症结，并强化其战胜困难的信心与勇气。

哭，对于宣泄和排遣来访者的不良情绪，可以是一种有效的手段。在心理咨询场合下，哭经常是来访者自我领悟的一个重要突破点。

安慰一个人，不一定是要他忘记过去，而是帮助他学会怎样正确地面对过去。如果一个人的心灵创伤没有得到及时的宣泄和舒缓，那可能会留下许多后患的，精神抑郁就是其表现之一。

面质要以尊重为前提，以同感为基础。这样才会给人以态度诚恳、言之由衷的感觉，而不是态度生硬、强词夺理的感觉。换言之，面质是以接纳、尊重、同感、真诚和温暖等为先决条件的。面质力求"问而不审，质而不压"，以推动来访者的自我审视与自我悦纳。

第八章

心理咨询的觉察自省技术

>>>>>>

> 觉察力就是培养自我透明度，这是咨询师自我成长的基石。
>
> ——岳晓东

▌第一节　心理咨询觉察自省的概念介绍

一、心理咨询觉察自省的概念介绍

（一）学习目标

了解心理咨询觉察自省的基本原理。

（二）基本概念

1. 心理咨询觉察自省的概念

简单说来，心理咨询觉察力（therapeutic reflective competence）就是咨询师学会自我反省，培养自我透明度，认识并化解自我反移情的能力。这包括个人能够及时体察内心变化的能力、及时发现自我缺点的能力和及时调整自我状态的能力，主要包括以下部分（详见表8-1）：

- 自我觉察：移情觉察、偏见觉察、人格完善觉察、自我防御觉察等；
- 言语觉察：口头语觉察、常用语觉察、体语觉察、副语言觉察等；
- 表情觉察：眼神觉察、笑姿觉察、眉宇觉察等；
- 服饰觉察：服装觉察、首饰觉察、发型觉察等。

咨询师需要培养觉察自省的能力，这是咨询师成长的重要部分。从某种程度上来说，当一个人经历了觉察自省的过程，就可以更加真切地体验到自我的内心世界。而有了真实自我，咨询师才能在咨询过程中有效地建立并完善咨询关系，并发挥好心理咨询师的角色。苏格拉底曾说："没有反思的生活是不值得过的生活。"心理咨询师的成长，就是在反思中完成的。

弗洛伊德曾说："所有学习精神分析欲成为精神分析家的人，都必须首先接受并完成个人的心理分析。"直到今天，精神分析学（psychoanalysis）与分析心理学（analytical psychology）的培训还将治疗师的自我分析作为其核心内容。弗洛伊德还说："在治疗室内，任何事物都具有象征意义。"由此，咨询师要用心觉察自我的神态语言、服饰语言、动作语言所可能代表的意义，这也是同感共情的基本要求。

表8-1　觉察力一览表

	觉察类型	简单定义	事例
觉察自省	移情觉察	觉察自我对生活中重要他人的移情表现及其可能对咨询关系的影响	如由于父母、兄弟姐妹的关系而对周边人物产生的特定态度表现及其可能对咨询关系的影响
	偏见觉察	即觉察由于生活中重要人物或事件之影响而产生的某种偏见与偏好	如因为成长经历而对某一类人或地点产生特殊的喜好、厌恶及其可能对咨询关系的影响
	人格完善觉察	即觉察自我的某种人格缺陷及其形成原因和完善方法	如自我的主观武断、好为人师、犹豫不决、纠结不断等特质及其可能对咨询关系的影响
	自我防御觉察	即觉察自我常用的防御机制	如自己可能常用合理化、升华、幽默等防御机制来化解压力及其可能对咨询关系的影响
言语觉察	口头禅觉察	即觉察常挂在嘴边却无察觉的言语及其可能对咨询关系的影响	如是不是？对吧？懂不懂？你就不会？等
	口气语觉察	即觉察常挂在嘴边的口气助词及其可能对咨询关系的影响	如哎呀、哇塞、天哪、怎么啦？等
	体语觉察	即觉察经常性的肢体动作及其可能对咨询关系的影响	如叉腰、托腮、击掌、捂嘴、梳头等
	副语言觉察	即觉察说话时的频率、音调、音量及其可能对咨询关系的影响	如拉腔拉调、语速过慢、语速过快等
表情觉察	眼神觉察	即觉察眼神的不同表现及其可能对咨询关系的影响	如焦虑、烦恼、喜悦、兴奋等的眼神
	笑姿觉察	即觉察笑姿的不同表现及其可能对咨询关系的影响	如各种笑姿、笑声大小、笑的配合动作等
	眉宇觉察	即觉察经常性的眉宇表现及其可能对咨询关系的影响	如皱眉、锁眉、展眉等
服饰觉察	服装觉察	即觉察衣着特点及其可能对咨询关系的影响	如套装、休闲装、运动装等
	饰品觉察	即觉察首饰特点及其可能对咨询关系的影响	如项链、胸针、耳环、发卡等
	发型觉察	即觉察发型特点及其可能对咨询关系的影响	如卷发、束发、刘海儿等

2.心理咨询觉察自省的理论基础

美国的研究证实，无督导的心理咨询无助于受训者在临床能力的提高。（Hill，Charles和Reed，1981；Wiley和Ray，1986）。由此，心理督导的主要功能在于：一是促进咨询学员的业务成长；二是促进咨询学员的个人成长。美国学者布鲁特（Proctor）把督导目标分为3个部分。

·模式化的：完成咨询教育—学习目标；

·标准化的：确保来访者的咨询收益；

·成长化的：促进咨询学员的个人成长，防止他们的职业枯竭（摘自Hawkins和Shohet，1989）。简单说来，咨询师的觉察自省包括觉察自省和言语表述两个方面。由此，咨询师在咨询过程中，要始终张开另一只眼看自己，随时随刻地发现、矫正自己在咨询对话与判断中的失误。

用俗话来讲，觉察力就是做自我的"旁观者清"，就是学会"另眼看自己"。由此，咨询师在倾听来访者的述说中，一方面要找到来访者的不足；另一方面也要努力寻找自己的不足。咨询师想提高自己的咨询能力，可以通过自我体验、自我修习、自我禅修、督导讨论等手段来加以完善。

总之，觉察力的成功表现是，咨询师能在与来访者的交流中，及时发现自身的失误与问题。觉察力达标的指标是，咨询师能在来访者的交流中，时刻发现自身的反移情倾向。觉察力的最高境界是，咨询师在咨询中与来访者共同成长。

[案例8-1]

十多年前，香港电台曾有一档很火的情感栏目，主持人是一位中年女性，听众也是中年女性，谈论的话题多与家庭关系、婚姻冲突、亲子教育有关。有趣的是，每当有听众打电话来倾诉有关老公偷情、找二奶或不尊重老婆的话题时，这位女主持人必定"以不变应万变"，给出一个标准的答案，就是："干吗不离婚？！"久而久之，其遭到了听众的厌恶，被投诉到了台里，最后将该栏目腰斩了。

后来有人好奇，为什么这位栏目主持人总是"劝散不劝谈，劝离不劝和"？经调查发现，她本人就曾离过3次婚。

试想，在一个离婚3次的女人面前讨论什么是好男人，你能得出什么好结论？！

[案例8-2]

1988年1月3日，广州市有一个热心青年名叫陈云清，他发起成立了中国民间第一个自杀防御组织——"培爱防治自杀中心"，期望通过个人的努力来温暖那些绝望的人心。不承想，随着其热线越来越"火"，陈云清的情绪却越来越低落。因为在此之前，他的生活基调是阳光的、性格是乐观的；但自从开设热线以来，他的生活基调就越来越灰暗，人也变得越来越悲观。因为他每天都要接受大量的情感垃圾、负面信息。

终于有一天，他选择用自杀来结束自己的热线。毕竟"听评书掉泪，替古人担忧"的日子不好过，不如一同归去。这一天，是1997年9月7日，其自杀方式是悬梁自尽。

陈云清的悲剧在于：他既没有专业的督导商讨，也没有必要的自我觉察，全凭一颗爱心，难怪会走火入魔。

最后，咨询师还应该不断思考与拓展自己的咨询取向，以在个人的咨询学习与实践中及早确立适合于自己人格特质与理论兴趣的咨询流派，以做进一步的研修和学习。在这当中，咨询师也要把握好咨询流派之间的"阴阳互动"，以在实践中做到"阴阳兼修，文武兼容"。下图总结了笔者对心理咨询流派"阴阳互动"的观察。

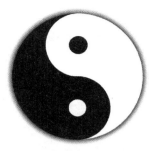

心理咨询流派的阴阳转化

"阳"性疗法：高干预性、低自悟性

——精神分析疗法（psychoanalytic therapy）

——认知疗法（cognitive therapy）

——行为疗法（behavioral therapy）

——格式塔疗法

——交互疗法（transactional therapy）

"阴"性疗法：低干预性、高自悟性

——来访者中心疗法（client-centered therapy）

——森田疗法（morito therapy）

——现实疗法（reality therapy）

——叙事疗法（narrative therapy）

——辩证疗法（dialectical therapy）

接受与承诺疗法（acceptance and commitment therapy）

拓展阅读8-1

内省是一种智力表现

美国哈佛大学心理学家加登纳（Howard Gardner）提出，内省智力（intra-personal intelligence）是人类的一种智力，它泛指个人认识、洞察和反省自我的能力，表现为能够正确地意识和评价自身的情绪、动机、欲望、个性、意志，并在正确的自我意识和自我评价的基础上形成自尊、自律和自制的能力。内省智力可谓是咨询师的基本专业要求与训练，也是咨询师培养觉察力的基础。

具体地说，美国哈佛大学教育研究学院教授霍华德·加登纳（Gardner）发表了《智能的结构》一书，提出了一种全新的有关人类智力结构的理论——多元智力（国内也称作多元智能）理论。在加登纳看来，智力并非像传统所说的那样，是以语言、数理或逻辑推理能力为核心的，也并非以此作为衡量智力水平高低的唯一标准，而是以能否解决实际生活中的问题和创造出社会所需要的有效产品的能力为核心的。

加登纳强调，自我认知智力强的人通常能够维持写日记或睡前反省的习惯：常试图从各种回馈渠道中了解自己的优缺点，经常静思以规划自己的人生目标。心理咨询是听与说的艺术，其能力之提高要求一个人对自己在咨询中的所言所思、所作所为具有高度的反省力。而内省智力对心理咨询反省力有极大的推动，咨询师的自我成长亦有赖于内省智力的完善。

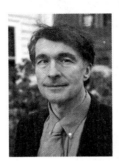

图8-1　加登纳——我的导师

3. 国外心理咨询组织对咨询师觉察自省的要求

在国外及中国香港、台湾的心理咨询师培训中，对咨询师的觉察自省能力是有明确要求的。而这主要是通过咨询督导服务来完成的，旨在培养咨询师在咨询关系、咨询判断及咨询实施方面的自我觉察和自省的能力。在具体实施上，咨询学员的实习有实践课（practicum）和实习课（internship）之分，两者的共性都是为咨询学员提供相关的技能培训与指导，两者之间的差异主要表现在以下三个方面：其一，实践课不仅包括咨询督导，也包括与专业相关的业务学习、会议参与及与专业相关的研究设计等；而实习课则专注在咨询技能的督导上。其二，实践课可采取小组甚至是课程的模式，而实习课则需要有指定的督导全程跟踪。其三，实践课是没有收入的，但实习课大多有收入。目前，美国、英国、加拿大、澳大利亚、中国香港、中国台湾等国家和地区的咨询心理学会都要求咨询心理学硕士具备下列条件：其一，具备心理学本科学历或学位证书；其二，完成咨询心理学硕士学位的课程要求；其三，完成实践课程900个小时。表8-2展示了美国心理学会咨询心理学分会对心理咨询师的业务要求。

表8-2　美国心理学会对心理咨询学员的专业能力要求（1）[1]

	实践课（practicum）	实习课（internship）	博士课程（doctoral Study）
	专业表现		
知识	了解专业化表现	熟知咨询关系对专业心理学家的重要性	深入了解个体差异与专业行为的交汇及其背景的重要性
	了解基本的社交技巧	熟知职业的关系规则	
	了解心理学家角色的重要性		
	了解专业化的局限		

1　Edited by Mary Beth Kenkel and Roger L. Peterson，2010，Competency-based education for professional psychology，American psychological association Washington，DC，pp.72-77.

	实践课（practicum）	实习课（internship）	博士课程（doctoral Study）
技能	有基本的社交技能	有实习生的角色适应及自信，在力不从心时能自我接纳	有能力以尊重、妥当的自信影响他人
	有组织化、守时、目标化、礼仪化的能力		有能力反思个人的情感
	有专业化的着装、良好的个人卫生		有能力根据来访者的不同背景灵活表现专业能力
	有良好的沟通能力，传递支持和接纳对方		
态度	能重视诚实和廉正	开始个人的专业定位与自我整合	能对当事人的相关人物表示尊重
	能保持助人的希望和渴望		
	能保持疑问，对经验和想法持开放态度		
自 我 表 现			
知识	熟知有关来访者、咨询师角色的界限问题	个体、文化特性的理论及模型	有丰富的咨询师角色与自我知识
	基于影响、动机以及冲突原因理解自我		深入了解自我及如何回应特定的群体及个体
			熟知自我的长处及局限
技能	有能力倾听他人，产生共情	有能力识别自我的优点及弱点	有能力避免咨询关系中的盲点及偏见
	有初步能力容忍情感、冲突和含混不清	有适当的自我保护，特别是关系到专业关系能力的时候	可定时反思个人的咨询师与专业人士的角色
	有初步能力觉察自我的动机、态度、行为以及其对他人的影响	有能力觉察个人在咨询关系中的偏见与盲点	可积极确认个人的专业角色
		可参与诚实、有成效的自我反省	有能力作较为深入的自我评估和自我反省
		可适应各种角色变化，或能够弥补其不足	
		有能力在专业关系中辨认、容忍以使用个人的情感	
		有能力在需要时寻求支持，包括能够与他人合作，作实事求是的自我评估，并认识关系破裂	

		实践课（practicum）	实习课（internship）	博士课程（doctoral Study）
态度		有对反馈的开放态度	有能力容忍关系的模糊性，包括不知道和没有答案	可维持客观自我的能力
		有对新观点、新视野的开放态度	有关系处理上的高度灵活性，包括干预中的灵活性	可接受他人对自我的不同认知
		有渴望帮助他人	努力发展个人的专业角色	可承诺终身学习，并明确个人的专业发展需要不断努力
		有好奇心		
		有自省能力		

当然，上述要求是针对咨询心理学硕士课程的要求，我国的心理咨询师培训仍处于初级阶段，尚不能按国外的标准来要求，但其涵盖的内容值得我们借鉴和思考。

（三）相关知识：我的督导故事——吾一日三省[1]

如果说同感力与洞察力是心理咨询师的看家功夫，那么觉察力则是心理督导的基本功。

简单说来，反省力指咨询师对自我在心理咨询中对诸项技巧之运用成效的内省能力。它通常包括对同感表达、言（体）语交流、清晰概念、解析、面质、澄清、沉默等咨询技巧运用的自我监督、批评、完善的能力。由此，反省力是一个良好习惯的培育过程，它要求咨询师不断反思、省悟自己在咨询过程中说过的每一句话语、作过的每一个判断，并作出及时的调整。在这层意义上讲，咨询师的能力成长在很大程度上也是靠自我的不断醒悟来完成的。

哈佛大学心理学教授加登纳（Howard Gardner）提出，人的智力有7种形式，其中之一就是内省智力。它包括个人能够及时体察内心变化的能力、及时发现自我优缺点的能力和及时调整自我状态的能力。心理咨询是听与说的艺术，其能力之提高要求一个人对自己在咨询中的所言所思、所作所为具有高度的反省力。而内省智力对心理咨询师反省力的提高有极大的推动，咨询师的自我成长亦有赖于内省智力的完善。

我在哈佛大学心理咨询中学实习时，每星期都要分别见两三位督导。常常是同一段心理咨询对话录音要播放好多回[2]，从不同的角度不断地分析其中的问题与不足，并反复商讨怎样说（或做）效果才会更好。如此天长日久，我对自己在咨询过程中的言行表现养成了一种本能的质疑思考习惯。到后来，我时常不需督导指点就可以滔滔不绝地作自我分析。

比如，我在给一位名叫嘉慧[3]的女生做咨询时，起初我只是不断地认同她无法承受父亲强迫她报考哈佛大学法学院的挫败感。在与督导芮内（Rene）的会面中，她提醒我嘉慧

1 详见笔者所著《登天的感觉》（修订本）。
2 在哈佛大学心理咨询中心实习时，我每见一位来访学生都征求他（她）同意将咨询过程录音下来，以便我后来见督导时进行探讨之用。
3 嘉慧是《登天的感觉》中"我不想上哈佛大学法学院"的案主，她因父亲强迫她报考哈佛大学法学院而找我咨询，我运用"来访者中心"疗法帮助她学会与父亲沟通，做自己命运的主人。

诉苦只是表面需求，她的深层次需求是寻求我支持她逆反父亲的理由。由此，我越是与她谈同感共情，换位思维，就越会强化她的挫败感和学习无助感。相反，我唯有与她探讨怎样与父亲有效地沟通，才能强化她面质父亲，理解父亲，并做自己命运的主人的信心与能力。芮内的督导给了我极大的启发，它使我悟出自己对同感理解的一个误区：同感既可帮助一个人宣泄不良情绪，也可增强一个人的学习无助感。

还如，我在给一个名叫查理[1]的男生做咨询时，起初我也是不断启发他作换位思维，理解自己对女友海伦的伤害，但督导杜希启发我多在查理的人格缺陷上做文章，帮助他看到其失恋背后的自我中心与完美主义之诱因。在给查理做咨询的那段日子里，我感觉自己就像是一个话剧演员，一天到晚都在琢磨自己该说哪些话，怎样说那些话，说了之后又有什么效果，怎样说才可以取得更好的效果。

由此，我感觉自己像是婴儿那样重新学讲话。我把这一感觉告诉杜希，他笑笑，说学做心理咨询确实令人有重新学说话的感觉，因为你必须准确地说出每一句话，并准确地理解每一句话。

而这一切都需要咨询师具有高度的反省力，或如曾子所言："吾一日三省吾身。"

二、心理咨询觉察自省的必要性

（一）学习目标

了解心理咨询觉察自省的必要性。

（二）基本概念

1.心理咨询师觉察自省与业务成长

心理咨询没有可以刻意遵循的固定脚本，咨询师的所作所为都是临场发挥的。因此，咨询师必须能够将自己作为一种资源来使用：对内部情感状态转变的重要性保持敏感，理解自己的行为可能怎样为他人所觉知，拥有维持新鲜感和警觉感的策略。有效的咨询是建立在助人者和受助者之间的关系质量的基础上的。

由此，咨询师需要经常延展和挑战自己作为助人者建立咨询关系的能力：应对终结、面质、深度关注的体验以及打破僵局的复杂性。只有认识到这些觉察自省的因素，所有的咨询才能吸收"探寻自我"（work on self）这一重要要素。例如，参加基于经验的团体合作，获得作为一名来访者的体验，或者记录个人的日常所思。

例如，许多咨询师在进入这一行业前，可能在护理、社工、教育或心理学行业工作或学习了一段时间，这些早期的职业活动会给咨询师的判断带来诸多的反移情，致使许多初入行的咨询学员在开始工作时，总是倾向于用自己先前职业的视角去看待问题。其他人则急于将先前的职业抛之脑后，以至于否认这些职业经历与咨询师之间的关联性。这些经历，既可能成为咨询师的"资源"，也可能成为其"包袱"。由此，咨询师进行个人体验，可以梳理个

---

[1] 查理是《登天的感觉》中"问你是否还爱我"的案主，他因失恋找我咨询，我运用"理性情绪疗法"帮助他发现其个人在失恋中的责任，并学会宽恕女友与自己。

人成长经历对咨询关系的影响，以确保在咨询过程中及时、准确地觉察其移情与反移情的表现（见表8-3）。

表8-3　觉察力之个人体验的内容与思考

个人体验方面	体验内容	觉察思考
重大生活事件的回顾反思	a. 重大成功体验：如高考成功、竞赛获奖、爱情得意、工作如愿等 b. 重大挫败体验：如高考失败、竞赛失手、爱情失意、工作无奈等 c. 重大创伤经历：如患病、家人亡故、天灾人祸、意外事故等	移情与反移情的表现 未完成事情 防御机制表现 人格的协调/不协调 自我实现的目标与方法
重要他人的回顾反思	a. 亲密关系的回顾反思：父母、儿女、夫妻、兄弟姐妹、重要亲戚等 b. 友谊关系的回顾反思：重要的朋友、同学等 c. 师生关系的回顾反思：重要的教师、导师等 d. 同事关系的回顾反思：同事、主管、下属等	移情与反移情的表现 未完成事情 防御机制表现 人格的协调/不协调 自我实现的目标与方法

2. 心理咨询觉察自省与个人成长

美国心理学家斯特普（Strupp）认为，"每个心理咨询师都应该发展出他自身独特的治疗风格，将治疗的艺术性与治疗技巧综合起来的一种独特的人格。一位优秀的咨询师更类似于一位画家、小说家或者作曲家"。为了达到这层境界，就应该努力提升个人的觉察力，具体而言，可以有如下两方面的措施：其一，自我反省——觉察自我的同感、洞察、判断、行动失误；其二，自我探析——觉察自我的专业取向、个人定向等。由此，觉察个人成长中的种种"未完成事情"，会有助于了解咨询师在咨询关系中的盲点与反移情焦点，表8-4总结了这类觉察的表现。

表8-4　个人生活经历的觉察自省分析

生活事件的觉察自省			
<u>生活经历</u> 你曾经学习落后	<u>未完成事情</u> 投射作用 补偿作用	<u>行为表现</u> 渴望理解 感恩帮助 愿意帮助他人	<u>反移情分析</u> 过分热情 过分主动 救世主情结 ……
<u>生活经历</u> 你曾经失恋	<u>未完成事情</u> 升华作用 补偿作用	<u>行为表现</u> 渴望关注 渴望理解	<u>反移情分析</u> 过分热情 过分冷漠 仇视某类人 ……

Psychological consultant　心理咨询　基本功技术

美国咨询心理专家克鲁奇（Crouch）认为，咨询师成长需要具备4种技能，即咨询师的意识、个人的工作能力、理论技能的理解以及个案调查技能。美国心理学家拉森（Larsen）等人则构造了一种模型，将咨询师的自我效能分成5个方面，分别为微技能、过程、处理困难的能力、文化感悟能力以及价值观培养。美国心理学家布特勒（Beutler）等人则确定了一些与能力有关联的"咨询师变量"，分别包括人格、情感、态度、价值观、人际关系的态度（比如同感、热情）、社会性的影响品质（如专业性、信任感、吸引力、可信性、说服力）、专业背景以及理论技能等。所有这一切，都需要在咨询培训及实践当中不断完善。

我们在咨询中的表现与我们的过去有何联系呢？

［案例8-3］

请看下面的例子：来访者是一位妈妈，35岁，因为女儿的问题来做咨询，咨询师接待了她。以下是第二次会面的一段对话。

咨询师：我对您的情况已经有了一些了解了。你希望我能为你提供什么帮助？

来访者：我就希望你能帮我改变我的女儿。她现在学习不行，做事也不行，什么都不行。写个作业也得我陪着，现在都上六年级了，从她一年级开始，我都陪了她6年了。而且这个孩子太软弱了，别人欺负了她，她老说没事。我就说她应该厉害点儿，她还替人家说好话。我一说她，她就哭。以前给她测过智商，人家说她智商偏低，要是真是偏低，我们也就对她不报什么太高的希望了。

咨询师：你的意思是对你的女儿现在的一些表现不满意，希望她能改变。

（咨询师的内心活动：我感到双手双脚都很紧张。我对自己说"可恶，像你这样，孩子不出问题才怪"。我感到生气、厌恶。我觉得自己对她回应的时候，说话好像有点儿胆小似的。我对她的反应有些奇怪，也许我应该和我的督导谈谈。）

由于咨询师张琳在咨询过程中觉察到了自己的一些奇怪反应，所以决定寻求督导老师的帮助。我们来看张琳与督导的一段对话。

咨询师：我觉得很奇怪，我不能接纳我的来访者。她是一个妈妈，我觉得她太厉害了。听她说话，我就觉得不喜欢她。她说话的方式也让我很不舒服，跷着二郎腿坐在那里，边说边用手指指戳戳的。

督导：当时你的心里是什么感受？

咨询师：生气，厌恶。就觉得自己真的很讨厌她。要不是咨询师角色的要求，我真想骂她。

督导：她的表达方式让你不舒服？

咨询师：是的。

督导：那你为什么不告诉她？

咨询师：嗯……我怕告诉她后会破坏我们的关系。

督导：怎么讲？

咨询师：我告诉她，她让我觉得不舒服，她肯定会很生气，然后就不会再来了。

督导：所以你觉得你不能让她生气？

咨询师：好像是这样的，我感觉虽然我很讨厌她，但是在对她回应的时候，又有想讨好她的意思。

督导：这和你的从前有什么联系吗？是什么让你害怕她，想要讨好她？

咨询师：嗯……她表现得就好像是个很厉害的人似的，或者说像个权威人物似的。我从小就是这样，对于很厉害的大人特别害怕。虽然我特别讨厌他们，但是和他们交往的时候又不得不去讨好他们，我怕他们伤害我或不喜欢我。

督导：看来你很害怕你的来访者，这种害怕已经影响到了你和她之间的互动。她就好像是个厉害的大人，你就像个又生气又害怕的小孩。

咨询师：是的。

点评：从上面的案例中可以看出，如果咨询师能够觉察到自己在很凶的来访者面前就好像是个害怕的小孩子，那么就可以在以后与这类人互动时有意识地调整自己的状态，从而真正地有利于来访者，有利于咨询过程。

（三）相关知识：我的督导故事——培养自我透明度

培养自我透明度，是咨询师个人成长的一个重要方面，也是咨询督导应学习的一个重要内容。所谓自我透明度，指的是咨询师对自我从事心理咨询行业所存在的种种个人问题的深入了解与洞悉。

在专业上，这突出表现为咨询师对个人的种种未完成情结与反移情倾向的深刻认识，如果缺乏了解可能会对来访者带来不必要的误导和伤害。所以，培养咨询师的自我透明度，旨在使其在帮助他人成长的同时，也帮助自我成长。毕竟对自我不充分了解的人，是不配也不可能帮助他人充分了解自我的。

就精神分析而言，反移情是咨询师由于其以往生活经历和人际关系作用对来访者形成的心理反应倾向。它是一种对特定人物、事件、环境等的定势思维，或是一种因情感投射而产生的特殊偏好、偏见，终而形成某种情结表现。所以，反移情是一面镜子，它可以"照出"一个咨询师在咨询过程中可能出现的种种有意识、无意识的认知、情感意向。

在哈佛大学实习时，我通过与督导的探讨，发现我在咨询中常由于"二外沉浮情结"的作用而对来访者作过多的鼓励与说教。具体地说，我当初在北京第二外国语学院读书时[1]，曾有过一段巨大的学习沉浮：大一开学摸底考试时，我的成绩在班内曾名列前茅；到了期中考试时，我的成绩居班内中不溜儿的水平；到了期末考试，我的成绩落居班内最差的之一。为了改变学习的落后局面，我牺牲了许多节假日，终日学习不倦，如此到了大三，我的成绩终于开始回升，并最终重归前茅之列。这段曲折的经历使我对挫折有一种强

1 我大学本科是在北京第二外国语学院英语系读的。

烈的期望，就是通过锲而不舍、坚持不懈来最终改变局面。久而久之，这种期盼便形成了一种定势思维，也成了一种情结表现。

由于我的"二外沉浮情结"，我在为莉萨做咨询时，很快就找到了共同语言，并能够获得莉萨的充分尊重与信任。然而在给莫妮卡做咨询时，我的"二外沉浮情结"对我的咨询起了许多阻碍作用：首先，它影响了我的同感交流，我在内心深处总是想拿自己当初的辉煌去激励莫妮卡；其次，它使我误断了莫妮卡的问题核心，一直以为她的问题是适应不良与缺乏斗志；最后，它使我不善倾听莫妮卡的倾诉，关注焦点一直停留在问题表面。说白了，我就是拿自己去帮助别人，按照自己的生活经历去塑造他人的生活。这是典型的反移情表现，它使我很快落入主观武断、经验办事的陷阱，对莫妮卡空谈"坚持就是胜利"的道理，一再忽略她的愧疚感的表现，最终使莫妮卡对我的咨询产生了巨大的阻抗。

所以，心理咨询师既要帮助别人了解自己，也需要不断地加深对自我的了解。前者是帮助别人认清自我成长中的种种误区，后者是发现自我能力完善上的一个个盲点。"二外沉浮"经历对我来讲，既是一种资源，也是一种阻碍。我需要对此有清醒的认识，以便在工作当中加以灵活运用。这，便是自我透明度的作用。

总之，心理咨询师行业区别于其他行业的一个突出标志是它非常注重咨询师个人的成长，其中一个重要的方面就是增强对自我的了解。发现个人的反移情表现，认清自我透明度的各个盲点，是咨询师一生一世的职业挑战。

拓展阅读8-2

弗洛伊德的自我觉察与"奥底帕斯情意结"的提出

例如，弗洛伊德在作自我分析时发现，他从小就对母亲有一种特殊的依恋。这种依恋有着强烈的排他性和独占性，甚至由此忌妒父亲对母亲的亲密关系。由此，弗洛伊德得出了一个重要结论，即人类从小就有一种"性欲"，它构成了人最基本的"原欲"，它可谓是人一切精神力量的原动力。弗洛伊德将之称为"性动力"或"性原欲"。在此基础上，弗洛伊德提出了"奥底帕斯情意结"理论（Oedipal complex），它是弗洛伊德精神分析学的基本理论之一。

1897年10月15日，弗洛伊德在一封自我分析的信中提出，"奥底帕斯情意结"的两个核心因素是对双亲中一方的爱恋及对另一方的嫉恨。他认为，这是童年心理活动的基本内容，也是人类一切复杂的精神现象的"胚芽"。此后，弗洛伊德在讲述精神分析学时，都以"奥底帕斯情意结"为其核心。

这，便是弗洛伊德觉察自省的巨大收获！

一、心理咨询觉察自省的方面

（一）学习目标

了解心理咨询觉察自省的内容。

（二）基本概念

1. 觉察自己的感觉

我们为什么要对身体感觉进行觉察呢？因为体察身体感觉对了解我们的情绪具有提示作用。正如歌手陈奕迅在《十年》中所唱的"如果那两个字没有颤抖，我不会发现我难受"。当来访者长篇大论时，你感到自己很想深深地吐一口气，这种感觉可能就是在提示你对来访者的讲述存在某种情绪，例如有些不耐烦。

那么，我们要觉察身体的哪些部分呢？依据身体从上到下的顺序，我们可以去发觉自己的额头、眼睛、脸颊、鼻子、嘴、耳朵、脖子、肩膀、胸部、后背、双臂、双手、腰部、腹部、双腿、双脚的感觉。除了身体的各个部分外，我们还可以去体察自己的呼吸、视觉、听觉、嗅觉、味觉及触觉的感受。

2. 觉察自己的想法

对认知想法的觉察主要是对自己的内部语言的觉察。内部语言是我们头脑中自己与自己说话时所使用的语言，在清醒状态下，内部语言是持续不断发生的。比如，当你成功地做了某事，特别激动的时候，在头脑中会对自己说"我成功了"之类的话。在忽然需要你上台演讲的时候，你在头脑中对自己说的话可能是"不行，不行，我不行"。在你听别人讲话，但是你极不同意对方的观点时，你对自己说的可能是"讲的什么啊"。内部语言需要我们仔细识别，并不断加以练习，否则很容易被忽视。

我们为什么要去发现内部语言呢？内部语言可以帮助我们辨识自己的信念、想法、态度、价值观及情绪。随着练习的进行，你会逐渐发现它的用处所在。

3. 觉察自己的情绪

对情绪感受的觉察是指在某个时刻，对自己的情绪体验是快乐还是悲伤，愤怒还是愉快，受感染还是麻木，平静还是激动，友善还是敌意，投入还是疏离等方面的自我了解和判断。在咨询中觉察自己的情绪感受可以有助于发现自己的信念、价值观，从而有利于保持价值中立；有助于判断自己在咨询中产生的情绪是听来访者的故事后的正常反应，还是与自己身上的未完成事件联系在一起的。

4. 觉察自己的行为

对自己的行为表现的觉察主要包括对自己的言语及非言语表现的觉察。言语表现是指自己对来访者说了怎样的话。非言语表现包括自己的面部表情和肢体动作。觉察自己的行为表现可以有助于了解自己怎样向来访者传递信息及传递出了怎样的信息。比如，在你用语言表达赞同来访者的观点时，是否紧锁眉头？不同的表现方式会传递给来访者不同的信息。

以上就是觉察自省第一层面所包含的内容，它们分别是对身体感觉、认知想法、情绪感受和行为表现的觉察。通常，在面对一件事时，我们的各种反应几乎都是同时发生的。比如，第一次有机会和你心仪的人说话时，你几乎同时产生如下反应：身体感觉——脸部发烫，心跳加快；情绪反应——兴奋，害羞；认知想法或内部语言——"我要说什么？他/她会怎么看我？"行为表现——笑，脸红，目光躲闪等。

[案例8-4]

请看，这是一只憨态可掬的"熊猫"。

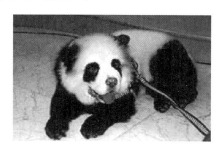

1. 在看到这张图片的时候，你身体的哪些部分有感觉，是什么感觉？

回答：脸部很放松，心痒痒的。

2. 在看到这张图片的时候，你的内部语言是什么？

回答：真可爱啊！

3. 在看到这张图片的时候，你的情绪感受如何？

回答：愉悦。

4. 在看到这张图片的时候，你的行为表现如何？

回答：微笑。

再仔细看！

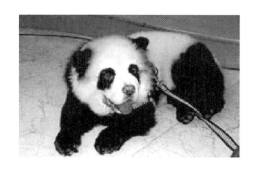

这只"熊猫"原来只是一条化了妆的松狮犬！某松狮饲养专家说把松狮染成熊猫的样子是

件极为残忍的事情，通常要经过4个步骤，花四五个小时的时间。从第一步起松狮犬就会感到疼痛，因为漂色剂含有化学物质，而狗的皮肤比人的薄，尤其是劣质的药水更容易灼伤狗的皮肤。而把狗的眼睛染成黑眼圈有可能让狗永久失明。

1. 现在，你身体的哪些部分有感觉，是何种感觉？

回答：额头——有点儿紧张，有点儿累；胸口——闷。

2. 你的认知想法（内部语言）是什么？

回答：怎么可以这样！

3. 你的情绪感受如何？

回答：愤怒、悲伤。

4. 你的行为表现如何？

回答：吐一口气，凝起眉毛，闭紧嘴唇。

从这个例子中你可以看出，我们的内心活动及行为表现每时每刻都是在发生变化的。觉察自省的目标就是练习对这些变化的觉察。

[案例8-5]

背景：来访者为大学二年级的一位女生，20岁，身材好，穿着很时尚。

咨询对话	情景分析
来访者：我现在该怎么办啊？我们之间有第三者了！我问他选谁，他居然说选她！	（咨询师内心活动：现在我的身体感觉是头有些疼，心有些受震动；我在听到她诉说的这一刻，内心对自己说的话是"真可怜啊"。我的情绪是为她感到有些伤心，对他的男朋友有些生气。所以，我的行为表现是……关心地问……）
咨询师：怎么回事呢？能给我详细些讲讲吗？	
来访者：我和他去年就认识了，是网上认识的，那时他对我特别好，特体贴，特细心，每天都给我发很多短信，每天都给我打电话。	（咨询师内心活动：她刚开始讲的时候，我稍稍放松下来，但是一听到她说是网上认识的，我感到我的嘴巴和手有些紧张。我立刻对自己说："网恋！又是网恋！"我的情绪有些烦躁。我感到自己的眉头已经稍稍皱了起来。我对网恋一直比较有偏见。现在我需要暂时放下自己的偏见，听来访者说。）
咨询师：嗯，那时很幸福？ 来访者：对。	（咨询师内心活动：在她认可我的反应时，我感到我的身体很放松，对自己说"说对了"，我的情绪感受是愉悦，有点儿得意。我注意到自己在她这么说的时候，我点了下头。）
来访者：不过，我俩不在一个学校，后来他在学校认识了另外一个女生，他说他喜欢上她，要和我分手。前两天，我去找他，要和他摊牌，说说这件事。他居然说我们来个三人恋爱！那晚，他安排他、我、那个女生一起住，他俩居然睡在床上，让我睡在椅子上！我快要气炸了！气得我的牙根儿都痒痒！我特别特别生气，对我简直就是种侮辱！	（咨询师内心活动：我感觉我很累，心跳有些快，很想深深地呼吸一下。我的内部语言是："胡闹，简直就是胡闹！三人恋爱？同睡一屋？太胡闹了！"我感到自己对来访者的男朋友很愤怒，我很同情来访者。我也意识到自己的眉头已经紧紧地皱起来了。我的愤怒似乎有些太强烈了，怎么回事？我自己现在需要平静下来，关注来访者。）

咨 询 对 话	情 景 分 析
咨询师：你对他这样做感到特别愤怒。他对你很不负责任。	（咨询师内心活动：我现在感觉我的心跳还是有些快，情绪还有些激动和愤怒，我对自己说"我的回应不是很好"，我注意到自己轻轻咬了下嘴唇。）
来访者：我现在特别困惑。我真不知道自己怎么了！	
咨询师：嗯哼？（有兴趣地表示听到了，希望她再接着讲）	（咨询师内心活动：现在我没有什么特别的身体感觉，我对自己说的话是："她想告诉我什么？"我的情绪感受是很有兴趣，我感到我有点儿扬起了眉毛。）
来访者：我……我真不明白我怎么会喜欢上一个女生！	（咨询师内心活动：我感到我的头似乎被突然一击，内部语言是："啊？！太不可思议了！"我的情绪是非常惊讶，同时也稍有些厌恶。我注意到此时我有些愣住了，我的眼睛也有些张大了。我需要调整一下，否则我的来访者也许会感到我对她的拒斥。）
咨询师：你的意思是你的男朋友是个女生？	（我的情绪是有些懊悔选了这句话来说。我感到我的嘴唇微微张开了，估计看起来还是显得挺吃惊的吧。）
来访者：我和她是在网上认识的，开始聊天时一直都不知道对方的身份，后来见面才知道他是个女生，不过她那时对我真的很好，很细心，很体贴，也不知为什么我就接受了。	（咨询师内心活动：我感觉到头疼，胸口闷。我对自己说："网络，网络，都是网络惹的祸！"此时我很迷惑，觉得无法理解来访者的行为，我感到自己已经再一次皱起了眉头，沉默，然后稍稍点点头，不知说什么的感觉。）

（三）相关知识：我的督导体验——我是谁？[1]

心理督导的一个重要目标是帮助咨询师解答"我是谁"的问题。这包括确认对某一咨询流派的定向，确定对某类咨询的偏好（如自我形象咨询、婚姻咨询、厌食症咨询等），着重操练某几项咨询技巧，挖掘个人的未完成情结与反移情表现等。

例如，我在哈佛大学修心理咨询理论课时，老师曾布置了一道作业——找同学彼此做心理咨询，然后写成报告上交。我找了一个男同学做咨询练习，他是一所中学的副校长。我们议定谈各自生活与工作的烦恼，然后给对方做心理咨询。我谈的问题主要是眼下的学习和生活压力，而他谈的问题则是工作中遇到的困惑烦恼。而在给彼此做咨询时，我总是有意无意地替他作问题分析，他却总是自然不自然地鼓励我积极面对困境。

我们把这一现象归因为文化作用的结果，即中国文化重师生关系的指导性，西方文化重师生关系的自主性。但后来我们发现，这种归因方法有失全面。因为我虽然替他作问题分析，却并未具体指导他该怎么做；他虽然好为我作鼓励，却没有深入展开。带着这个问题我们去请教老师，他告诉我们如果我们的差异不是文化的作用，那一定是人格的作用了。

于是，我们两人又对彼此的咨询风格作了一番深入的分析，结果发现我在给他做咨询

---

1 详见笔者所著《登天的感觉》（修订版）。

时，非常看重洞察力的表现，而他在给我做咨询时却十分看重自强力的表现。这说明在对心理咨询的实践上，我较他更加理性化，他较我更加感性化。

那么又是什么因素导致了我们的这种选择差异呢？老师提示我们，人格因素可能是个人生活经历的作用，也可能是教育熏陶的作用。至于哪一种因素更重要，需要我们自己去挖掘。由此，我们俩又对彼此咨询取向的人格基础作了一番分析。结果发现，我之所以看重洞察力，是因为我在潜意识中把心理咨询当学问来做了，所以对我来讲，心理咨询之奇妙莫过于其给人带来睿智和启发；而他之所以看重心理咨询的自强力，是因为他曾一度是个差生，后来在一个老师的鼓励之下彻底改变了自己，所以对他来讲，心理咨询的威力莫过于它给人带来人格变化。

当我们把这一新发现告诉老师时，他总结说，我们每个人在心理咨询的学习和实践中，都深受各自的人格成长和生活阅历的影响。这种影响多半是无意识的或下意识的，一个训练有素的咨询员应该不断探索这些影响的表现，并主动地加以调整和转变。这便是对"我是谁"的思考。

我到哈佛大学心理咨询中心实习咨询后，就更加关注这个问题，并时常与督导加以探讨。他们对我的主要结论有：

① 我对心理咨询的理论兴趣要远远大于实践操作；

② 我对洞察力的领悟要远远胜过对同感力的把握；

③ 我对精神分析或心理动力学流派有着本能的爱好；

④ 我更适合做个人咨询，而非团体咨询；

⑤ 我从事心理咨询最大的优势是长于思考；

⑥ 我从事心理咨询最大的问题是过于主动；

⑦ 我从事心理咨询培训教育会比直接做心理咨询更有成就感。

……

对于督导的上述结论，我不是每一条都立即接受的。但随着时间的流逝，我越来越省悟到他们对我的"我是谁"理解的洞察力。这也深深影响了我后来的生涯规划与事业发展。

二、心理咨询觉察自省的培养途径

（一）学习目标

了解心理咨询觉察自省的培养途径。

（二）基本概念

1. 心理咨询觉察自省的培养途径

正确而敏锐的觉察自省可以支持任何类型的咨询工作。不管使用何种理论，传递援助或者治疗的主要手段都是人或咨询师本身。要成为一名优秀的咨询师，就必须以灵活的和有回应的方式与寻求帮助的来访者互动。咨询师并没有可以刻意遵循的固定脚本，他所做的几乎每一件事情都是当时临场发挥的。因此，咨询师必须能够将自己作为一种资源来使用：对内部情感状态转变的重要性保持敏感，理解自己的行为可能怎样被他人所觉知，拥有维持新鲜感和警觉感的策略。

有效的咨询是建立在助人者和受助者之间关系的质量基础之上的，一名咨询师需要经常延展和挑战作为助人者建立咨询关系的能力：应对终结、面质、深度关注的体验以及打破僵局的复杂性。只有认识到这些觉察自省的因素，所有的咨询都才能吸收"探寻自我"（work on self）这一重要要素。例如，参加基于经验的团体合作，获得作为一名来访者的体验，或者记录个人的日常所思。

心理学家斯措普（Strupp）认为，"每个心理咨询师都应该发展出他自身独特的治疗风格，将治疗的艺术性与治疗技巧综合起来的一种独特的人格。一位优秀的咨询师更类似于一位画家、小说家或者作曲家"。简单说来，咨询师的觉察力培养分外审和内省两个部分。

所谓外审，就是通过督导与小组讨论等手段，来帮助咨询师不断解答、切磋"我是谁""我该做什么""我怎样做会更好"等问题。所谓内省，就是从自身的内在角度来不断反省、挖掘自身的缺点，解答"我怎么做才能做得更好？我还存在什么问题"等问题，这通常通过自身的内省、研修、自我学习等手段来完成（见表8-5）。

表8-5　觉察力培养一览表

	觉察类型	简单定义	事例
外审督导	接受专家指导	即接受专业人士的定时督导，以解答工作中和个人成长中的问题	如参加某获得督导症的咨询师的督导班或成长小组，定时活动，完成规定时数
	接受同辈指导	即接受同事/同辈的指导和批评，以反省工作中和个人成长中的问题	如参加某咨询机构举办的咨询师成长小组，定时活动和交流
	参加课程学习	即定时参加心理咨询的培训课程，以提高自己的综合能力	如参加某咨询流派、技巧的培训班，以提高自身的咨询能力
	参加会议交流	即不断参加有关心理咨询的会议，以交流彼此的咨询经验	如参加由咨询学会或咨询机构举办的会议，交流实践经验
内省反思	自我剖析	即通过做咨询笔记、日记等活动来不断反省自我的失误与成长	如写咨询记录，自我成长分析等与督导和同辈交流，以反省自我
	自我体验	即通过作自我体验，来让他人（特别是咨询督导）来发现自己工作、成长中的问题	如把自己的某段未完成的事情讲出来，供督导或同辈分析，以发现自我的盲点
	自我总结	即通过参加督导班或成长小组来不断总结咨询与自我成长的经验	如不断在督导班或成长小组的活动中总结自我，以更好地完善、整合自我
	自我禅修	即通过参加某些禅修活动来学会与自我对话，发现成长的哲理	如参加特定的禅修小组，定时活动

觉察自省还包括对以上两个问题的整合后的自我认知，如我内在的一切是否与外在的一切相符合？我内在的自己是否喜欢外在担任的角色？或者我是否可以清楚地区分出哪部分外在的我是内在的我所喜欢的，哪部分是不喜欢、不接受的？我如何对此进行调整？行动计划是怎样的？

　　例如，在中国传统文化中，禅修就是一种提升自我修养和反省力的好方法，就是佛法里的四念处是从"身、受、心、法"这4个方面对自己进行观察的一种训练方法，能有效加强自己的觉性，也就是我们常说的"觉察力"，这种力量不是刻意的结果，而是自然而然达到的结果。通过禅修的训练，咨询师可以不费力地对当下明明了了，当然最终是走向觉悟，通彻地对自我产生体验和认识。表8-6总结了咨询师觉察力之外审（督导）的具体内容。

表8-6　觉察力之外审（督导）内容

督导方面	督导内容
心理督导的方法论	熟练的程序：磋商、心理咨询、教育或培训、评估
	基本方法：如精神分析疗法，行为的、完形的、系统的、发展的
心理督导的操作技巧	咨询的视频、磁带回顾：回放咨询视频、磁带资料，展开讨论
	咨询的角色扮演：咨询的现场模拟、情景回顾
	咨询的角色反转：咨询师与来访者的角色转换
	咨询的现场观察与指导：现场咨询的观察、观摩，指导
	给咨询学员的建议和意见：针对具体咨询片断、过程的指导
	咨询学员的特定训练：如面对特殊群体的咨询技巧培训，如抑郁症患者、同性恋群体
咨询学员的个人成长	咨询学员的伦理道德：咨询伦理道德的认识与把握
	咨询学员的人格类型：个人的人格类型与自我认知、完善
	咨询学员的兴趣爱好：个人的兴趣爱好与咨询工作的互补
	咨询学员的实践经验：个人的工作经验积累与总结
	咨询学员的专业定向：个人的咨询流派定向与完善
	咨询学员的个人体验：个人的生活经历回顾与整理

表8-7　觉察力之内省（反思）内容

反思方法	反思内容
自我总结法	做咨询手记，记录、总结咨询的心得体会
	做咨询视频资料，反复回放、思考
个人学习法	带着咨询中的问题，查阅相关的咨询图书资料
	系统学习、研修心理咨询的不同流派与技巧
交流总结法	参加成长小组的活动，以交流咨询的心得体会
	做咨询角色扮演，模拟咨询的情景，以增进反思
	现场观察、观摩咨询过程，与自我作比较
	参加案例讨论，以在讨论中答疑解惑

反 思 方 法	反 思 内 容
培训成长法	定期参加技能训练工作坊，扩大个人的特定咨询技巧
	定期听取咨询相关的报告，扩大自己的知识面
	定期参加咨询流派与技巧的学会、学术活动，增进交流
	定期接受网上的督导，以答疑解惑

2. 心理咨询觉察自省的自我培养

自我反省就是指在沟通过程中，你对各种方法运用成效的自我监督与批评，是检查自己的思想和行为，并作出评价，从而改正过失。孟子曾说过："仁者如射；射者正己而后发；发而不中；不怨胜己者，反求诸己而已矣。"仁者立身处事也像射箭一样，射不中，不怪比自己技术好的，只会从自身找原因。

在此基础上，反省其实是一种学习能力，而反省过程就是学习过程。咨询师如果能够不断进行自我反省，并努力寻求解决问题的方法，从中悟到失败的教训和不完美的根源，并全力作出纠正，这样就可以在反省中清醒，在反省中明辨是非，在反省中变得睿智。许多研究都证明了内部控制者不但比外控制者成绩好、进步、轻快，而且日后的成就亦较大。所以，自我批判能力愈强，则智慧和精神境界就越高。人如同一块天然矿石，需要不断地用刀去雕琢，把身上的污垢去掉。虽有些痛苦，但雕琢后的矿石才能更光彩照人、身价百倍。因此，反省自我就是为了提高自我。

如何进行反省？不妨思考一下："今天的咨询过程中有什么可以帮助我进步？我该如何应用在下一次的咨询中？""我做错了什么？本来可不可以避免？下次应该有什么不同做法？""我做对了什么？我能从这些经验中学到什么原则呢？"宋代理学家朱熹教人："日省其身，有则改之，无则加勉。"心理咨询师应该以之为目标，日省吾身，不断提高自我能力，促进自我成长。

（三）相关知识：相互督导威力大[1]

我在哈佛大学心理咨询中心实习时，另有三位临床心理学与咨询心理学的博士生也在做实习并接受督导。平常我们每个人都是各忙各的，但有几次杜希组织我们4个人相互督导，发现各自的问题，其成效不亚于个别督导。

在这些活动当中，给我印象最深的一次是关于同感技巧的相互督导。那次活动分两个部分：理论探讨和实际操练。在理论探讨部分，我们委托其中一位博士生就什么是同感作了一个深入的理论概述。她从弗洛伊德的观点说到罗杰斯的想法，从在"来访者中心"的功能说到在"行为疗法"中的作用，其中我记忆最深的是阿德勒（A. Adler）的比喻——同感是穿上病人的鞋子来观察与感受病人的体验，和罗杰斯（C. Rogers）的理念——同感就是无条件地

1　详见笔者所著《登天的感觉》（修订版）。

积极关注和咨询师的一致性。

做完报告，那个博士生要求我们每个人都用自己的语言来描述什么是同感。我对同感有4个比喻。

· 情感对焦：同感就如同旧式的型号为135、120照相机一样，需要不断地对焦来调整镜头的清晰度，否则同感就会给人含混不清、似是而非的感觉。

· 思维并轨：同感就如同火车轨道一样，如果咨询师不能进入对方的内心世界，那就像两条铁轨永远不能并到一块去，那是同感的最大失败。

· 接话茬子：同感的成功表现是——来访者说出上半句话，咨询师能够准确说出下半句话。

· 说贴心话：同感的最高境界是——来访者无论说什么，咨询师都能说出他的心里话，令对方备感温暖。

我的4个比喻受到了另外三位博士生的一致认可，他们还十分欣赏我的概括力和形象思维能力。随后，我们每个人都拿出一段咨询录音播放，让大家评头论足，批评指正。往往是一句话大家议论好久，当事人自己想不到的地方都让大家想出来了。我那次播放的是我给莫妮卡的咨询录音，他们很快就听出我对莫妮卡不断说教、建议的问题，并建议我下次再见莫妮卡时少评论，多提问。其中一位博士生还提醒我这是替莫妮卡当家做主，犯了心理咨询之大忌。

后来，我与杜希专门谈了我对这次活动的感受，他笑着对我说："我说什么来着，你这个人长于理论分析，却短于倾听同感，这回你信了吧？"再后来，我把这归结为"绍兴师爷情结"——说得多，听得少；教得多，议得少。当我跟其他三位博士生分享这一发现时，他们异口同声地说："你看，又来理论分析啦！"

共同督导使我们每个人都看到自身业务成长上的弱点，也更增进了我们之间的信任与情谊。实习结束时，我们四个人一道吃饭庆祝，说着说着我们又说回各自的咨询问题，感觉是另一次共同督导。

共同督导的威力很大，所以当我1991年回国讲学得知学员们没有督导时，就极力建议大家建立联合督导的机制，定期聚会，轮流坐庄，面对咨询中的疑难问题集思广益，群策群力，最终带动大家共同成长。

我的建议受到了北京大学生心理咨询界同行们的认可，他们坚持了好几年的联合督导，受益匪浅，我听了也是备感欣慰！

拓展阅读8-3

参加培训学习，是最大的充电

2009年12月8日—14日，我到美国加州的安纳汉姆城市，参加了第六届心理治疗发展大会（The Sixth Evolution of Psychotherapy Conference）。这是全世界心理咨询与治疗的盛会，不光大师云集，而且参会者众多。据大会主办方透露，今年的参会者就多达6000余人，创了历史的新高！光排队注册，我就等了足足一个小时。

会议期间，我不仅有幸与心理咨询大师梅纽奇（Salvador Minuchin），欧文·亚龙（Ervin Yalom）等人合影，还参观了催眠治疗大师杰佛瑞·萨特（Jeffrey K. Zeig）和亚普科（Michael Yapko）等人的工作坊。由此，我对催眠治疗的作用有了全新的认识：催眠治疗就是在浅度催眠下进行的认知调整； 第一次见面就可尝试催眠治疗； 药物治疗只能缓解症状，却不能改变认知。

在会上，还巧遇了来自北京的马春树博士，他师从萨特，学习艾瑞克森策略派的催眠术，立志在国内的催眠培训市场上打出自己的一片天地。我们一同听课，帮助占位，还做各自追星的摄影师，结下了深厚的情谊。

参加会议的5天内，我始终处于高度兴奋状态，不错过任何一次大师的讲座，也不放过任何一个可以合影的机会。自从1993年哈佛大学毕业以来，我还从未像这几天那般对心理咨询行业充满了激情和憧憬。

可以说，参加培训学习，是最大的充电！

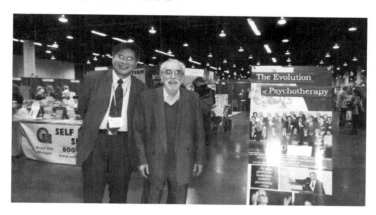

与家庭治疗大师梅纽奇（Salvador Minuchin）合影，他告诉我："我是家中的老大，从小就学会承担责任，我的名字意味着责任。所以，家庭治疗的核心问题是责任问题。其中儿童精神医学就是家庭精神医学。家庭成员都是治疗师，家庭治疗就是让每个家庭成员进入他们的角色。"

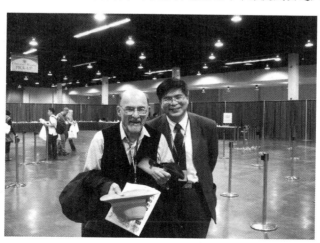

与团体咨询大师欧文·亚龙（Ervin Yalom）合影，他告诉我："精神科大夫学习心理咨询技术，是时代的潮流。"

三、心理咨询觉察自省的培养注意事项

（一）学习目标

了解心理咨询觉察自省培养的注意事项。

（二）基本概念

心理咨询觉察自省培养的注意事项

咨询师的成长是多元的，一方面要在业务上不断地提高；另一方面人格也要不断地完善。所以，咨询师在用心伴随他人成长的同时，也在用心醒悟自我的成长。在这里，我提出咨询师应该努力提升自己在以下几方面的觉察力。

1）提升人际关系的觉察力

有能力的咨询师能够展示出适当的倾听、沟通、同感、洞察等技巧，以及对情感表达的回应、转换、建构的运用，也包括对移情与反移情的觉察自省。

2）提升个人信念的觉察力

包括接纳他人的能力，相信来访者改善的信念，对伦理性和道德性选择的意识，以及对来访者和自我所拥有的价值观态度。

3）提升人格完善的觉察力

咨询师必须首先要做到自己具有较好的心理调节能力和完善的人格，在治疗过程中才可以做到帮助来访者排解困惑。如果咨询师本人也具有一定程度的心理疑虑，比如无法忍受与来访者有关的不舒服情绪的能力，那么这名咨询师必然无法充分履行自己的职能。

4）提升咨询技巧的觉察力

咨询师必须知道何时和如何运用自己所掌握的咨询技巧，特别是时间点的把握。在什么情境下使用何种特殊的技巧或者策略，这就需要咨询师通过积累和自我分析逐渐摸索出一套行之有效的个人方法。

拓展阅读8-4

自我探析练习

我们每个人都有自己的故事，这个故事可能并不出众，但是却深刻印在自己的脑海里，难以忘怀。这个练习就是要求你写下自己最喜欢的故事（第一部分），然后根据后面的问题来反思自己的写下的东西（第二部分）。通过这样的练习来体悟什么是觉察力。

学习任务

确定你最喜欢的故事：

► 你最喜欢的故事是什么？它可以是一个童话故事、小说、短篇故事、剧本、电影、电视秀等；

► 用你自己的语言简单地总结这个故事。你的版本是否与原版本有出入并不重要，重要的是你所回忆的故事本身。用尽可能多的生动的细节写下这个故事。

探索你最喜欢的故事的个人意义

缓慢地通读你所写下的东西，记录你对以下问题的回答：

► 这个故事中谁是你最喜欢的人物？

► 你为什么如此喜欢这个人物？

► 在这个人物身上发生了什么事情？

► 其他的人物是谁？他们和你最喜欢的人物的关系是什么？

► 这个故事的背景是什么？它在何处发生？

► 这个故事主要的感情基调是什么？

► 你什么时候第一次遇到这个故事？你多久一次，又以何种方式更新自己对这个故事的认识？

► 你为什么喜欢这一特定的故事？你认为你选择它的原因是什么？你有没有其他的故事可以来替代它？

最后，给自己一些时间来反省你从这一过程中获得了哪些对自己的新认识。

[案例8-6]

她为什么偷窃成瘾

基本资料：

女孩，15岁，初二学生，身高1.5米左右，学习成绩中上等，爱好演讲，喜欢英语。因一周前拿同学的手指软盘（USB）被老师发现后，家长带她来咨询。

女孩从小由外婆带大，5岁时回到父母身边。上小学时曾拿过同学的东西，同学发现后她就跪地求饶，同学没有告诉老师。去年又拿了一次同学的东西，被老师发现告诉家长，家长打了她并给那个同学赔了新的。这次趁值日又拿了同学的手指软盘，家长得知后十分气愤。孩子也很难受，问妈妈为什么要生下她。

案 例 对 话	情 境 分 析
学员：你好，岳老师。 咨询师：我现在放的是你的个案对吧？大家简单看一下。 学员：我简单说一下吧，这是一个女孩，15岁的初二学生，父亲做生意，家里很有钱。来这儿咨询主要是她一周以前拿了同学的手指软盘被老师发现，家长带着她来咨询。她不是很愿意来，觉得很丢人，前期母亲做了工作，一开始说不来了，后来又过来了。 咨询师：你怎样接待她的？ 学员：考虑到她会有相当的阻抗，我和她先聊她感兴趣的话题。她母亲说，正好那天她参加英语演讲，我就问她讲得怎么样啊？她说拿了个第二，就这样找到了共同语言。然后我又请她自由地画了一张画，从这里切入主题。	

案 例 对 话	情 境 分 析
咨询师：怎样切入主题的？ 学员：就是我请她主动讲为什么会拿同学的东西，这样的话就进行下去了。 咨询师：很好，我感觉你以同感共情为基础，建立了很好的咨询关系。 学员：谢谢您这么说。我感觉这个孩子对问题的认识程度很深刻，有很大的触动，也有很大决心改变自己。由于我当时是免费咨询，家长也不是特别好意思，就没有再约她。我现在的困惑是，要不要再约她，或我还应该做些什么？ 咨询师：那你是怎么想的？ 学员：我想主动约她，但又担心这样做会令她感觉我不信任她，怀疑她自我改变的决心。 咨询师：在探讨这个问题之前，我想问你，她是怎样描述自己偷拿同学的东西的？ 学员：她没有怎么说，只是一再强调她不会再拿别人的东西了。 咨询师：那你是怎样理解她偷拿同学的东西的动机的？ 学员：我也不明白，因为她们家很有钱，她缺什么完全可以让父母给她买的。	
咨询师：好，那我们先来探讨这个问题，我们先从心理咨询的不同套路来看这个问题。首先，从"精分"（精神分析理论的简称）的角度来讲，这个孩子家不缺钱，她偷东西为了获得什么满足？我的假设是她学习不够好，或是在家里没有获得足够的爱，比较自卑。而这种自卑就需要得到某种补偿，她做了这个事情后就获得了一种满足，这就是她的自卑补偿。 学员：确实是这样，她有一些需求和父母说，父母没有答应她，她就通过这种方式来获得。她母亲后来也和我说了，说孩子说"你不给我买，我就拿同学的东西"，然后就给她买。	洞察督导
咨询师：也就是说，这成了她的一种要挟手段。在精神分析理论上，这是她合理化思维[1]的表现——谁让你不给我，那我去拿别人的，早晚我会得到的。所以，她这是玩一种心理战，拿别人的东西，我心安理得。 学员：有趣的是，这个孩子拿了别人的东西，也不藏起来或者转移，而是一直在书包里放着，结果老师一逮就逮个正着，两次都是这样的。 咨询师：你觉得她这是什么心理？ 学员：感觉她无所畏惧？ 咨询师：无所畏惧的背后是自恋，也就是自我中心。因为在她的意识中没有偷的这个概念，只要是我喜欢，我拿来了就是我的。	理论解释
咨询师：那好，这就是你去跟她探索与发现了，说你拿了这个东西以后，你放到书包里，你当时是怎么感觉的，用开放式对话。 学员：对，对。这个孩子给人感觉就是很自我，好像大家都要哄着她。 咨询师：刚才我们探讨了精神分析的思路，下面我们探讨行为主义的思路。 学员：那在行为主义上，怎么理解她的偷窃行为？	
咨询师：在行为主义理论上，这是典型的强化成自然的表现。也就是说，她在家里拿不到想要的东西，就拿同学的。而拿完之后，她心里就特爽。这就是一种成功体验。通过这种特定的行为，条件反射、强化积累，最后养成习惯。从这个角度来说，她在挫败时，就有可能控制不了自己的"手痒"，以偷拿别人的东西来化解自己的烦恼。 学员：是这么一回事啊。	洞察督导

---

1 合理化思维，又称文饰作用，指个体不自觉运用扭曲或者否定现实的方法，来暂时维持内心的平衡，意识层面往往并不知。包括否定、倒退、压抑、合理化、反向等待。它会给自己行为赋予合理、正当的理由，因此值得自己和他人的赞同。合理化有两种形式："酸葡萄"机制和"甜柠檬"机制。"酸葡萄"机制来源于伊索寓言，当得不到自己想要的东西的时候，用酸葡萄机制缓解自己的失落。甜柠檬机制是指，不仅的自己不能够得到的东西是无价值的，而且显示出自己所有的东西都是特别好的。

案 例 对 话	情 境 分 析
咨询师：所以，她每次偷拿同学的东西，偷的不仅是物件本身，也是在偷"那份感觉。那份成功体验。 学员：那她是怎样养成这个习惯的呢？ 咨询师：这就要从她的成长经历来看了。你刚才说，她小时候是由外婆带大的，回到家中有一段时间不适应，后来就变得越来越自我。 学员：对呀，她就是给人感觉很自恋，不替别人着想。	理论总结
咨询师：所以，我这里的假设是，她从外婆家回到自己的家中，开始时很不适应，后来发现只有通过大哭大闹才能控制他人，这样天长日久，她就变得越来越自我了。 学员：是这样的，她妈妈就是这样讲的，还很后悔当初没有自己亲自带大孩子。 咨询师：所以，表面上看是偷拿别人的东西，深入来看是自恋人格的形成。你说，你要不要主动与她联络呢？ 学员：要，这背后的事情真多。 咨询师：这就是我们帮助孩子人格成长的希望工程了。 学员：那我应该从哪里入手呢？	启发思考
咨询师：首先，主动约见学生，了解她自我改变的行动，及时鼓励她的成果，并努力发现她的优点，以此来实现她自我完善的愿望。 学员：能说得再具体一些吗？ 咨询师：你刚才说她的英语演说能力不错，刚拿了个第二名，这就是很好的起点。说明她可以做得很成功的，也可以成为一个好孩子、乖孩子。然后你与她一同探讨，一个好孩子、乖孩子该做什么，不该做什么，这样就调动起她的主观能动性，也就愿意配合你了。 学员：岳老师，谢谢你了，我知道该怎么做了。 咨询师：谢谢你的案例。我感觉作为一个咨询老师，你的同感共情能力很好，缺的是洞察分析的能力，希望你在这方面下功夫。 学员：好的，我会的，再次感谢！ 咨询师：也再次谢谢你的分享，并祝你的希望工程做得越来越好！	方法指导

点评：

上述对话是我为华夏心理培训机构做的网上督导，针对该咨询师工作中的困惑，我重点谈了几个问题：其一，对来访者问题的洞察分析；其二，对咨询师策略的探讨提醒；其三，对今后咨询方向、策略的商讨指导。通过此次督导，咨询师更加清晰了自己在咨询中存在的问题及提高的方向，对今后做咨询也更有信心了。

（三）相关知识：心理咨询督导面面观[1]

1. 咨询沟通技巧

—— 语言及非语言沟通

—— 释放出热情、关心和容忍

—— 将心比心并真诚地与咨询者沟通

—— 有效地进行沟通，运用一些基本的技巧，如倒装句、反思性问题和总结

1　编译自Fall，M. & Sutton，J. H.（2004）Clinical Supervision：A handbook for Practitioners. Boston MA：Pearson。

—— 观察咨询者的体语并利用观察所得促进咨询者与辅导员之间的关系

—— 有效利用沉默手段

—— 注意与咨询者的关系

—— 展现出已准备好去探索充满感情的领域

—— 进行有效的伤害评估

—— 帮助咨询者设定目标

—— 协助咨询者自助

—— 帮助咨询者认识到对他们自己担负治疗进展的责任

—— 帮助来访者将行为规范化

—— 了解如何帮助来访者改变他们的行为

—— 了解如何帮助处于危机中的来访者

—— 显示处理具体和特殊事情的能力

—— 帮助来访者辨别并探讨当前的问题

—— 清晰并有效地进行口头沟通

—— 展示出多种途径进行治疗的用途

—— 有效控制咨询会谈

—— 有效运用强化技巧

—— 有效地与来访者一起演练新的行为和技巧

—— 有效地与来访者约定并布置家庭作业

—— 有效安排转介

—— 有效了解中止

—— 有效回顾治疗过程

—— 有效发出或接受反馈

—— 有效收尾

2. 咨询判断技巧

—— 辨别与来访者相关的主题和模式

—— 帮助来访者从不同的角度理解其所处的状况

—— 帮助来访者采用新的视角看问题

—— 运用来访者的信息发展出待检验的假设或直觉

—— 对来访者的行为进行相关的观察

—— 辨识出并运用来访者的矛盾

—— 认识到来访者潜在的问题

—— 在评估、诊断和治疗的过程中考虑到来访者的文化背景

—— 鼓励来访者对他们自己的行为作出假设

—— 帮助来访者发展相关的重点和方向

—— 评价调解的有效性

—— 是否完全了解系统以及系统对来访者的影响

—— 准确地探知来访者的实际情况

—— 调整理论和技术来适应来访者的实际情况

—— 掌握与每个来访者相关的问题的复杂性

—— 愿意再次评估对来访者的概念化结果

—— 辨识出来访者当前的症状并形成DSM诊断

—— 根据来访者的信息形成假设

—— 根据已有的咨询理论和技术设计出合适的策略和调解方法

3. 咨询个性化技巧

—— 认识到个人的权利和责任

—— 从与来访者的关系中看待自我

—— 直接处理该关系

—— 了解到来访者与自己的不同之处

—— 理解移情与反移情的动态变化

—— 理解并处理反移情

—— 认识到相关的力量和影响,并运用他们帮助来访者自我发展

—— 了解来访者和辅导员之间的界线,如性交往、私下交往、礼物奉赠等

—— 设置并保持适当的界线

—— 理解自我揭露的优点和缺点

—— 对个人问题进行有效的回应

—— 与不同文化层次的来访者进行有效的工作

—— 清楚自己的文化背景及其可能对咨询关系的影响

—— 清楚自己的感受并运用这些感受来帮助来访者

—— 完善文书工作,比如有关个案的笔记,尽量做到简洁

—— 清晰并有效地进行书面沟通

—— 重视与来访者和督导的预约时间

—— 拥有相关专业文献的知识

—— 衣着得体

4. 咨询道德与法律知识

—— 知晓并响应相关的道德标准

—— 了解本职业最基本的道德要求

—— 有效地将职业道德要求用于实际情形

—— 已经开始将这些职业道德要求用于思考

—— 在复杂情形下,咨询相关的职业道德问题

—— 知晓并响应相关的法律标准

—— 知晓与心理咨询有关的法律

—— 在具体实践中运用这些法律

—— 有意识地提高咨询知识和技巧

—— 从行为上尊重来访者

5. 被监督者的督导技巧

—— 与督导对话

—— 精心准备每一次与督导的见面

—— 找出与当前个案相关的顾虑和问题

—— 设定有关督导的职业发展目标

—— 展示出学习的兴趣

—— 了解并采纳建议

—— 愿意承担学习的风险以及分辨出麻烦情形的风险

—— 接受鼓励和建设性的批评

—— 主动参与督导的过程

—— 愿意投入和有效运用角色扮演

[案例8-7]

他们到底该不该离婚

基本资料:

女,38岁,一名医生,咨询婚姻问题。

她的爱人3年前跟随国家医疗队去了国外,她一个人带孩子在一个异地小镇上班,周围没有亲人和朋友,只有女儿陪伴她。

她和爱人是大学同学,当初自由恋爱,父母反对她结婚,可她为了爱情丢弃了正式工作,追随男友到了农村生活,却常常感觉得不到爱人的关心和爱护。

爱人是个比较自私、不懂得关心她的男人,当初连简单的婚礼都没有为她举办,后来在她怀孕生孩子、坐月子期间都很少给予她一个妻子应该享有的关心和照顾。但她还是坚持着自己的理念,想用自己的坚强和努力改变对方。

半年前,她偶遇了一个男性,给了她一点儿关怀和爱恋,她被这个男人的甜言蜜语打动,在不甚了解对方的情况下和他相处了一个多月,结果发现对方是个伪君子,已有家庭却没有责任心。

就在她准备放弃时,对方老婆知道了这事,跑到她所在的单位吵闹,而这个男性还在别人面前炫耀自己和她有密切关系,在小镇上到处是流言蜚语,老公也知道了这件事并向她提出离婚。她承受着别人的嘲讽,还有老公的挖苦,很犹豫不知该不该离婚。

案 例 对 话	情 境 分 析
学员：岳老师，你好！ 咨询师：您好，我看了这个案例，我想知道，女人有没有与男人亲密到发生性关系的地步？ 学员：有。 咨询师：噢，那就很严重了。 学员：是啊，是很严重。 咨询师：那你怎么看呢？ 学员：因为给她做咨询，搞得我自己也时常牵肠挂肚、寝食难安的。 咨询师：看来，这个案例对你影响也很大。 学员：是啊，岳老师，我想先问你一个问题。 咨询师：好，你说吧。 学员：就是作为咨询师，我应该怎样看待这样的出轨的问题。	
咨询师：其实，当你用"出轨"的字眼时，你已经表明了你的态度，就是不认可的态度。 学员：我这样用词有错吗？	寻找关键字 探讨价值观
咨询师：就事件本身的道德判断来说，你没有错，因为你也是人，不可能完全摆脱你自己的是非判断；但就咨询技巧来说，你就是大错特错了，因为那会阻止你同感共情的表现。 学员：那我没有当着她的面这么用词，我只是在与你的沟通中用了这个词语。	咨询技巧 探讨
咨询师：那就好，因为一旦这么用词，你与她的同感共情基础就没有了。 学员：你提醒得好，我会加强注意的。 咨询师：谢谢你的坦诚，其实我们做督导，就是为了及时发现咨询中的问题，并加以及时反省与调整。 学员：我还有一个问题要问你。 咨询师：请说。 学员：就是我总感觉那个女性在整个事件中有很大的自愿成分，但她同时又在指责那个男性，给人感觉她是很无辜的。	咨询技巧 指导
咨询师：你洞察得很好，其实，每个来访者来的时候，都是带着一份防御机制来的，也就是说，她在讲自己的故事的时候，多多少少都会有遮掩和防御的，这是她的本能表现。所以我们在听对方叙述自己的故事时，要抱有一定的怀疑的态度，听出其中的玄机，特别是哪些话还没有说出来。弗洛伊德当初就倡导，咨询师要怀疑一切。 学员：那您说说看，哪些是那位女性没有说出来的？ 咨询师：其实，是你应该告诉我答案是什么。我这里只是给你提出一个弗洛伊德的思考题。或者，你再想一想。 学员：你这么一说，我想起来了，女人开始时一直说，是那个男人一直主动的，到了后来又说是她先约他出来的。我当时听得就有些晕，现在看来，这背后的文章大了。 咨询师：你也发现不对了吧，你也开始像弗洛伊德那样思考了吧？ 学员：我还想问你一个问题。 咨询师：好，你说。 学员：就是女方是比较坚强的，但她担心老公会怎么处理她，因为她老公是一个比较内向的人，爱钻牛角尖儿。她老公要是提出离婚，那女方就感觉自己是一个彻底失败的人，虽然他们在一起一直就不是很幸福。她还说老公在家什么也不管，她为了这个家庭付出了很多，而她老公是比较自私的男人。对她的关心也挺少，她一直觉得很委屈。 咨询师：听起来，你是很向着女方的。 学员：岳老师，实话告诉你，我是女方最好的朋友。我想真心帮助她，却总是感觉力不从心。	洞察力指导

案 例 对 话	情 境 分 析
咨询师：那我给你提三点建议。第一点就是不做咨询师，因为你无法做到价值中立，所以干脆就以一个朋友的身份帮助她，那样你就不用躲躲闪闪的，可以直截了当地表明你的立场和想法。 学员：好，我不用再扮演咨询师的角色，真是太累人了！	咨询技巧 商讨
咨询师：第二点就是做到用心伴随，她现在遇到一个槛，感觉自己里外不是人。这个时候，她需要一个真正的知己。你要用心伴随，把咨询技巧用进去，多听她讲，帮她分析。我们在听别人讲话时，很容易进入说教的模式，那样就没有让她学会自助。 学员：岳老师，我插一句，就是她和男方早就没有联系了。但她老公不能原谅她，动不动就拿出来说事，抓着不放，令女方很痛苦。	咨询技巧 商讨
咨询师：这就是我要和您说的第三点了，就是真诚相待。现在她老公也觉得很委屈，毕竟是老婆做了背叛自己的事情。所以他喋喋不休，也是人之常情。但说多了，女方受不了了，所以你要帮助女方学会以真诚相待来换取男方的真诚理解。 学员：那怎么做呢？	咨询技巧 商讨
咨询师：这就是你可以帮助女方成长的方面。比如，女方可以向男方诚恳道歉，如果你能原谅我，我一定会用余生来对你好，来弥补我的过失，如果你这样喋喋不休下去，抓着小辫子不放，那我们的关系会怎么发展下去，你也是清楚的。 学员：这样的话早就说过了。 咨询师：有效吗？ 学员：没效的。	咨询技巧 商讨
咨询师：所以你可以帮你朋友设计沟通的场面，换位思维，帮她与她老公对话，这是沟通表达、沟通技巧的训练。如果她老公还是这样的话，虽然她犯了错误，但是她是有权利表示自己的愤怒，有权利维护自己的尊严，逼急了不就离婚了嘛。 学员：对，她现在就是有这个感觉。因为在没有发生这个事情以前，他们吵吵闹闹的。老公自己并不是很优秀，却很是追求完美。我这个朋友在别人眼里不管哪方面都是很优秀的，她吃了很多人不能吃的苦，老公还是不够珍惜她。为了走到一起，她放弃了自己的工作，而她老公也没有帮她好好找工作。跟她老公去了农村，连最起码的婚礼都没有举行。她觉得感情好就和他结了婚，可能老公觉得得到她太容易了，所以不珍惜。女方得到的真是太少太少了。当时父母家人都不同意他们结婚的，现在有了苦她也不敢和家人说，到现在她父母都不知道她所受的委屈。	咨询方法 指导
咨询师：的确，女方受了很多委屈。在这里，我想提醒你的是，就是给她机会多讲，让她说个够，那样你就做到善解人意了。还有一点我想提醒你，就是面对具体问题，少谈是非，多谈利弊。比如，她要谈离婚，就与她谈论离婚的利在哪里，弊在哪里，而不是简单地谈论该不该离。这其实也是心理咨询具体化技巧的运用。 学员："少谈是非，多谈利弊。"你提醒得好！	咨询技巧 指导
咨询师：其实，这个事件发生就说明了问题的出现不是一朝一夕的。如果关系好，也不会有别的男人乘虚而入的。所以她的内心呼唤是真实的，她受了那么多年的委屈，这个男方没有重视过。所以，你和你朋友越是深入探讨利弊，她就越清晰自己要的是什么。说到底，女方如果因为这个事件就永久背上十字架，那她与她老公就是在相互折磨。 学员：是啊，她老公不会轻易放下这件事情的，而他如果放不下，他们就更没有幸福可言了。	洞察力指导
咨询师：所以你要帮助她厘清思路，看清利弊。到底这个婚姻是否能维持下去，这是探索与发现。后面就是看双方有没有诚意，如果男方这儿一直不罢休，后半辈子拿它来做文章的话，这个是不可以接受的。任何女性都是不能接受的。 学员：是，好的，谢谢岳老师。 咨询师：好的，希望你能帮助你的朋友走出这个心灵的困境。	咨询技巧 指导

心理咨询 基本功技术

Psychological consultant

点评：

上述对话也是我为华夏心理培训机构做的网上督导，针对该咨询师工作中的困惑，我重点谈了两个问题：其一，对于咨询师个人价值观（或反移情）的交流探讨，提醒她觉察自己的婚姻价值观对咨询对话的影响；其二，就今后的咨询方向与策略给予必要的指导。最后，通过此次督导，我也想增强该咨询师的自信心，而不是打击她的自信心。

小结：岳晓东论觉察力

心理咨询师需要对他人的认识有洞察力，而对自我的认识有觉察力。不练就这两种功夫，就不能深入做好心理咨询的工作。

心理咨询是一面镜子，不做心理咨询，你不知道自己说话有多啰唆，思想有多主观，动作有多讨厌。

咨询关系是一种很微妙的关系，它既不等同于医患关系，也不等同于师生关系，更不等同于朋友关系。咨询关系的微妙就在于它的中立性与距离性，前者确保了咨询判断的客观性，后者确保了咨询人员的影响力。

初学者的一个常见的毛病是在谈话中按照自己的既定议题讲话，而无视来访者的情绪变化及其感兴趣的话题。这样做势必给人一种居高临下、强加于人的感觉，令咨询关系无法建立，也无以表现同感与尊重。

初学者的一个通病是对来访者的喜怒哀乐毫无反应，其态度之冷漠犹如法官，或如医生。这种麻木不仁的做法会阻碍辅导教师与来访者的心灵沟通，使来访者对咨询师产生恐惧与焦虑，对心理咨询失去信心。

下篇
心理咨询精神
分析技术
>>>>>

Part 3

第九章

心理咨询的关系处理技术

>>>>>>

> 认识并化解移情、反移情与阻抗，不仅是精神分析的核心任务，也是咨询师自
> 我成长的核心目标。

——岳晓东

┃第一节　心理咨询的移情处理技术

一、心理咨询的移情概念

（一）学习目标

了解心理咨询移情的基本原理。

（二）基本概念

1. 心理咨询中移情的界定

在精神分析理论中，移情（transference）指个人将其对生命中某个重要人物、事件或环境的爱与恨投射到他人他事的心理表现，它是一种心理定势的表现。例如，一个人会无缘无故地喜爱或仇视某个人物、事件、地点、东西或环境等。它与同感共情（empathy）完全不同，移情是主观的认知或情绪体验，以自我为中心，是一种强加于人的行为；而共情则是感情移入，进入对方的内心世界，是一种感同身受的行为。移情，作为精神分析学的用语，指来访者把自己在儿童时期对父母的情绪依恋关系，按照重复和被动强迫性等原则转移到咨询师身上。由此，在移情中，咨询师成了来访者的重要他人（如父母）的替身。

精神分析理论认为，人总是把以往生活中对某人某物的感知和体验转移到新近相识的人身上，这就是移情。换言之，移情就是指个人将自己的内在情感转移到了他人身上而产生的积极（比如依恋）或消极（比如憎恨）体验。虽然精神分析理论对移情有着各种各样的看法，但其对移情的共识是——所有的人际关系都存在对以往记忆的激活。也就是说，过去生活经历中的重要人际关系都会在现今的人际关系中表现出来。

出现移情是心理咨询过程中的正常现象。弗洛伊德曾说："移情的出现，就好像一棵树的树干与树皮之间的新生层，由此就会有新组织的形成和树干的生长。"而通过移情，我们可以更好地认识对方，并运用移情来宣泄对方的情绪，引导对方领悟。由此，移情是咨询过程中的必要过渡，咨询师应鼓励来访者宣泄自己的移情压抑（如对父母亲或其他

重要他人的怨恨），以充分疏通自己的情结。一般说来，来访者在宣泄情绪后都会感到放松，再经过咨询师的分析，获得新的领悟后，其心理症状就会得到很好的化解。

移情在精神分析理论中十分重要。弗洛伊德还认为，移情再现了以前生活中的某种情感，这种情感若长期被压抑，无处释放，就会成为心理的纠结——"情结"。而来访者把被压抑的情感宣泄出来，不但会获得心理平衡，也会帮助咨询师探寻其潜意识根源。而在精神理论中，移情也是一种投射，为的是获得内心的宁静。

拓展阅读9-1

王夫人因黛玉而厌恶晴雯[1]

在《红楼梦》中，王夫人与晴雯有记载的见面总共才三回，但她却对晴雯产生了强烈的厌恶，这是为什么？

原因是王夫人在潜意识中十分憎恨黛玉。王夫人在"撵晴雯"的过程中，不断地用"病西施""轻狂样儿""一年之间病不离身""比别人分外淘气"来挖苦晴雯。而在贾府上下，还有谁是这般模样？只有林妹妹！

这是因为晴雯的秀美、刚直、任性、清高及叛逆都与黛玉极为相似。王夫人内心讨厌黛玉，但碍于黛玉是贾母的亲外孙女，又深得贾母喜爱，所以奈之无何。而晴雯的出现，给了王夫人情绪宣泄的出口，她要借绣春囊事件，拔去晴雯这个令她生厌的黛玉的化身。在心理学上，这是移情的经典表现。

那么，王夫人的移情有什么具体表现呢？

首先，王夫人对晴雯的容貌产生了移情。《红楼梦》第七十四回中，王善保家的密告王夫人："宝玉屋里的晴雯那丫头，仗着她的模样儿比别人标致些，又长了一张巧嘴，天天打扮得像个西施样子。"王夫人猛然触动往事，立马想起上次见过的"水蛇腰，削肩膀儿"的晴雯，更是添了句"眉眼又有些像你林妹妹的"。见到晴雯春睡捧心之态后，王夫人便冷笑道："好个美人儿，真像个'病西施'了。"

其次，王夫人对晴雯的病状产生了移情。《红楼梦》第七十八回中，她曾向贾母回话："宝玉屋里有个晴雯，那个丫头也大了，一年之间病不离身……前日又病倒了十几天，叫大夫瞧，说是女儿痨，所以我就赶着叫她下去了。"事实上，晴雯的身子并没有那么娇弱，更没有一年病不离身，只在因半夜与麝月玩笑受凉而得了小风寒（第五十一回），初见王夫人之时身体不好之外（第七十四回），晴雯的身体都是健康无恙的，女儿痨更是瞎话，不过是因不得照顾而导致病情加重。而真正病不离身、药不离口的自然是黛玉。宝玉曾和王夫人说过："林妹妹是内症，先天生的弱，所以禁不住一点儿风寒。"（第二十八回）王夫人的潜意识不断地以晴雯的"病"为推脱是为了影射谁一目了然。

1　详见笔者所著《红楼梦人物心理分析与情感世界》。

最后，王夫人对晴雯的性格也产生了移情。晴雯的性情清高，如平儿所言，"是块爆炭"，长了一张巧嘴，在人跟前能说惯道，抓尖要强。《红楼梦》第七十四回中检抄大观园，晴雯赌气将自己的箱子翻个底朝天，以证明自己的清白。在荣国府中，有如此利嘴和性情的人，除了凤姐，就只有晴雯和黛玉了！

由此，王夫人对晴雯感觉不爽，源自黛玉。所以，就是晴雯表现得妥妥当当、规规矩矩，王夫人也不会改变态度的。因为只要黛玉存在一天，王夫人就对晴雯感觉不爽一天，她们两个人的性情实在是太相似了！

2. 心理咨询中移情的成因

移情这一概念最早出自精神分析学说。弗洛伊德是最早尝试弄清咨询师与病人之间的关系中发生了什么的心理学家。当他的布洛伊尔医生（J. Breuer）在1880年尝试其"谈话治疗"时，就开始发现患者常常以强烈的情绪反应来回应他们，这包括钦佩、愤怒、怨恨、性吸引和性诱惑等。刚开始时，弗洛伊德和布洛伊尔都不明白患者为什么会作出这些强烈的情绪反应，布洛伊尔医生甚至因此而中断了其"谈话治疗"的尝试。因为这些似乎不是由于心理治疗本身所产生的，后来他们发现，这些反应其实源自患者童年时的冲突或情感经历所留下的阴影。弗洛伊德后来用"移情"这个概念来加以描述：

"……（移情）指一系列重生心理体验，它们仅仅源于患者的过去生活，也适用于他与当前医师的关系。"

弗洛伊德还发现，患者对咨询师的态度在很大程度上取决于其与童年生活中关键人物的关系，而这种回归会在患者的自我防御机制中充分表现出来。在这层意义上，移情又是指患者把对父母或其他重要他人的情感、态度和属性转移到咨询师身上，并产生相应的心理反应。弗洛伊德在《癔症研究》中讲了一个案例，一次在治疗结束时，一位女患者突然有了一个强烈的念头，就是期待弗洛伊德能给她一个吻。她把这一"幻想"说给弗洛伊德听。经过精神分析，弗洛伊德发现这一念头来自患者多年前的一次真实经历，那时她非常想接受一位令她十分仰慕之人的亲吻，却没有勇气提出来。这一长期压抑的念头在她接受弗洛伊德的治疗中被激活了，使她在面见弗洛伊德时饱受煎熬。也就是说，该女患者把对原有钦佩对象的亲吻欲望"转移"到了弗洛伊德身上。弗洛伊德认为，正是这种移情反应，强化了患者的压抑体验，也是其神经症诊断与治疗的核心。

荣格曾说："移情是分析心理学的核心与全部。（Transference is the core and all of analytical psychology.）"在他看来，移情不仅是分析心理学的解释方法，也是意识与无意识的结合与整合。由此，荣格认为，移情的出现，或者说由分析情境中所产生的移情，是治愈患者的关键，因为移情能带来情结的补偿（见表9-1）。

表9-1 移情的"是"与"不是"

移情不是什么
移情不是恋情：因为移情有正向移情与负向移情之分，而恋情则纯粹是个人的正面的情绪体验。
移情不是共情：因为移情是很主观的，完全按照个人的偏好与偏见来行事；而共情则是客观的，尽量设身处地替对方着想，力求获得思想共鸣。
移情不是同情：因为移情不是为了关心他人，而是在流露个人的情结或"未完成事情"；而同情则是为了关心他人，流露了个人的爱心与责任心。

移情是什么
移情是"重温旧情"：就是说移情是对以往生活经历与人际关系的重温，无论这种体验是喜悦的还是悲伤的，焦虑的还是轻松的。
移情是自我意识的盲点：就是说移情揭露了来访者个人觉察与成长的盲点，可给心理咨询提供探索的方向。
移情是为了整合人格：就是说移情的发现与处理，是为了修通来访者以往生活经历中"未完成事情"的种种情结，以构建新的人格体系。

（三）相关知识

1.布洛伊尔医生因何退出了对"谈话疗法"的探索

布洛伊尔（J. Breuer，1842—1925）（图9-1）是维也纳的著名医师，也一度是弗洛伊德的好朋友。他曾对怎样用催眠术解除人的精神积瘀这一问题甚感兴趣，并成功地为一位患歇斯底里症[1] 的女士进行了治疗，使她的症状得到了很大的缓解。她十分期待与布洛伊尔医生的见面，并将其治疗称为"谈话疗法"（talk cure）。

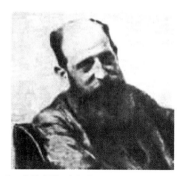

图9-1 布洛伊尔（J. Breuer，1842—1925）

然而，就在布洛伊尔为自己的催眠治疗的巨大成功而沾沾自喜时，该患者突然声称在梦中怀了他的孩子，并对他表现得愈加亲密。布洛伊尔对这种爱欲深感恐慌，立刻停止了对她的治疗，并拉着太太出国旅行，过他们婚后的第二个蜜月。

布洛伊尔的职业自律使他过早地退出了对催眠治疗的研究，这对他个人的事业发展来讲是很可惜的。所幸的是，他的好友弗洛伊德继续了他的研究，并把此个案作为精神分析史上第一个案例来加以介绍。这就是大名鼎鼎的"安娜·欧"的个案。

---

1 歇斯底里（hysteria），是神经症的常见类型之一，主要表现为偶发性的精神异常、感觉障碍、植物神经功能失调等。

安娜·欧的真实姓名叫柏莎·帕潘海姆（Bertha Pappenheim，1859—1936）（图9-2），她后来成了德国女权主义与社会工作运动的领袖。有趣的是，她后来通过积极参与社会活动而使得自己的歇斯底里症得到了自愈。

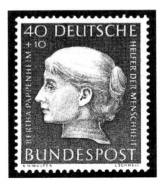

图9-2　1954年德国发行的柏莎·帕潘海姆纪念邮票

2. 弗洛伊德对移情的体验和理解（移情）

在《歇斯底里研究》一书中，弗洛伊德使用的第一个案例是伊米夫人的案例。

伊米夫人从1988年5月1日起接受弗洛伊德的宣泄治疗（catharsis therapy）。在治疗中，弗洛伊德使用了"梦游法"，以及暗示、推拿等方法。在治疗中，弗洛伊德发现，治疗效果的好坏取决于病人与医生的个人关系。如果双方关系不好，则所有疗法都会失效；如果双方关系很好，则所有疗法都会生效。

一天，伊米夫人突然用双臂搂住弗洛伊德的脖子，表示很享受治疗过程。此时，恰好一位工作人员进来，才把弗洛伊德从尴尬中解救出来。不过这件事情使弗洛伊德认识到，医生与病人的关系可以对治疗效果起重大作用，就是因为人类的神经活动大都是以性欲为基础的。

在此后的二十年里，弗洛伊德不断指出，移情现象证明了神经冲动起源于性欲。这使得弗洛伊德更加坚信，性冲动是精神现象的本源。

二、心理咨询中的移情分类与作用

（一）学习目标

了解心理咨询中移情的分类。

（二）基本概念

1. 心理咨询中移情的类型

一般而言，移情包含两种类型。

第一种是负移情（negative transference），指来访者把咨询师视为过去经历中某个给他带来挫折、不快、痛苦或压抑情绪的对象，在咨询情境中，将原有的情绪转移到了咨询师身上。

第二种是正移情，指来访者把咨询师当作以往生活中某个重要的人物，他们逐渐对咨询师产生了浓厚的兴趣和强烈的感情，表现出十分友好、敬仰、爱慕甚至对异性咨询师表现出爱的成分。

正向移情（positive transference）又可以分为两类。一类是由于真正喜欢咨询师的"人格魅力"而造成的爱的倾向。这种基于鉴赏的情感，与正常情感很相似。如果是这样，与一般处理被人不适当地爱上没有什么不同。第一，咨询时要表示你的理解与感谢；第二，指出这种感情不可能转化为现实，从而消除对方的爱的幻想。喜欢，往往是信任的相互关系的最好的说明。所以，在你这样做的时候，不能过分伤害对方的情感，以使好不容易建立起来的咨询关系受到损失或破坏。也许这类人是很能与你产生共鸣的，这也是心理分析有成效的具有重大意义的一个内在因素。

另一类移情，则是由于来访者有不安全感而想有力地表达其对咨询师的依赖。来访者害怕失去咨询师的支持，就以这种方式来表示咨询师对他（她）的重要性。其实这种人通常有严重的人格缺陷，即属于"依赖型人格"。他（她）需要你给予更多的安慰、更多的保证、更多的理解与体贴照顾。这也从某一方面说明了他在现实生活中的爱严重缺少或匮乏。对于这类移情，咨询师所能做的，恐怕只有把移情作用及时地挑明，并说明自己并不喜欢的态度，以防范向深度发展。一旦这种人陷进移情的深处，则他（她）自己的生存也会有很大可能要你负责了，这就是说，如果你不能答应他（她）不合实际的要求，不与他（她）做亲密的朋友，他（她）可能就不想活了，这是相当危险的事情。在患抑郁症的来访者中这种移情的发生可能性最大（见图9-3、表9-2）。

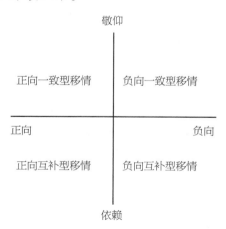

图9-3　移情的分类

表9-2　移情的类型

移情类型	定义	示例
正向一致型移情	来访者对咨询师产生的敬仰之情	把咨询师当作偶像
正向互补型移情	来访者对咨询师产生的依赖之情	把咨询师当作父母
负向一致型移情	来访者对咨询师产生的厌恶之情	把咨询师当作仇人
负向互补型移情	来访者对咨询师产生的逆反之情	把咨询师当作仇视的亲人

正向一致型移情表现

某男生因情感问题求助，在每次会面中，他都十分顺从咨询师的思路，做深入地自我剖析。表面上看，每次咨询，当场来访者感觉很好，可效果不能延续，咨询师对此加以提出讨论。结果发现，该男生十分钦佩咨询师，把他当作偶像来看待和顺从。

对此，咨询师决定与该学生深入探讨他钦佩自己的什么方面。结果使得该男生觉察到，他之所以钦佩咨询师，是因为他在潜意识中把他当作了自己的理想自我。咨询师据此与该男生深入探讨，怎样通过个人努力，将理想自我变成真实自我，使学生在咨询中有了额外的收获与成长。

[案例9-2]

正向互补型移情表现

某女生因学习压力太大而求助，在最初的两次会面中，她谈得很不专心，并时常对咨询师做出亲昵动作。这使得咨询师备感不适，故加以提出讨论。结果发现，咨询师的相貌与口气与该生过去的一位男友十分相似，致使她在咨询中不能专心讲话，而是倾心于两者的比较之中。

对此，咨询师决定先与该学生就其过去的爱情经历及其对当前咨询的影响展开讨论。结果使得该女生充分认识到这种联想对于她与咨询师的感情、思想交流的种种不利，终于帮助她从痛苦回忆中挣脱开来，专心于当前学习压力的分析与解决中去。

[案例9-3]

负向一致型移情表现

某男生因学习问题求助，在谈话中，只要谈及学习需要努力或报考名校，该学生就会情绪激动，滔滔不绝地讲述自己怎么尽力了，并责怪咨询师只看结果，不看付出；只看名校，不看实力。咨询师就此结与学生探讨他的"无名火"源头，发现他其实是在生自己父母的气，因为他们以往给了他极大的精神压力报考名校。

对此，咨询师决定与该学生深入探讨他自己的人生目标与信念追求，引导学生发现他的所作所为是为自己负责，是达到个人的自我完善，而非要对他人负责。由此，学生减少了对咨询师的移情表现，也能在咨询中平心静气地看待自我的问题与成长。

[案例9-4]

负向互补型移情表现

某女生因人际关系问题求助，在咨询中不断插嘴，打断咨询师的讲话，之后又不断地道歉。这引起了咨询师的关注，并加以提出讨论。结果发现，来访者在潜意识中把咨询师当作了自己的母亲，不断对她的话语表现出反感和逆反。

对此，咨询师决定先与该学生探讨其与母亲的沟通模式，再现场做角色扮演，以增强学生对自己移情的觉察，并启发学生发现其人际关系中的冲突与母女沟通的关联，使学生有了很大的反省和成长。

以上例子说明，移情可能会对心理咨询产生直接的、间接的阻碍。在某些情况下，移情本身就是来访者心理冲突与精神压抑的核心。而唯有使来访者深刻认识到这种移情关系的存在及其对咨询关系的影响，才能使得来访者积极配合咨询师的要求，并建立起充分的信任，以取得最大的咨询效果。

此外，如果咨询师自身有个人英雄主义倾向，喜欢当"救世主"，则很可能与移情者一同陷入情感的旋涡。这样咨询关系就会发生质变，这是需要严加防范的。

在咨询过程中，如果来访者对异性咨询师产生正移情，咨询师不必害怕，应当婉转地向对方说明这是心理咨询过程中可能出现的现象，但这不是现实中正常的、健康的爱。咨询师要有策略地、果断地、及早地进行处理。如果咨询师觉得自己难以处理移情现象，可以将来访者转介给别的咨询师。

2. 心理咨询中移情的治疗作用

在心理动力学[1] 看来，移情的发现与处理是心理治疗的核心任务。

弗洛伊德就曾说："移情，决定了精神分析治疗的效果。"作为移情的治疗作用，弗洛伊德在其《精神分析纲要》中提出，随着移情的出现及其处理，精神分析会出现两种积极的变化：其一，如果患者把分析者看作自己的父亲或母亲，那么他就会把他的超我控制权交给分析者，而分析者作为"新超我"出现，就有机会对患者实施再教育；其二，一旦移情发生，病人就能充分且清晰地展现其重要的生活经历，这对整个心理分析的进展帮助很大。

弗洛伊德还指出，患者期望从精神分析师身上获得满足的愿望，本质上是其童年时与父母的关系的重复，特别是当这种关系以冲突为主时。通过移情，患者会在精神分析师身上重新体验其婴儿、儿童时期与父母的爱恋、怨恨、发泄与挫折。这就是移情的表现，而对此加以解释和处理，就要向患者充分说明，他对精神分析师的这种爱恋、恨怨，其实是他（她）对父母或重要他人的内心呼唤，也是在重复他（她）以前的生活经历。而这种体验如果在当下获得了当初未获得的那种满足与交流，其遗留在内心深处（潜意识）的心结就会被修通，神经症表现也就得到了舒缓。

由此，20世纪40年代，匈牙利裔美国精神分析学家亚历山大（Franz G. Alexander，1891—1964）[2] 提出了"情绪矫正体验"（corrective emotional experience）的治疗理念，他强调精神分析的过程实质上就是让一个人去完成当初未完成的事情，以梳理其情绪并整合其人格。他指出："患者为了获得痊愈，就需要经历一次适合于自己的情绪矫正体验，以修补

1　心理动力学（psychodynamic psychotherapy），包括精神分析治疗和荣格的分析心理学、阿德勒的个体心理学等新弗洛伊德学派的治疗体系。

2　http：//en.wikipedia.org/wiki/Franz_Alexander.

以往生活经历中的创伤体验。至于它在治疗中的移情关系中出现还是日常生活中出现，则是次要的了。"[1] 由此，从心理动力学的角度来说，任何的咨询过程本质上都是情结再梳理的过程，也是移情再处理的过程。在这当中，分析师会引导患者充分领悟其眼下症状的早期意义，以觉察其问题核心之所在，并学会以成人的方式来加以应对。

当然，过分的移情处理也可能导致来访者依赖咨询师，这可能导致来访者在潜意识中就拒绝治愈效果，甚至对治愈过程产生阻抗。对此，弗洛伊德曾提出了"节制原则"（abstinence rule），即精神分析师不能给予病人任何情感反应，而只能对病人移情的动机进行解释。也就是说，咨询师在扮演"新超我"角色的同时，也要向来访者充分说明其处在移情状态下的反应其实是想象的，而不是真实存在的，否则患者的移情就会被转化为钟情甚至是恋情。

这就是为什么在心理剧培训中，所有的角色都会在最后向当事人郑重声明：我不是你以往生活中的某某某（如逝去的亲朋好友，当初的老板、同事），我是现实生活中的某某某。其实，弗洛伊德认为，摆脱患者移情依赖的关键是其症状的缓解。换言之，只有当来访者能够自立自助，解决好自身的问题，他就不需要再向咨询师借力了。这也是为什么心理咨询会一再强调，"学会自助"是心理咨询的宗旨和最高境界。

拓展阅读9-2

荣格与弗洛伊德的决裂信[2]

1912年年底弗洛伊德与荣格的通信引发了两人的决裂。荣格在回信中写道：

"恕我诚恳地对您直言，如果您并不反对的话。我得承认，对于您，我的感情是矛盾的。不过，我还是愿意坦率地、开诚布公地表明我对我们之间一些问题的看法。如果您对此有所怀疑，对您将是极大的不幸。

"不管怎么样，我得说，你用对待你的病人那样的方式来对待你的学生本身就是一大错误。这样一来，你所指望而造就的不是奴性十足的儿子，就是轻率浅薄的小人。我十分客观地看穿了你玩弄的这些小伎俩。你在你周围所施的影响，使每一个人在你面前都感觉到犹获儿女般的地位。他们不得不痛心地承认自己的疏忽和过失以及生命的卑微。而您却旁若无人地坐在父亲的高座之上。对于这种绝对顺从献媚，没有谁敢于公然告诉你，哪怕是对你上一次对病人所说的话表示怀疑，他们没有勇气去对分析者进行分析，而只是满足于被别人分析。在这种情况下，倘若有谁敢这样做，你肯定会这样问他——是谁得了神经症？

1　这句话的英文原文是：The patient, in order to be helped, must undergo a corrective emotional experience suitable to repair the traumatic influence of previous experiences. It is of secondary importance whether this corrective experience takes place during treatment in the transference relationship, or parallel with the treatment in the daily life of the patient.

2　韩雪涛，弗洛伊德与荣格：从相识到决裂，http://www.psychspace.com/psych/? action-viewthread-tid-2992。

"你看，亲爱的教授，如果你以此来对待我，我对我的所作所为压根儿不在乎，同我的弗洛伊德兄长的犀利而令人畏惧的目光相比，它们断然暗淡无光。"

读完此信后，弗洛伊德深感耻辱。在一封没有寄出的信中他写道："你断言，由于我滥用心理分析，使我的学生处于一种孩子般的依附地位。对于他们的这种幼稚行为，我本人要负责任。正是基于这种推断，你得出了你自己的结论。我不愿对此作出任何判断，因为涉及一个人的这种判断是很困难的事，而且，这种判断也不能使任何人信服……在维也纳，我早已习惯于来自反面的指责，这就是说，我对我的学生的分析和观点，并不那么感兴趣。"

看来，荣格为了摆脱弗洛伊德的控制，不得不做得绝情一些。

3. 心理咨询中移情的识别与处理

移情是精神分析的重要工具，移情的出现标志着心理治疗进入了一个新阶段。咨询师要经常问自己："来访者为什么在此时告诉我这些事？""来访者今天的言行举止有什么特别的含义？""来访者今天为什么会这样打扮或望着我？"由此，咨询师既要时刻洞察来访者是否对自己的某一言行、观点产生了移情，也要觉察自己是否令来访者感受到不该出现的自我。美国咨询心理学专家约翰·麦克里奥德根曾提出[1]，来访者在治疗过程中，往往会把咨询师内化为下列8种移情意象。

- 成熟的母亲：咨询师可以满足来访者的需要，并立即建立信任关系。
- 合作的母亲：咨询师代表慈善、温暖，可调和来访者的需要，并不否认来访者的意见。
- 不胜任的母亲：咨询师不能理解并支持来访者的需要，无法建立信任关系。
- 实现不了的父亲：咨询师无法让来访者在治疗中感受到爱和理解，因而对治疗产生失望。
- 严厉的父亲：咨询师令来访者感觉十分严厉、冷漠，无法从中获得父爱，一切努力都是徒劳无益的。
- 被贬压的对象：咨询师令来访者完全感受不到被理解和被接受。
- 被压抑的对象：咨询师令来访者感觉很压抑，无法重塑咨询师的意象。
- 遥不可及的理想对象：咨询师令来访者感觉高高在上，遥不可及。

凡此种种，都决定了来访者对咨询师的态度，无论是接纳还是阻抗。咨询师如不加以觉察，就无法与来访者建立信任关系。

由此，移情是来访者对咨询关系的无意识反应，也是心理咨询场合下不可避免的。在这层意义上，移情的辨别与处理是心理咨询的重要任务之一。而通过移情处理，咨询师可以更好地认识来访者的内心呼唤，引导对方领悟自己的认知误区与人格欠缺，从而实现梳理情绪、整合人格的目的。

1　约翰·麦克里奥德：《心理咨询导论》，279~285页，上海，上海社会科学院出版社，2006。

下篇
心理咨询精神分析技术

案例背景：

来访者，女，高二学生，在班级排前10名左右。据班主任反映，该生平时谨小慎微，半年来一直受疑似强迫观念的症状的困扰，对一个好友十分记恨，导致学习成绩下降。

咨询对话	语境分析
学生：我最近感到很烦，只要一翻开书就会走神。 咨询师：你感到很烦，具体指的是什么呢？ 学生：我发现自己嫉妒心很强，非常嫉妒比我学习好的同学。	
咨询师：哦，你说你嫉妒学习比你好的同学，你是指特定的某个人还是所有学习比你好的同学？ 学生：我不是很清楚，但我总是担心同学会超过我。 来访者：可否举一个例子说明？ 学生：有一次上晚自习，我在和同学讨论数学题，我的同桌过来责怪我说，讨论问题干吗不叫上她，这让我当时的心情立刻就变得很糟。	具体化技巧
咨询师：就是说你的同桌打扰了你的心情，让你感到了自责。 学生：是吧！但我很矛盾，实际上我很怕她超过我。 咨询师：这样说，你是怕你的同桌会超越你？ 学生：是的，我很怕她超过我。 咨询师：那她超过了你，对你会有什么影响呢？ 学生：我们的关系本来很好的，她超过我了，我不是很没面子吗？	解析技巧
咨询师：这是可以理解的。 学生：其实，我就这么一个好朋友，我也怕失去她。 咨询师：请你说得具体一些。 学生：这学期我们座位分开了，可不管是上课还是上自习，我都会在看她在做什么，特别是有一次，我的新同桌说，她也在偷看我，还在模仿我。这番话搅得我更不得安宁了，所以我也格外留意她是不是在看我。 咨询师：那你发现了什么吗？ 学生：我发现她确实在模仿我，我做什么她也做什么，特别是在上晚自习的时候。而且我感到周围好像有好多双眼睛也在盯着我，这让我无法专心学习。 咨询师：那你们有没有沟通过此事？ 学生：有，前几天，我们因一点儿小事发生摩擦，她突然对我说"你有什么了不起，我一定要超过你，把你远远地甩在后面"。 咨询师：你说了什么吗？ 学生：我说"我才不怕呢，还有，你为什总是在观察我？" 咨询师：她怎么回答？ 学生：她说，"不对吧，我感觉你才是总在观察我的"。	共情技巧
咨询师：那你怎么看你们之间的关系？ 来访者：扯不清，就像我与我妈的关系一样。	探讨技巧
咨询师：噢，这很有意思啊，你为什么会这么说呢？ 学生：我跟我妈的关系就是爱恨交织在一起吧，很容易闹矛盾。分开吧，就很容易想起对方。	移情表现
咨询师：听你这么说，我感觉你在一定程度上，是将你对你妈的怨恨转移到你的这位同学身上了。 学生：什么意思？	移情分析

咨 询 对 话	语 境 分 析
咨询师：就是说，你在家里与你妈的关系很纠结，这种关系使得你在生活中遇到与你妈相似的人时，就会很自然地进入与你妈的对抗状态中去，表面上是与某个同学发生冲突，实际上是在与你妈继续发生冲突。在专业上，这叫作移情表现。 学生：唉，还真有这些道理啊。 咨询师：你觉得你的这位同学与你妈在什么方面比较像？ 学生：啊，她们长得都有些胖，性格都是直爽外向型的，说话不走脑子！可以说，什么都有些像。 咨询师：这就对了！因为在潜意识中你把这位同学当成了"妈"，你把对你妈的抵触情绪发泄在她身上了，也把妈妈的不好转嫁到她身上了，你说呢？ 学生：你这样说，太有可能啦！天啊，我今天才明白，我为什么对她不想接近，却又离不开。 咨询师：是啊，想想看，这位同学与你非亲非故，你为什么会那么怕她超过你，在私下恨她呢？ 来访者：我没有恨她啊！ 咨询师：没有恨她，恐怕你在心里还不知骂过她多少回吧！ 学生：（笑了）嗯，确实是这样的！ 咨询师：所以，由于你的移情表现，你对这位同学的态度存在了某种"傲慢与偏见"，令你与她交往起来，自然不自然地进入了你在家中与母亲的抗争状态，既要表达你的个人意见又不能失去她的关爱，所以你才那么在乎她的，感觉那么地纠结。在心理学上，这叫作"未完成事件"。 学生：老师你说得太对了！那下面我们该做什么呢？ 咨询师：我们先看一看你和母亲的冲突的根源在哪里，因为解决好与母亲的冲突也就能解决好与这位同学的冲突。你先好好想一想，我们下周见！	澄清技巧

点评：

在上述对话中，我在该学生对自己的好友的厌恶作了移情分析，发现其根源在于对母亲的情感纠结。这样"变无意识为有意识"（弗罗伊德语），不仅帮助该学生觉察到自己对同学之焦虑与其母女冲突的潜在关联，也使其更加清楚了以后该怎么做才能处理好与同学的关系。

4. 移情的识别注意事项

在心理咨询中，咨询师要敏锐地识别移情表现，下面是一些方法，供大家参考。

1）眼神游离不定

当移情出现时，来访者的目光多游移不定，躲躲闪闪，眼神或充满深情或充满憎恨，眼睛时而上抬或时而低垂。当咨询师不与来访者对视时，来访者的眼睛会盯着咨询师；而当咨询师正视来访者时，来访者的目光迅速他移。而正常的来访者多会正视咨询师，从不躲闪咨询师的目光，也从不左顾右盼。

2）动作拘谨不安

当移情出现时，来访者的行为多拘谨而不放松，好低头，面部表情做作，常有甩发动作，微笑亦较勉强，精神忧郁不安，双手不知放于何处，且有许多小动作。而正常的来访者大多行为自然，面部表情放松，态度认真，双手摆放自如，无小动作。

3）说话心不在焉

当移情出现时，来访者常说话心不在焉，话题不集中，谈话时断时续，时常会问一些与咨询无关的问题，甚至会表现出对咨询师本人生活及家庭的热心与关注，个别来访者还会因咨询师要见其他人而心生嫉妒。而正常的来访者大多在谈话中精力集中，话题多围绕自身，对话题外的事情不感兴趣，也不急于得到咨询师的回答。

4）结束恋恋不舍

当移情出现时，来访者会在咨询结束时表现得犹豫不决，欲走不忍，欲言又止，或没话找话，神情不爽，甚至眼光迷离，几步一回头。而正常的来访者在离去时会干脆利索，心情轻松，且步伐轻快。

5. 移情的处理注意事项

在心理咨询中，咨询师要妥善处理移情表现，下面是一些方法，供大家参考。

1）观察细节，收集证据

当发现来访者有移情表现时，咨询师不要立即与来访者展开讨论，而是要观察细节，收集证据，无论是言语的还是体语的，日常用语的还是面部表情的，以便在日后的交流探讨中话出有因，言之有理。

2）坦诚交流，直面原因

当咨询师与来访者探讨其移情表现时，咨询师要态度诚恳，语气坚定。咨询师要让来访者明白，对移情表现的探讨往往是咨询进展的突破口。无论是探讨来访者对咨询师的无名火还是莫名爱，这都说明咨询出现了转机，来访者的确触及了自己的灵魂深处、意识深层。只有积极面对，才能巩固咨询关系，增进咨询效果。

3）寻求督导，加强交流

当初次面对来访者的移情出现时，咨询师往往不知所措，更不知道怎样做才能巩固咨询关系。此时，咨询师一方面要加强与督导的联络，明确自己的行动方案；另一方面也要加强与同事的交流，以交流心得体会。其实，接受来访者移情的表现，不是或有或无的问题，而是或多或少的问题，咨询师要早作准备，以便从容面对。

4）区分身份，内化价值

移情的本质是亲密关系的重现，咨询师需要利用移情来寻求咨询关系的突破口。但移情毕竟不是真情，而是真情关系的替代。由此，咨询师在接受来访者移情表现的同时，也要帮助来访者区分这种关系的真伪，以帮助来访者在移情体验中更好地成长，并把对咨询师的爱慕内化为自我成长的动力。

（三）相关知识：移情与依赖的区别

移情与依赖，有相同之处也有不同之处。两者的相同之处在于，正向的移情与心理依赖十分相同，因为当事人会在移情中获取昔日情感依恋的满足，如大一学生对咨询老师的依赖可能源自对异乡父母的依恋。在这层意义上讲，移情是心理依赖的基础，而心理依赖又促进了移情的表现。

移情与依赖的不同在于移情是一种情绪体验，而依赖更多是一种人格特质。具体地说，移情是个人偏好与偏见的流露，是主观意志的表现，它会使人待人处世十分地我行我素，自以为是；而依赖则是没主见、缺乏自信、缺少独立思考与决策能力的表现，它会使人总感觉自己不行，遇事总想依赖他人，容易顺从他人的意见。

在心理咨询中，来访者对咨询师的信任或源自移情意识，或源自依赖心理，咨询师要对此有敏锐的洞察和觉察，并作出相应的处理。

综合而言，移情与依赖的区别主要表现为：

· 移情是一种情绪体验，依赖是一种人格特质；

· 移情是一种好感、恶感，依赖是一种信任；

· 移情是为了弥补过去的感情，依赖是为了寻求现实的帮助；

· 移情者是为了寻找替身，依赖者是为了寻找支柱。

▌第二节　心理咨询中的反移情

一、心理咨询中的反移情表现

（一）学习目标

了解心理咨询关系中的反移情表现。

（二）基本概念

1. 反移情

反移情（counter-transference），泛指咨询师对来访者所产生的一种潜意识的爱憎情绪体验。换言之，当来访者的某种相貌、性格特征或生活经历等使咨询师想起自己以往生活中的某个人或事件时，他就有可能对来访者作出某种超乎寻常的情绪反应。

如同移情反应一样，反移情本质上也是一种心理定势表现。它是咨询师对来访者的无意识的反应倾向，因为咨询师也是人，他（她）会像来访者一样，对其讲述的事情作出自我的反应。在咨询过程中，反移情的价值在于提醒咨询师不要因为自己未解决的冲突而影响对来访者的态度。由此，反移情投射了咨询师的内心反应，它可能致使咨询师对来访者产生种种偏好与偏见。客体关系理论就认为，来访者原始的客体关系，通过投射认同，可以激活咨询师原始的客体关系。

反移情有广义和狭义之分，广义的反移情指咨询师对来访者无意识认知、情感、意志的反应取向，它在很大程度上由咨询师本人的生活经历和世界观所决定。狭义的反移情指咨询师对来访者移情表现的反应。它源于传统的精神分析学说，并十分强调精神分析治疗者竭力克服反移情反应对患者移情表现的阻抗。

弗洛伊德曾提出，"医生在病人面前应该是不透明的，就好像一面镜子，除了向病人显示其自己外，不应显示任何其他东西"。这就是在强调，咨询师应在来访者面前尽量持有中立态度，不让自己的世界观影响来访者的世界观。而咨询师要做到这一点，就必须对自己的反移情表现有敏锐的观察。

2. 反移情的来源

弗洛伊德当初在描述移情时，就发现来访者的情绪反应也会触发咨询师的情绪反应。例如，一个患者向咨询师表达敌意，医生会本能地感觉很生气，甚至试图辩护自己的行为。相反，如果一名来访者评论咨询师很有魅力时，该咨询师可能会感到十分地受用或被奉承。弗洛伊德将这些反应定义为反移情，因为它满足了咨询师的某种内心呼唤。

在很长时间内，精神分析学家都认为，反移情是心理治疗师不称职、不熟练的表现，因为优秀的治疗师应该能对患者的反应持绝对中立的态度。到了20世纪50年代，经过英国心理分析师海曼（Heimann）和西明顿（Symington）等人的努力，反移情才开始被认为是心理治疗中的一种资源，因为它可以令心理治疗师在自己身上寻找治疗失败或进展不顺的原因。

海曼认为，反移情是精神分析中的一个最重要的工具，因为"精神分析师在潜意识中理解了患者的潜意识，这种一定深度水平上的和谐，从外表看是分析师对患者反应的感情"。西明顿则认为，"在某种水平上，分析师和病人能够一起分享幻想和白日梦"。无论怎样，反移情的觉察和处理可强化咨询师的觉察自省与成长。

3. 反移情的正面意义

合理识别和处理反移情，可对心理咨询起到正面促进的作用，其具体理由如下。

1）反移情是咨询师成长的反光镜

心理咨询的宗旨是——助人助己。这需要咨询师对反移情有很敏感的觉察和及时的处理。在这层意义上来讲，反移情就是咨询师自我成长的反光镜，它可以令咨询师时刻觉察自己的各种"未完成事情"，以确保这些往事及其情结不会在咨询过程中对来访者的态度和服务产生不良的影响。

2）反移情促进咨询师的参与意识

咨询师的任务是在治疗过程中扮演"积极参与者"的角色，这意味着咨询师既不能对来访者的情绪反应（特别是负性反应）表现得无动于衷，也不能对患者的移情表现得无所作为。咨询师唯有努力觉察自己的反移情，才能在咨询中扮演好"参与者"的角色。

3）反移情促进咨询师的榜样作用

在咨询中，咨询师一直起扮演榜样的作用。咨询师向来访者分享自己的过往生活经历，不仅在于表现同感共情，也在于发挥反移情的示范力量。它会促进来访者诚实、积极地面对自己的情感与事业挫折。

4）反移情促进咨询师的咨询协作

咨询师与来访者探讨反移情，会提供给咨询师"情感纠正经历"的机会。也就是说，当咨询师邀请来访者共同探讨反移情时，治疗关系就会变得更加平等和相互尊重。而咨询师放下身段，也是咨询一致性原则的实际表现。

总之，反移情的识别与化解不仅可以增进咨询师本人的觉察力的成长，也可大大减少来访者的心理防御和阻抗。这是咨询师功力深厚的突出表现。

拓展阅读9-3

移情的电影场景

在电影《异度空间》中，章昕（林嘉欣饰演）爱上了她的咨询师占（张国荣饰）。占也爱她，但是，他知道，与病人谈恋爱是违反职业道德的，因此犹豫不决。此时，章昕的姐夫说了一句话："她已经不再是你的病人。"这一句话令占"醍醐灌顶"，不再犹豫，心安理得地接受了章昕的爱。

咨询师与病人谈恋爱，这样的镜头在中国香港和美国影片中经常见到。譬如《无间道》中的女咨询师与患者（梁朝伟饰演），譬如《爱德华大夫》中的女精神分析师爱上了一个男精神分裂症患者……

由此，可以引出两个问题：病人很容易爱上咨询师吗？咨询师能接受病人的爱吗？这就需要心理咨询师具有高度的职业道德与生活智慧了。

（三）相关知识：早期精神分析理论对反移情的认识[1]

在精神分析的早期发展阶段，人们通常会把分析师或治疗师看作是一个没有任何色彩的空白屏幕。在这个屏幕上，患者发现自己的以往生活中种种未能解决的情感冲突。到了1950年以后，人们越来越认为，治疗师对来访者的反移情是治疗的一种重要信息来源，要加以深入地思索与利用。但问题是，反移情来自哪里呢？

在有关精神分析的文献中，有3种有关反移情的不同观点。

第一种是经典的弗洛伊德学派观点，它认为反移情来自心理治疗师的人格，特别是其未能解决好的冲突。由于治疗师没有对这些冲突进行很好的分析和理解，它会干扰治疗进程。由此，反移情是空白屏幕上的一种扭曲图像。

第二种观点是把反移情解释为治疗师的一种反应，即治疗师对患者与他们相处的独特方式的反应。由此，治疗师所体验到的与患者或病人有关的感情，是了解来访者人际关系或内心世界的重要线索。

第三种观点认为，反移情是由来访者和治疗师两人共同创建的一个共享空间。

无论怎样，一个训练有素的咨询师都应该把对反移情的觉察和处理当作个人体验和成长的重要内容。

1　约翰·麦克里奥德：《心理咨询导论》，276～279页，上海，上海社会科学院出版社，2006。

二、心理咨询中反移情的识别与处理

（一）学习目标

了解心理咨询中反移情的识别与处理。

（二）基本概念

1. 反移情类别

在心理咨询与治疗中，咨询师的反移情有两种：一种是一致型反移情；一种是互补型反移情。在一致型反移情中，治疗师会把自己认同为来访者本人，对来访者十分同情，感到自己非常能理解来访者；在互补型反移情中，咨询师把自己认同为来访者的父母、兄弟姐妹等，感到自己体验到了来访者对某个亲人的感觉。

在精神分析治疗中，一致型反移情和互补型反移情都可能出现（图9-4、表9-3）。在人本主义治疗中，主要出现的是一致型反移情，由此咨询师会完全接纳、理解来访者，并尽量保持价值中立。人本主义治疗中也可能出现互补型反移情，这时咨询师要意识到这种反移情，并给予必要的处理，否则会伤害来访者和自己。在反移情的处理当中，治疗师可以使用精神分析的技术。

无论是在精神分析治疗中还是在人本主义治疗中，咨询师都要分清哪些是移情表现，哪些是反移情表现。治疗师对来访者是有情绪反应的，首先处理这些情绪，也许是处理反移情的第一步。从治疗师的情绪和行为中，就能分析出反移情。

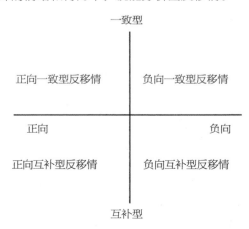

图9-4 反移情的类型

表9-3 反移情类型

移情类型	定 义	示 例
正向一致型反移情	咨询师对来访者产生好感	把来访者当作恋人
正向互补型反移情	咨询师对来访者产生依赖之情	把来访者当作亲人
负向一致型反移情	咨询师对来访者产生厌恶之情	把来访者当作仇人
负向互补型反移情	咨询师对来访者产生逆反之情	把来访者当作仇视的亲人

正向一致型反移情表现

某男来访者因为工作选择问题求询,其咨询师(女)被其气质所深深吸引,在咨询对话中对其成长经历、家庭背景、工作性质及恋爱史深感兴趣,多有询问,甚至把他当作自己心目中的理想恋人。这引起了来访者的不悦,提出改换咨询师。对于来访者的阻抗表现,督导与咨询师做了深入的探讨,发现咨询师对于来访者的特殊好感源自于自己对理想化男性的追逐。换言之,咨询师把来访者当成了自己心目中的男神,赋予他许多理想化的特质,使得咨询的焦点由工作选择问题转换为个人完善的问题。这使得咨询师在谈话中不是以来访者的工作需求为核心,而是以其个人成长为核心,没有能满足来访者的咨询需求,所以引发了阻抗表现。

[案例9-7]

正向互补型移情表现

某女士因家庭关系问题求询。在会面中,其咨询师(女)发现自己十分期待与她会面,并每次见面都十分愿意延长时间,尽管该女士一再为此表示不安,但咨询师总是强调说,她不介意为她超时服务。这引起了督导的关注,并就此进行了探讨。在探讨中咨询师坦言,她对来访者总有一股说不清的、也是情不自禁的亲近感,感觉她就是自己的姐妹。经过进一步剖析,督导发现,咨询师在潜意识中把来访者当成了自己中学的好友,两人当初曾亲密无间,无话不说,现在她们天各一方,疏于联络,咨询师十分渴望再次寻获这种亲密关系。这种期望是典型的反移情表现。

督导提醒咨询师要注意分寸,不能随意延长咨询时间和服务,也不能简单地认为这是为对方好。这一做法也令来访者感到很放松。之前,她几乎要提出换人了。

[案例9-8]

负向一致型反移情表现

某女士因为儿子学习问题求询。在谈话中,每每谈及家里孩子在家不听话,不努力时,其咨询师(男)就会劝她多给孩子一些理解和时间,并要相信孩子早晚有一天会进步的。不仅如此,该咨询师还会滔滔不绝地讲述自己当年怎样少时淘气,到时觉醒的。如果来访者对此表示异议时,咨询师就会失去耐性,反复向来访者解释理解孩子的重要性。这使得咨询陷入了困境。对此,咨询师寻求督导帮助,在讨论中他发现,自己在潜意识中认同了来访者儿子的处境,并把其母亲当成了自己的母亲来反抗,因为她当年就是非常生硬粗暴对待他的。这种反移情表现不仅影响了咨询师对来访者处境的同感共情,也影响了他对来访者儿子特殊情况的鉴别。

在督导的帮助下,咨询师走出了自我成长经历的框架,尽力体会来访者的处境,使得咨询很快就有了突破。

负向互补型反移情表现

某女生因人际关系问题求助。在咨询中，其咨询师（男）会一再打断她的讲话，并不断解释自己做法的合理性。这引起了督导的关注，并加以提出讨论。结果发现，咨询师在潜意识中把来访者当作了自己之前咨询过的另一位来访者。那次咨询让该咨询师备感挫败，最后以中止见面收尾。

对此，督导决定先与咨询师探讨上次咨询的阻抗表现，并通过角色扮演来使咨询师发现了自身的问题，并提高了对反移情的觉察，咨询得以顺利进行下去。

2. 反移情的识别注意事项

反移情的认识与处理是心理咨询的重要内容，也是咨询师自我体验和成长的桥梁。弗洛伊德曾建议，精神分析家应每隔一段时间就作一次全面的自我体验和分析，以觉察其出现反移情的条件与基础。这是因为反移情表现了咨询师在心理咨询过程中的自我防御，具有很强的主观性和不可预测性。美国精神分析大师沙利文（Sullivan）则提出，任何心理医师都不可能摆脱其在精神分析中的反移情，因为他在治疗过程中充当着一个"参与观察者"。因此，只要治疗者能够积极觉察其反移情表现，他就可能变不利因素为有利因素，从精神分析中更好地了解自我和患者。

在心理咨询中，咨询师可通过下列反应来识别反移情表现。

1）感觉坐卧不安

当互补型反移情出现时，咨询师会有很明显的情绪与行为表现，如烦躁不安、坐卧不安，不愿意与来访者进行目光交流，也不能专注于咨询对话，大脑很容易走神，或是干脆总想着早点结束咨询。

2）感觉心旷神怡

当一致型反移情出现时，咨询师会对咨询过程产生极大的兴趣，感觉自己好像完全能够走入来访者的内心世界，与对方建立彻底的同感共情，对方说什么自己都能完全理解，自己说什么都会说到对方的心窝子去。好像来访者简直就是自己的另一个化身或替身。

3）感到心不在焉

当反移情出现时，咨询师会发现自己在与来访者交流中话题不集中，回答不贴切，时常会关注一些与咨询无关的话题，会对来访者的个人生活及家庭关系过分关注，对个别来访者的迟到、失约表现得过分关注或无所谓。

4）感觉恋恋不舍

当反移情出现时，咨询师会想方设法保持与来访者的咨询关系，对其离去或终止关系会感觉恋恋不舍，欲言又止，甚至总是在找另外的话题。

3. 反移情的处理注意事项

在心理咨询中，咨询师要妥善处理反移情表现，下面是一些方法，供大家参考。

1）增强觉察，加强监督

当咨询师发现自己对来访者有反移情表现时，要加强对自我行为的观察，无论是言语的还是体语的，并做好咨询的记录。

2）寻求督导，加强交流

当咨询师发现自己对来访者有反移情表现时，要加强与督导的联络，以明确自己的行动方案。如果缺乏督导，咨询师也要加强与同事的交流，以交流心得体会，探讨行动方案。其实，在咨询中出现反移情，不是或有或无的问题，而是或多或少的问题，咨询师要早作准备，以便从容面对。无论是探讨对来访者的无名火还是莫名爱，都触及了咨询师的灵魂深处、意识深层。只有积极面对，才能自我成长。

3）冷静面对，寻求转介

如果咨询师的反移情十分强烈，咨询师可以考虑转介来访者，以减少自己的心灵折磨。在谈论转介时，咨询师要态度诚恳、语气坚定，以令来访者感觉仍然被尊重、关注和支持。

4）定时休假，调整心态

反移情的出现与咨询师的疲惫与职业的倦怠有很大关系。由此，咨询师需要给自己定时放假，以调整心态，愉悦心境，走出反移情所带来的困境。试想，咨询师自己的心态就不对，怎么可以帮助他人呢？

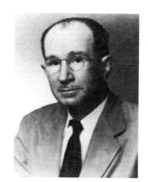

图9-5　沙利文

沙利文（Harry S. Sullivan，1892—1949），美国心理学家，新弗洛伊德学派代表人物之一。

（三）相关知识

拓展阅读9-4

弗洛伊德的对荣格的移情表现[1]

1909年4月，弗洛伊德与荣格受邀访问美国克拉克大学。在德国登上轮船启程去美国的前

1　Demorest，A.（2005）Psychology's Grand Theorists：How Personal Experiences Shaped Their Professional Ideas Lawrence Erlbaum Associates Mahwah，NJ，USA，pp. 60–61.

一天，闲谈中，荣格很有兴致地讲到在德国北部某些地区的泥炭沼尸体。弗洛伊德对此极为反感，几次打断荣格的谈话。最后，弗洛伊德竟当场昏倒了。这是弗洛伊德的第一次昏倒。

后人对此的推测是：弗洛伊德认为有关尸体的闲谈暗示了荣格希望他死去。这种无法摆脱、压抑的奇想，使弗洛伊德神态恍惚继而昏倒。第二天，已经恢复过来的弗洛伊德在船上与荣格互相分析对方的梦。但当荣格试图分析弗洛伊德的一个梦，并希望弗洛伊德进一步透露梦的细节时，弗洛伊德疑虑重重，过了一会儿，他说："我可不愿拿我的权威去冒险。"荣格后来写道："在我看来，就在他这样说话的同时，他的权威已全丢了。这句话一直留在我的记忆里。"此后，两人的关系越来越僵，荣格也越来越不接受弗洛伊德的性欲理论。

1912年11月，两人见了一次面。然而就在午餐快结束的时候，弗洛伊德竟第二次昏倒。弗洛伊德后来在给朋友的一封信里这样分析自己："我的昏倒是因为我将自己对死去的弟弟朱里斯的纠结投射到了荣格身上。我弟弟朱里斯比我小一岁，他出生后抢走了父母对我的关爱，这令我十分嫉妒他，并暗地里希望他去死。后来他两岁时果真死了，这又让我感到很内疚。而面对荣格，我一方面要面对他向我的权威的挑战；另一方面又不能对他有邪念。所以，我就将自己的本能反抗投射到荣格身上，认为是他想让我早死，所以才对我大谈尸体。"

由此，弗洛伊德两次昏倒的根源在于，荣格的反叛行为激活了他对弟弟朱里斯的情结，让他无法面对自己。

第三节　心理咨询阻抗识别与处理技术

一、心理咨询中的阻抗概念

（一）学习目标

了解心理咨询中阻抗的基本表现与原理。

（二）基本概念

1. 阻抗

阻抗（resistance）本质上是指来访者对咨询过程中自我暴露与变化的抵触。它多表现为来访者对咨询过程的焦虑体验，并导致来访者对咨询过程做出种种抵抗表现，如拒绝改变，拒绝接受问题，拒绝改变幼稚冲动，这和防御模式直接有关。对此，精神分析理论、行为主义理论、人本主义理论都做过详尽的描述和分析。它们均表明：阻抗对心理咨询过程具有深刻的影响。人们只有加以积极地认识与控制，才能达到预期的心理咨询效果。如果对阻抗现象不加理会，或处理不当，则心理咨询的进展将受到阻抗。因为阻抗是来访者必不可少的心理能量，没有阻抗的来访者，就像一个失去免疫力的艾滋病患者一样，对外界的什么都接受。

在医学上，当医生在移植器官时，必须用药物抑制身体的排异反应，因为没有器官的排异反应，器官的健康就无法保障。同样，减少心理的排异反应也很有必要，在心理咨询与治疗中，我们要想尽办法减少或消除心理的排异反应。所以，来访者不听咨询师的话语，坚持自己的想法，这就是心灵的免疫系统反应。

由此，心理咨询的过程本质上也是一个冲破阻抗的过程。换言之，积极认识阻抗的各种表现，并加以有效克服，可增加咨询师与来访者之间的心理沟通并促进前者对后者的思想、行为方式的领悟。从这层意义出发，阻抗可谓是心理咨询中的重要组成部分。

2. 精神分析理论的阻抗观

在精神理论中，阻抗是精神防御的总和。它可以表现为个体对某种心理咨询的要求的回避和抵制，或个体对心理咨询师或其他人的某种敌意或依赖，或个体的特定认知、情感方式以及对心理咨询师的态度等。弗洛伊德将阻抗定义为患者在自由联想过程中对那些使人产生焦虑的记忆或认识的压制。因此，阻抗的意义在于增强个体的自我防御。

另外，罗杰斯则将阻抗看作个体对自我暴露及其情绪体验的抵制，其目的在于不使个体的自我认识与自尊受到威胁。这一观点体现了个体的认知对自我结构与发展的防护作用。此外，有的行为主义心理学家把阻抗理解为个体对其行为矫正的不服从。它或是由于个体对心理咨询存在疑虑，或是由于个体缺乏其行为变化的环境条件。这反映了个体行为变化与环境控制的相互依赖。

阻抗的分析或"防御分析"是精神分析技术的重要部分。从某种角度来看，所有的梦都是"阻抗之梦"。因为梦反映了病人的特征性防御，病人用这类防御避开对不快心理内容的感知。病人的防御是其心理结构的一个组成部分，而阻抗代表病人的企图，这种企图旨在保护其免于因治疗所带来的心理失衡而产生的威胁。

此外，入睡、沉默也具有某些阻抗的特征。它们可被视为被压抑的愿望、幻想或记忆的非语言的表达形式。而极端的阻抗包含中断治疗、迟到、失约、沉默、赘述、自动排斥或曲解分析师说的一切，装傻、心不在焉和入睡。

3. 心理咨询中的阻抗成因

阻抗作为一个临床概念，最早出现于弗洛伊德对癔症患者"遗忘"记忆的研究。自由联想技术出现之前，弗洛伊德只是使用催眠和"压力"技巧研究阻抗。在治疗中，弗洛伊德将这些抵抗的意想视为对同一力量的反馈，使得病人痛苦的记忆与意识分离。他曾说"就是这个精神力量……最初将致病的思想赶出自由联想之外，只抵抗它们再回到记忆中"。

德国心理治疗专家阿尔夫·葛拉赫指出："精神分析的实质就是处理好移情与阻抗。作为治疗师，每当我们在治疗中感到不顺时，就会联想到阻抗，如迟到、延期付费、无限的赞美或诋毁等，甚至包括治疗进展得太顺等，都会提醒我们是否出现了阻抗。"弗洛伊德曾将阻抗区分为移情型阻抗和压抑型阻抗，其中前者表现为病人对治疗师的关系阻抗，而后者则表现为病人对治疗师的情绪阻抗。移情型阻抗可能会随着治疗关系的改善而消失，而压抑型阻抗则可能随着情结的挖掘而不断深化，从而妨碍治疗的实施。

美国心理咨询专家卡瓦纳认为，阻抗主要来自3个方面：其一，成长的痛苦，即成长带来某种痛苦，当来访者在咨询中谈及痛苦的往事时，必然会产生阻抗反应；其二，功能性的行为失调，即来访者企图以失调的行为来掩盖更深一层的心理矛盾和冲突；其三，来自对心理咨询或咨询师的期盼，即来访者只是想得到咨询师的某种赞许或想证实自己的某种想法合理。

凡此种种，咨询师都需要对阻抗的出现与表现有敏锐的观察与判断，以便加以及时地识别和处理。

（三）相关知识：阻抗的沉默类型表现

沉默在咨询会谈中是不可避免的，也是容易被忽视的。当沉默出现时，咨询师往往感到必须说点儿什么或做点儿什么，才能够打破沉默的僵局。其实，沉默可能具有不同的含义，咨询师要深刻理解，灵活应对。美国心理咨询专家卡瓦纳曾区分了3种沉默类型：创造性沉默、自发性沉默和冲突性沉默（表9-4）。

1. 创造性沉默

创造性沉默（creative silence）是来访者在会谈的过程中，对他自己刚刚所说的话，对体验到的感觉的一种反应。在创造性沉默中，来访者往往"凝视着空间的某一点"。这往往是人们集中思考的一种象征。此时，治疗者可以什么也不说，只要在等待中注视着对方就足够了，也许此时此刻正是双方都有收获的时候。

如果我们打断沉默未免莽撞，我们会在此时此刻打断来访者的思考，使他不能回到原来的问题上。我们不是鼓励他进行自我探索，而是破坏了他的自我思考和探索。

2. 自发性沉默

自发性沉默（authentic silence）往往是来自不知下面该说什么好的情境。在治疗的初始阶段，往往会有出现这种现象的情况。与创造性沉默相比，自发性沉默中来访者的目光不是集中于一点，而是处于一种游离的状态，从一处看到另一处，也可能会以征询、疑问的目光看着咨询师。

对于这种沉默，咨询师是要慎重地对待的，如果允许这种沉默僵持下来，持续的时间越长，双方就会感到越紧张。此时此刻就会显示出咨询师的智慧了，首先要判断是不是创造性沉默，如果不是，就要加以相应地处理和对待。

3. 冲突性沉默

冲突性沉默（conflicting silence）可能由于害怕、愤怒或愧疚而引起。在有些情况下，这种情绪和情感的来临，是会让咨询师手足无措的，正确地处理也会相应地得到转化，而变成对咨询师有利的一面。首先要加以判断来访者的情绪的诱因和来源。

表9-4　沉默的类型

类　　型	表　现　形　式
创造性沉默	来访者在会谈过程中，对他自己刚说的话，体验到来访者在生活中，对自己说过的话语感到不适，不想再言或多言
自发性沉默	来自不知下面该说什么好的情境。在治疗的过程的初始阶段，往往会有出现这种现象的情况
冲突性沉默	可能由于害怕、愤怒或愧疚而引起的

如果来访者的情绪表现是由紧张和害怕造成的，我们不妨用一下围魏救赵的办法，以消除来访者的紧张和害怕。如果来访者的沉默是由于愤怒而引起的，这种情绪可能是针对咨询师的，或是出现的负性移情，那么治疗师就要用智慧来处理这种愤怒了。

无论怎样，面对沉默，咨询师都要冷静下来，真诚面对来访者。

[案例9-10]

一名寻求帮助的学生在第一次求助咨询师的时候，任凭咨询师提任何问题都拒不作答，如此僵持了大概20分钟之后，咨询师只能建议不再继续交谈，等他什么时候愿意交谈时再约会见面。

一个星期后，该学生果然求见。一见面他就为上次一言不发表示歉意，并解释说他这么做是因为当时被老师要求前来咨询，所以在来之前就下定决心，不说一句话，以表示抗议。后来见咨询师并没有强迫他说话，而是另外寻求机会交流，才改变初衷，主动求询。

点评：这个例子充分说明，沉默往往表示了个体对心理咨询的某种强烈抵触情绪。来访者有可能非本愿地前来咨询，正如本案例中的学生一样，只是听从老师的"教导和要求"才被动前来。要缓解这种情绪，咨询师必须顺达，不可强求。另外，咨询师也需要注意将阻抗性沉默与反省性沉默区分开来，其中前者是来访者敌对的表现，而后者则是来访者领悟的表现。

正确对待依赖心理

来访者的依赖心理一般有以下几种常见类型：

·自己不思考，而是完全听从咨询师的意见；

·无论事情大小，一有困难就总是寄希望于咨询师给主意甚至帮助解决；

·把咨询师和咨询场所当作避难所等。

咨询师在咨询过程中发现来访者的依赖心态时候，应该要注意：

咨询师首先要摒弃这样一种观念，以为来访者有事就来找自己是对自己信任的表现，是好事；其次，发现来访者有依赖的心理，咨询师应该明确地告知对方，只有自己来解决问题，才是自己的成长，才说明心理健康水平提高了；再次，对于依赖者，咨询师应让其多独立思考，自己去寻找解决问题的方案并积极地实施，还要逐渐地减少咨询的时间和次数；最后，有时来访者的依赖是由咨询师造成的，对此，咨询师要注意纠正。

总之，阻抗大量地存在于咨询中，它既是干扰咨询的影响因素，也是咨询突破的关键因素之一。它的表现形式各种各样，咨询师要善于从各种角色的角度作出实事求是的分析，并采取针对性的措施。在解决阻抗的过程中，来访者的积极参与是很重要的，只有来访者愿意接受改变，才能真正消除阻抗。

[案例9-11]

我恨我自己，我实在是太愚蠢了[1]。

明轩第一次来见我时十分被动。

他呆坐在沙发上，低着头什么话都不说，似乎是在挨时间。我们之间的对话进行得十分艰难。

"明轩，你想告诉我些什么吗？"我问道。

明轩默不作声，右腿不住地抖动着。

"明轩，你心里一定十分不好受，可以给我讲一讲吗？"我又问。

明轩的嘴角动了动，还是沉默。

"明轩，你这两天来食欲、睡眠好吗？"我接着问。

明轩点点头，眼睛呆望着窗外，下意识地抽着鼻子，右腿停止了抖动。

又沉默了一阵子后，明轩忽然抬头问我："我可以走了吗？"

"我当然不能勉强你留在这里。但我们这样什么都没有谈，怎么能帮助你更好地认识并应付当前的这场危机？"我回答说，心里很高兴明轩总算开了金口。

"我不需要任何人的帮助。"明轩干脆地回答，并做出起身要走的样子。

见此，我缓缓地说："明轩，我不把自己看作是神仙，可以解决平常人的所有问题。但老实说，你现在正面临着人生中的一个重大挫折，你需要有一个可以很好理解你的人来伴你走过这段痛苦的历程。"

顿了一下，我又说："系主任也给我打来电话，他要我将我们会面的结果告诉他，你说我该怎样答复他？"

明轩听了这话，重重地靠进沙发里，双手抱着头，盯着地毯，半天吭出一句："我恨我自己，我实在是太愚蠢了。"

说着，他的右腿又开始抖动起来。

我靠近他，用手拍了拍他的肩头，轻声说："人都是在错误中成长的，在挫折中变得聪明的。上大学时，我有一个好友在一次考试中，有一道题自己拿不准，就瞟了一眼邻座同学的试卷。结果那次考试虽然他的成绩很好，可那位同学到处向人讲，是看了他的试卷我的好友才考得那么好。我的好友当时感到很屈辱……"

明轩突然抬起头，打断我的话说："他那次经历算得上什么？不过是被同学议论几句罢了。你知道我现在面临的压力是什么吗？是被哈佛开除的压力啊，唉！"

说罢，他连连摇着头，眉头紧锁，露出极为痛苦的神情。

看得出，明轩是在忍受悔恨的煎熬。

点评：面对明轩的沉默阻抗反应，我没有要求他主动说话，而是等他自己开口说话。因

1　详见笔者所著《登天的感觉》"骗分被罚的思考"，安徽人民出版社出版。

为"此时无声胜有声"，我的静默反应是对他此刻心境的同感共情。当然，我理解他的心思并不是要去支持他的行径，我只是坚信，每个人都具有自我向善的能力，关键是怎样加以调动。而作为一个心理咨询师，我不需要去教训他去认识自己所犯错误的性质，那样的效果可能会是很消极被动的。相反，我要启发他自己去谈对这一切的认识，则可能会更好地调动他的积极性。这便是对阻抗情绪的最有效的化解。

明轩之所以能有积极的转变，在很大程度上就是因为我尊重了他，信任了他，在他最感到自卑的时候给了他精神上的安慰。由此，明轩不但说出了我想让他说出的话，还感谢我能够真正理解他。这也是咨询关系确立的基础。

二、心理咨询中阻抗的识别与处理

（一）学习目标

了解心理咨询中阻抗的分类及其表现。

（二）基本概念

1. 阻抗分类

弗洛伊德在1900年就提出，任何阻碍分析工作进程的表现都是阻抗。阻抗的运作方式与做梦时的稽查方式一样，其出现是为了为防止那些不能被接受的情感或愿望变成现实。由此，弗洛伊德将阻抗分为意识阻抗和潜意识阻抗两类。其中有意识的阻抗表现为担心咨询师对自己产生坏印象，担心说错话，担心咨询师会给自己泄密。这些阻抗表现可经咨询师的分析而得到消除。

潜意识的阻抗则表现为对治疗的抗拒或不配合，而来访者未必会意识到这种心结的存在，就是意识到，也不会公开承认。换言之，来访者往往在口头上对咨询表示的十分迫切，却在行动上表吸纳并不热心，甚至是抵触。例如，来访者为了不愿改变其强迫动作（如，强迫洗手、锁门等动作），对咨询采取口是心非的做法，以化解因为治疗给他带来的焦虑和痛苦。

美国心理咨询学者布德勒（Beutler）和克拉金（Clarkin）提出[1]，当来访者的"自由感、自我形象、安全感、心理完整性或力量感受到威胁"时，阻抗就会出现。换言之，阻抗的出现意味着来访者"正在努力防止或恢复受到威胁的损失"，这可能是来访者人格的一个持续，也可能是来访者面对威胁的一种情境性反应。由此，阻抗会一直伴随着心理咨询的进展。布德勒和克拉金还进一步提出，阻抗也可以有防御型阻抗和移情型阻抗之分。防御型阻抗由威胁引起，可以被看作是一种适应机制。潜抑阻抗可以称为防御阻抗的特殊例子。与潜抑阻抗不同的是防御可导致阻抗的产生，而潜抑不能。潜抑阻抗：可以被认为是一种一直存在的内部力量，它与治疗目的相悖。它可以被视为个体防御冲动、记忆、情感的需要的临床表现。移情型阻抗也是由威胁引起。美国心理咨询学家斯通曾指出："患者拒绝、敌对、或

1　［美］Sherry Cornier，Paula S. Nurius：《心理咨询师的问诊策略》（第五版），张建新等译，334页，北京，中国轻工业出版社，2004。

不服从的态度，有时会引起咨询师自然的敌对反应。"这可能源于下列因素：

· 本我阻抗：来自患者对本能冲动的阻抗；

· 超我阻抗：来自患者的内疚感的阻抗；

· 人格阻抗：源于性格特征的"固着"性质，源于病人性格结构不可变方面的阻抗；

· 采用错误程序和不当方式而引起的阻抗；

· 生活中重要他人的关系处理不当而引发的阻抗；

· 对咨询关系结束的阻抗，来访者在潜意识中把咨询师当作保护神和父母；

· 因伤害来访者自尊自信、自我生存状态而产生的阻抗；

· 因放弃过去已经适应的防御机制时而产生的阻抗；

总之，咨询师要根据来访者的不同情况，对阻抗的出现做出有效的识别和处理。

2. 阻抗的识别

阻抗的表现是多样化的，可以是言语的、非言语的，甚至是行动的。表9-5罗列了阻抗的4种通常表现：讲话程度上的阻抗、讲话内容上的阻抗、讲话方式上的阻抗、咨询关系上的阻抗。这4种表现形式可以表现为个体对某种行为变化的抵触，也可以表现为个体对咨询师的某种敌对态度。但无论哪一种阻抗形式，都是对个体的自我保护及对其痛苦经历所表现的精神防御。因此，它们对心理咨询的进展起着潜在的深刻的影响。在很多情况下，对于阻抗的认识往往是心理咨询突破的开端。

表9-5　阻抗的四种表现形式

阻 抗 形 式	表 现 形 式
讲话程度的阻抗	沉默 寡言
讲话内容的阻抗	理论交谈 情绪发泄 关注小事 乱挑话题
讲话方式的阻抗	健忘 顺从 控制话题 最终暴露
咨询关系的阻抗	不履行咨询安排 诱惑咨询师 请客送礼

1）讲话程度上的阻抗

阻抗在个体讲话程度上的表现有3种：沉默、寡语和赘言，其中又以沉默最为突出。

沉默可表现为个体拒绝回答咨询师提出的问题，或长时间的停顿。它是个体对心理咨询最积极的、最主动的抵抗，它往往需要心理咨询师通过耐心地解说和真诚的态度才能加以破除。少言寡语通常以短语、简句及口头禅（嗯、噢、啊）等形式加以表现。它同样使得咨询师产生困惑及挫折感，使其无法深入了解来访者的内心世界及其对心理咨询的态度。

赘言表现为来访者滔滔不绝地讲话，潜在动机可能是减少咨询师讲话的机会，回避某些核心问题，转移其注意力等。目的在于回避那些来访者不愿接触的现实问题，以免除由此而产生的焦虑与其他痛苦体验。

2）讲话内容上的阻抗

在心理咨询过程中，来访者还经常通过其对谈话内容的某种直接、间接控制，来表现他对心理咨询及其个人行为变化的阻抗。其常见形式有理论交谈、情绪发泄、谈论小事和假提问题等。理论交谈是来访者进行自我保护的有效手段之一。表面上，它似乎增进了来访者和咨询师思想上的交流，但实际上它常常表现了前者对后者的某种疑虑及其企图加以控制的欲望。例如，有的来访者看了很多"心理学"的书。他来看咨询师，首先会展示他的"心理学"功底。

情绪发泄可表现为大哭大闹、泪流不止，或不自然地大笑。它旨在避开使来访者感到焦虑和精神痛苦的意念；谈论小事是最轻微的也是最不易发现的阻抗表现，它的目的在于回避谈论核心问题，并转移咨询师的注意力；假提问题指来访者向咨询师提出表面上适宜、实际上毫无意义的问题来回避谈论某一议题或加深印象。这些问题一般涉及心理咨询的目的、方法、理论基础及咨询师的私人情况等。常见的问题有：

· 我现在接受什么疗法？

· 这个疗法的目的是什么？理论基础是什么？

· 这个疗法的治疗成效如何？

· 你接受过什么样的心理咨询训练？

· 你倾向于运用哪一个流派的观点来进行心理治疗？

在心理咨询过程中，咨询师必须识别来访者的多话现象，它可分为以下类型：宣泄型、倾吐型、表现型、表白型、掩饰型、外向型。多话现象有两重性，一方面，可能会影响咨询的正常进行；另一方面也是充分认识来访者的机会。对此，咨询师应根据咨询目标、咨询安排及多话现象的类型，作相应的调整（表9-6）。

表9-6 阻抗的多话类型

类　型	表　现　形　式
宣泄型	来访者把咨询师作为自己情绪发泄的对象
倾吐型	来访者过多讲述自己的个人感受
表现型	来访者不断讲述所掌握的心理学理论
表白型	来访者表达自己对咨询师的某种好感倾向
掩饰型	来访者有意识地避谈关键问题，顾左右而言他
外向型	来访者表现过于活泼，往往话题偏离主题

3）讲话方式上的阻抗

讲话方式的阻抗通过来访者的言语中的不同心理活动加以体现。它形式多样，又因人而异。其中常见的有心理外归因、健忘、顺从、控制话题和最终暴露等。

心理外化指来访者将造成其某种心理冲突与矛盾的原因完全归结于外界作用的结果，而回避从其自身的角度加以认识。它本质上是一种心理定势的表现。心理外归因严重阻碍了个体的自我反省，是自我中心主义的表现。在心理咨询过程中，它可以使人对自我暴露与分析的要求产生强烈的抵触情绪。比如一个容易生气的人常怪罪他人惹他生气，而不愿意在自己身上寻找原因。

健忘指来访者在谈论使人感到焦虑和精神痛苦的议题时所表现出的健忘现象，它是个体对某种痛苦经历长期压抑的结果，因此具有很大的任意性，例如性受受害往往不愿意提起往事或对细节表现出记忆模糊。

顺从指来访者对咨询师讲的每一句话都表示绝对的赞同和服从，以使后者无法深入了解其内心世界。因此，它具有隐蔽的特点，常使人不易发觉对方潜在的阻抗作用。

控制话题指来访者在谈话中，一味要求咨询师讲自己感兴趣的话题，而回避自己不愿意谈论的话题。除回避自己不愿谈论的内容外，咨询师还可强化来访者在心理咨询过程中的自尊与地位。有的来访者在咨询开始的时候，夸耀、讨好咨询师，这有可能会使双方都感到高兴，情绪达到高峰；但很快，他说的话就会让人听了不舒服，甚至他倒扮演起咨询师的角色，在开导以至教训心理咨询师了。这时，作为咨询师，就要弄清楚与该患者互动的意义或是否有必要继续互动下去。一些求诊者还会反过来问咨询师"你有没有心理疾病""你的家庭幸福吗"，想通过咨询师说出自己"也有病""也不幸福"，来证明人人"都有病""都不幸福"，"有病""不幸福"才是正常的，自己也是正常的。

最终暴露指来访者故意在咨询会面的最后时刻讲出某些重要事件，以使咨询师感到因为时间仓促而措手不及，并借此表达他对心理咨询的某种抵抗。

4）咨询关系上的阻抗

咨询关系上的阻抗指来访者通过故意破坏心理咨询的一般安排与规定来实现其自我防御的目的。其中最突出的表现有不认真履行心理咨询的安排、诱惑咨询师以及请客、送礼等。

不认真履行心理咨询的安排包括不按时赴约或借故迟到、早退，不认真完成咨询师安排的作业，不付或延付咨询费等。迟到是反映阻抗较为可靠的指标。有的来访者取消预约，或在预定时间内不来咨询且事先不通知咨询师，这通常是极为严重的阻抗。不赴约的动机常包括恐惧和怨恨。

诱惑咨询师指来访者通过引起咨询师注意其言、行、装扮等来影响心理咨询的进程，并加强自己在心理咨询中的地位，目的是为了达到控制咨询关系发展的目的。比如有的来访者对咨询师产生兴趣，则会通过自身的刻意打扮，或大谈自己的有趣经历来试图引起对方对自己的兴趣。

请客、送礼也表示来访者的某种自我防御需要及其控制咨询关系的欲望。

以上简述了阻抗在心理咨询过程中的4类表现形式。无论是哪一种形式，都是对个体的自我保护及对其痛苦经历的精神防御。在很多情况下，咨询师对于阻抗的认识往往是心理咨询突破的开端。

[案例9-12]

一名情绪低落的学生要求找咨询师咨询，在前45分钟的谈话中，他都表现得很平静，谈论问题也很平淡，似乎什么问题都没有。但是当会面接近结束的时候，该学生忽然说出他近来常常有自杀的念头，并曾经尝试过一次。咨询师此时不得不延长会面时间，又用了20分钟时间与他进一步交谈。这时才知道该学生长久以来一直情绪低落，却不愿意接受心理咨询与治疗。此次前来咨询完全是出于辅导员的安排，因此内心十分不满，故以此来发泄。

点评：这个例子说明，来访者经常会在咨询的末尾阶段方才说出自己最为关键的心理问题。而这个时候，心理咨询师如若因为倦态或者因为接近咨询尾声而忽视来访者的述说，就会导致无法及时并准确地解决来访者的困扰。

[案例9-13]

一位女士来咨询，谈自己的婚姻矛盾。但在咨询中，她会不断向咨询师诉说自己读过什么心理学的书籍，见过什么心理学界的名人，去过了多少个心理咨询中心。而且在谈话中，她也十分愿意用心理学的概念作自我分析，还让咨询师肯定她的言论。

如此下去，有好几个咨询师都中断了为她的咨询。对此，她并不介意，而是继续寻求心理咨询的服务，直到有一天，一个咨询师直截了当地对她说："你这样不断展现自己的功力，本质上是你在拒绝心理咨询的帮助，尽管你表面上看十分愿意见心理咨询师。"那女士沉默了一下子，问："你说得对，我确实是想为难你们这些心理咨询师，我为什么这么做呢？是不是你们心理学所说的反向作用呢？"那咨询师回答说："我想也是，但针对谁呢？"

在后来的交流中咨询师发现，该女士的父亲是一位心理学者，两人关系很僵硬。女儿因为仇视父亲而不断为难心理咨询师，以满足自己被压抑的反叛情结。咨询师对这一阻抗的觉察，为后来咨询的突破奠定了基础。

点评：这个案例不仅是关于阻抗的案例，也是关于移情的案例。它说明，阻抗和移情常常是你中有我，我中有你，相互依存，相互验证。咨询师不可不查。

3. 处理阻抗的注意事项

在心理咨询中，化解阻抗，是咨询师的基本功。下面是一些方法，供大家参考。

1）增强觉察，加强记录

当咨询师发现来访者对自己有阻抗表现时，要加强对自我行为的观察，并做好咨询记录，以便日后交流和督导之用。

2）寻求督导，加强交流

当咨询师发现来访者有阻抗表现时，要加强与督导的沟通与联络，以探讨阻抗的性质，明确行动的方案。如果缺乏督导，咨询师也要加强与同事的交流，以交流心得体会，探讨行动方案。

3）坦诚面对，直面交流

面对阻抗表现，咨询师在做足准备后，要与来访者坦诚面对，直面交流。在这当中，咨询师要态度诚恳，语气坚定。咨询师要让来访者明白，对阻抗的探讨往往是使咨询有所进展的突破口。无论是对咨询师的无名火还是绝望感，其深入探讨都有可能为咨询带来转机。而只有积极面对，才能巩固咨询关系，增进咨询效果。

4）冷静面对，寻求转介

如果来访者的阻抗十分强烈，咨询师也可考虑转介来访者，以减少自己的压力感。在谈论转介时，咨询师要态度诚恳，语气坚定，以令来访者感觉仍然被尊重、关注和支持。

5）调整心态，树立自信

在咨询中出现阻抗，不是或有或无的问题，而是或多或少的问题。咨询师不能因此放弃对自我的信念，怀疑自己是否有能力为来访者提供服务，甚至怀疑自己是否有能力从事心理服务行业。咨询师要明白的是，只要自己能够积极面对，并多方咨询，早作准备，就能从容面对，做好咨询。

6）加强学习，不断充电

从事咨询行业的人，其实是很容易产生职业倦怠感的，而阻抗的不断出现更会强化咨询师的挫败感。其克服不仅需要督导的帮助和自我的觉察，也需要不断的学习和培训。其实，每次参加咨询课程的培训与会议，都是与专家、同行交流、学习的大好机会，其学习收获都会给人带来新的动力和激情，就好比充电一样，令人更加热爱自己的行业。

最后，咨询师也不要认为咨询中处处有阻抗，时时有对立。其实，大多数来访者接受咨询，都希望与咨询师建立关系。咨询师只要能通情达理、真切关怀，就会解除来访者的顾虑，使对方开诚布公地谈论自己的问题，从而建立并巩固咨询关系。

（三）相关知识：来访者的特征——功能缺陷加应对欠佳

美国心理咨询学者布德勒（Beutler）和克拉金（Clarkin）提出[1]，来访者身上大多存在两个问题：功能缺陷和应对欠佳。咨询师需要了解来访者在这两方面的表现，以确保咨询奏效。

1. 功能缺陷

来访者的功能缺陷主要取决于其社会支持的资源和成效。而布德勒等人发现，来访者的

1　[美] Sherry Cornier，Paula S. Nurius：《心理咨询师的问诊策略》第五版，张建新等译，334页，北京，中国轻工业出版社，2004。

242

功能缺陷水平受到3个指标的影响。

　　·家庭关系出了问题：如原生家庭或者当前家庭有问题，或两个家庭都有问题；

　　·社会支持系统出了问题：如缺乏亲朋好友的关怀与支持，不善主动求助；

　　·社会孤立和社会退缩：如人际关系不佳，沟通有问题，遇到困难时退缩。

　　换言之，家庭问题、社会孤立和社会支持系统问题越多，来访者的功能缺陷就越大，对心理咨询的需求也就越强烈。除了评估来访者在这3个特定领域的功能之外，咨询师也可通过DSM-IV的功能通体评估量表来了解来访者的缺陷水平。

　　2. 应对欠佳

　　布德勒和克拉金还区分了来访者"外指化应对"和"内指化应对"的应对模式。他们指出，"人们的应对通常采用不同的行为：一种行为是人直接逃离或回避所害怕的环境（外指化），一种行为使人被动而简洁地控制像焦虑情绪这样的内部体验（内指化），应对行为可能在两端之间变化或者将将两者结合起来"。咨询师要善于识别这两种应对模式，以帮助他们学会有效应对。与外指化对应模式有关的问题多产生于"过度和打断性行为"。这些来访者常常会令他们感到生气或恼怒，并表现出"过度"的行为。例如，总是骂人并常与人打架的孩子，或者不断对子女进行斥责的成人，都属于具有这类行为的来访者。与内指化应对风格有关的问题常表现为缺乏某些活动或某些行为不足。对这种应对风格的另一种描述是，这些来访者"难以做某些事"。他们常常"倾向于抑制冲动和情感，对寻求环境中的刺激的需要相对较低，且思想常常被自我反思、恐惧性冥思苦想主导"。普洛查斯卡和迪克莱蒙特在改变阶段模型时提到的"长期思虑者"，就是来访者的例子，患有与应急压力有关疾病的患者也是这方面的例子。

　　外指化应对模式的来访者常常不能自制和缺乏控制，他们很难抑制或控制自己的情感、想法和行为。这些来访者常有在各种情境和各种人面前表达自己的冲动。内指化应对模式的来访者常比那些使用外指化应对风格的来访者更容易领悟。咨询师需要对来访者使用的应对模式有所了解，以有效地帮助他们成长。

小结：岳晓东论移情、反移情和阻抗

　　移情是一种对特定人物、事件、环境等的心理定势思维，或是一种因情感投射而产生的偏好、偏见表现。它突出表现为来访者把自己对以往生活中所爱憎的人物与事件的态度投射到咨询师身上。

　　认识并化解移情与反移情不仅是精神分析的核心任务，也是咨询师自我成长的核心目标。反移情是咨询师自我意识的盲点，挖掘反移情是培养自我的透明度。

　　咨询师能否与来访者建立友谊甚至是恋情？答案是肯定的，但要有两个先决条件：一是必须在结束咨询关系一段时间后才可以建立这种关系；二是从此之后，两人再也不可能建立咨询关系。

　　咨询师企望通过先给家人做心理咨询来完善咨询能力，那真是误解了心理咨询的真谛！

心理咨询只能给外人做，不能给家人做。

咨询师可以很清楚地看清家人存在的心理、人格问题，却很难加以咨询治疗。这是因为家人关系的亲密性破坏了咨询关系的中立性，这与"清官难断家务事"是一样的道理。

病忌医己，师怕及亲，不可给自家人做心理咨询。咨询师与来访者的关系越近，心理咨询就越难开展。从专业上讲，这叫作"关系性无能"。

咨询师过分讲述其个人的生活经历，则会转移心理咨询者的注意力，使来访者一味认同咨询师的行为方式而忽略其个人独立性的培养。这样做会使来访者把咨询师看成英雄似的人物，一切马首是瞻、奉若神明。

心理咨询的真正目的应该是使来访者自己树立英雄形象，确信自己有能力去战胜生活中的困难，而非把自己打造成英雄的形象。

有些人学心理咨询的态度不端正，他们期望通过摆平他人来摆平自己，或是把别人做出问题来以解救自己。这是恶性反移情作用的突出表现。

阻抗，是心灵的皮肤和免疫系统。

阻抗的识别，往往是心理咨询突破的开端。

第十章

心理咨询的投射分析技术

>>>>>>

> 投射性测验的目的重在交流，而非在解释。否则，会陷入"对号入座"的困局。

——岳晓东

▌第一节　心理咨询投射分析技术的介绍

一、心理咨询投射分析的概念介绍

（一）学习目标

了解心理咨询投射分析的基本原理。

（二）基本概念

1. 投射分析的概念

在心理学中，投射（projection）泛指个人把自己的态度、愿望、情绪等影射于环境中的事物或他人的现象。换言之，投射是一个人将内在生命中的价值观与情感好恶影射到外在世界的人、事、物上的心理现象。由此，我们所感受到的客观现实往往受到我们内心活动的影响。而在这当中，投射是一种不自觉的过程，也是一种普遍的生活现象。客观世界通过我们的感官形成知觉、表象、观念、情感等反应。但是，人的心理跟镜子和照相机不尽相同，它不仅会反映客观事物的存在，还会把个人的情感和价值观投射到客观事物上。例如，当我们心情愉悦时，我们会感觉花在笑、鸟在唱，而当我们心情郁闷时，我们会感觉花在凋、鸟在哭。

弗洛伊德最早提出了投射的概念，指个人把自己不愿承认的情感、意图和观点等错误地归之于别人的现象。在弗洛伊德的精神理论中，投射是防御机制的常见表现。例如，自卑的人明明是自己看不起自己，却很容易认为别人看不起他，并且举不出任何证据来；爱批评别人自高自大的人往往很自恋，而经常骂别人自私自利的人自己却很自私。荣格的集体潜意识理论告诉我们，人类最深层的心理体验往往是世代遗传的，不易觉察却一直影响着我们。

总之，投射可谓是把个人不能接受或认同的东西排除自己的内心世界，"投掷"到外界去。

2. 投射分析的分类

按照精神分析理论，投射是人类最基本的心理现象和防御机制。

在自体心理学（individual psychology）的框架内，投射分为迎合型、权威型、性欲型、负向攻击型等类型。下面详加叙述（表10-1）。

表10-1　投射分类

投　射　类　型	具　体　表　现
依赖型投射	来访者与咨询师形成依赖或依恋关系，并在咨询中对咨询师不断加以理想化
迎合型投射	来访者对咨询师形成理想化移情关系，并在咨询中努力扮演乖孩子的角色，讨好咨询师
权威型投射	来访者对咨询师形成权威抗拒的移情关系，把咨询师当作那些曾压制过自己的权威人物，并在咨询中控制或贬低咨询师
性欲型投射	来访者对咨询师形成俄狄浦斯情结，把咨询师当作性欲或性爱的对象，并在咨询中不断诱惑或贬抑咨询师
负向攻击型投射	来访者对咨询师形成攻击性关系，并在咨询中因不断感到被忽略而产生强烈的情绪反应

被称为自体心理学当代领袖之一的伍尔夫（Wolf）认为，在负向攻击型投射中，常有一种具有自恋特点的敌对型移情关系存在（adversarial），它会使来访者错误地认为，咨询师在一直反对他，且不会提供任何支持，这会使得来访者在咨询中表现得十分焦躁且充满敌意。这可谓是不健康的投射。与此相反，健康的投射主要有两个特点：其一，当事人有觉察自省，即人会意识到自己"总是带着某种情感和价值观去看世界，使世界染上了主观的色彩。例如，我们知道，花既不会含笑，也不会发愁，只不过是看花人的心情不同罢了"；其二，投射认同具有建设性，甚至具有升华性和创造性，例如，文艺创作中的投射可以将个人的痛苦转化为成长的动力。

总之，在心理咨询中，投射的概念就像移情、阻抗一样，是时刻展露的，也是潜移默化的。咨询师需要全面掌握其测验和分析方法，以在咨询中加以熟练地运用。

（三）相关知识　投射测验大事纪

1879年　英国人高尔顿（H. Galton，1822—1911，达尔文的表哥）在一次报告中首次提到联想程序的研究，并认识到这一方法的意义："它们异常清晰地揭示出一个人思想的基础，而其展现个体精神内容的生动与真实性可能超出了个人意愿。"

1882年　德国心理学家冯特（W. Wundt，1832—1920）等人在不同领域内研究或使用了联想法。

1910年　瑞士分析心理学家荣格（C. C. Jung，1875—1961）首次将单词联想作为临床检测来揭示患者情绪的方法。

1910年　德国人肯罗二氏（Kent和Rosanoff）用词语联想法诊断精神疾病，并发表文章。可以说，词语联想法的准投射应用从这年开始。

1921年　瑞士人罗夏（H. Rorschach，1884—1922）出版了《心理诊断法》一书，介绍了最著名的投射技术——罗夏墨迹测验法。

1935年　美国哈佛大学教授墨菲（H. Murray, 1893—1988）发展了主题统觉测验（Thematic Apperception Test，TAT），它大大推广了投射技术在临床心理学的应用。

二、心理咨询投射测验

（一）学习目标

了解心理咨询投射分析测验的基本原理。

（二）基本概念

1.投射测验的概念

投射测验（projective test）是指采用某种方法绕过受访者的心理防御，在他们不防备的情况下探测其真实想法。在投射测验中，给受测者一系列模糊的刺激，要求对这些模糊的刺激作出反应。如抽象模式，可以作多种解释的未完成图片、绘画。分别要求受测者叙述模式，完成图片或讲述画中的内容。受测者的解释会带有自己潜意识的思想，这种方式能在一定程度上了解被试内心想法。

投射测验依据测验目的的不同、测验材料的不同，测验的编制、实施和对结果的解释方法的不同，以及受测者的反应方式的不同，有着不同的分类。但是，罗夏墨迹测验和主题统觉测验是最为常见的两种基本形式。

投射法的具体做法是：向被试呈现一定的刺激材料（一般是没有明确意义的材料），让被试加以解释或者要求他们将这些刺激材料组织起来。其基本假设为：

· 人们对于外界刺激的反应都有其原因而且是可以预测的，不是偶然发生的；

· 这些反应虽受制于当时的刺激或情境，但是个人的心理特点、人格结构、生活经验、对未来的期望，都会对当时的知觉反应产生巨大的影响；

· 人格结构的大部分处于潜意识中，个人无法清醒地觉察，但当个人面对某种不明刺激时，他常常会借此将隐藏在潜意识中的欲望、需求、动机冲突等"泄露"出来，使人推论出其个体人格结构的一些特点和问题。

总之，投射分析具有"反光镜效应"，即当事人会看着图片中的人物，讲述自己的故事，包括自己的喜怒哀乐、忧愁烦恼、成长往事、关注焦点等。在这当中，咨询师可以帮助来访者找到当前困惑与自我成长的焦点话题，并以此制订后面的咨询方向与行动方案。而在解读来访者的投射作品时，咨询师要善于给来访者做人格素描（即简单的洞察分析）。

2.投射测验的方法

投射测验技术，可谓是每个心理咨询师的必备功夫，其运用的好坏，差异很大。一方面，这是因为投射分析的理论繁杂，包括弗洛伊德的精神分析理论、荣格的分析心理学理论、凯利的社会认知理论等；另一方面，投射的操作技术多种多样，如罗夏墨迹测验、主体统觉测验、沙盘测验、房树人测验等。简单说来，投射分析可根据其性质分成四大类型，简述如下。

联想法投射测验：让被试根据刺激说出自己所联想到的内容，如对重要他人的投射法。

构造法投射测验：让被试根据他看到的图画编造出一个故事，如主题统觉的投射法。

表露法投射测验：让被试通过绘画、游戏或表演来表露他的心理状态，如房树人投射法。

完成法投射测验：让被试补充完成一些不完整的句子、故事等材料，如语句完成投射法。

以下4种投射分析方法用得最多，它们分别是罗夏墨迹测验、主体统觉测验、沙盘测验、房树人测验（见表10-2）。

表10-2　投射测验四大方法

投射分析方法	内容要点
罗夏墨迹测验	墨迹图片的故事编制、事物解读、背景想象、修改程度等因素与当事人内心感受的投射关系
主体统觉测验	测验图画的故事编制、人物解读、背景想象、修改程度等因素与当事人内心感受的投射关系
沙盘/庭箱测验	放置物的选材顺序、整体布局、比例关系、重复程度等因素与当事人内心感受的投射关系
房树人测验	绘画物的先后顺序、大小比例、复杂程度、涂改程度、位置设定等因素与当事人内心感受的投射关系

咨询师可根据来访者对上述任何一种投射测验的作答回应，给他做一个人格素描（运用咨询师洞察技巧），可包括下列内容（见表10-3）：

表10-3　通过投射测验来为来访者做人格素描

素描方面	心理要点	举例说明
人格洞察	·内向/外向 ·焦虑/轻松 ·自信/自卑 ·求完美/不求完美 ·合群/索居	如画/摆/讲/写一个人还是许多人，画/台面很丰满 如画/摆/讲/写恐惧的情景和轻松的情景 如画/摆/讲/写自己很细致或很含糊，很大或很小 如画/摆/讲/写一气呵成还是不断地修改 如画/摆/讲/写是一个人还是一群人等
意识洞察	·内心期盼 ·内心恐惧	如画/摆/讲/写阳光、小鸟、河流、花草树木 如画/摆/讲/写魔鬼、野兽、围墙、栅栏、门锁
情绪洞察	·喜悦之情 ·悲伤之情	如画/摆/讲/写个人或家人欢乐、娱乐的场面 如画/摆/讲/写个人或家人沉闷、恐惧的场面
认知洞察	·认知风格 ·认知误区	如画/摆/讲/写人物、房子、树木特别大或特别小 如画/摆/讲/写人物、房子、树木与众不同

下面简单描述如下。

1）罗夏墨迹测验

罗夏墨迹测验（Rorschach Ink Test，RAT）（图10-1）是由瑞士精神科医生罗夏（H. Rorschach）于1921年编制的一种测验人格的方法。测验的材料由10张墨迹图组成，其中有5张是黑白色的，3张是彩色的，1张黑色的，1张红色的。这10张图片都编有一定的顺序，施测时每出示一张就问被试："你看这像什么？"或者"这让你想起了什么？"被试会按照自己所想象的内容作出自由的描述。在具体操作中，主试要做如下事情。

· 记下被试讲的每一句话；

· 记下被试每次反应所需要的时间以及行为表现；

· 记录完毕，询问被试是根据墨迹的哪一部分作出反应的，以及引起反应的因素是什么，并对回答内容做详细记录。

罗夏墨迹测验主要应用在精神医学的临床诊断方面，是临床心理学工作者所不可缺少的工具。但是它也存在记分困难、结果的解释带有主观性、经验成分太多等缺点。罗夏墨迹测验在20世纪40—60年代曾盛极一时，达到鼎盛时期，几乎成了临床心理学不可缺少的工具。此后，罗夏墨迹测验被列为临床心理学的重要训练课程，而且其资格认定也越来越标准化。心理学者也以善用罗夏墨迹测验为荣。

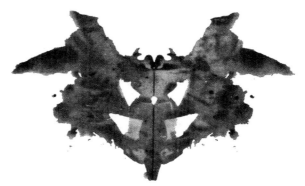

图10-1 罗夏墨迹图

2）主题统觉测验

主题统觉测验（Thematic Apperception Test，TAT）是由美国哈佛大学心理学家默瑞（H. A. Murray）和摩尔根（C. D. Morgan）于1938年编制而成的。它包括30张内容模棱两可的图片和1张空白卡片。图片内容多为人物及部分景物。主题统觉测验认为，个体对图画情境所陈述的内容与其生活经验有着密切的关系。在其内容当中，有一部分内容虽受当时知觉的影响，但想象部分却包含着个人意识以及潜意识中的反应。在具体操作中，主试要做如下的事情：

· 要求被试按照图片上的人物讲述一个故事；

· 如实记下被试讲的每一句话，不加任何评论；

· 让被试评价他对故事陈述的满意程度。

被试在陈述图片故事时，常常会自觉不自觉地将自己内心的冲突和欲望融入故事情节中，并借对图片中人物行为的描述而宣泄出来。这便是把个人的内心世界投射于故事中。咨询师可以通过对被试陈述内容的分析，来了解其内心的呼唤和焦虑。比起罗夏墨迹测验，主题统觉测验更接近人类的精神与情感世界，记分方法也更简便。

[案例10-1]

请对下面的图画做100字的描述。

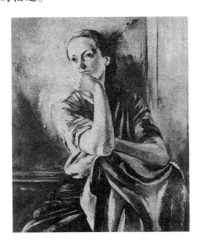

	描　述	人格素描
描述者一	这是一位充满期待的女人，她大学刚毕业，却找不到理想的工作。她感到很忧虑，家里人为她的求学花了很多钱，自己却没有机会报答他们。所以她想尽早找到一份理想的工作，能够尽早地帮助家人。所以，她也是一个很有孝心的人……	这投射了描述者本人是一个待业的大学生，十分焦虑，并很想报答父母的养育之恩
描述者二	美丽、优雅、知性的女性。生活很幸福，她很满足。此时，她一边沉浸在幸福中，一边在思考：怎样让自己未来的生活更有意义呢……	这投射了描述者本人现在很闲逸，在思考下一步的人生
描述者三	落日的余晖洒满窗子，她静静地坐在窗前，眺望着远方。思绪似乎也飞到了天边。她思念着出差在外的丈夫和在外读书的孩子，他们都还好吗？她是多么渴盼亲人们早日归来……	这投射了描述者本人在关心远方的家人
描述者四	聆听着清晨的鸟鸣，做完工作的年轻女郎坐在厨房或餐厅的椅子上，享受着清晨的阳光。脑海中浮现着恋人的形象。幸福、轻快而且满足……	这投射了描述者本人在渴望爱情及其温暖
描述者五	一个气质优雅的女孩坐在椅子上，托着腮思考：我今后会作何打算呢？目前是这种状态，果然每天都在忙碌。但个人的收获及成长并不多。现在的专业挺好，别人都想往这个方向努力。自身已经有了这个优势，但由于惰性，丢了许多机会和宝贵的时间，跟着别人瞎混日子。该找找自己的方向了，该出点儿成果了……	这投射了描述者本人在担心自己的现状

　　值得强调的是，所有上面的分析只是假设，而非结论。咨询师需要与来访者互动交流，才能确保投射分析的可靠性和真实性。

　　3）沙盘游戏测验

　　沙盘游戏测验（sand play or Sand tray）又称箱庭疗法，是以荣格心理学原理为基础的，是目前国际上具有重要影响的心理投射治疗技术。沙盘游戏不仅是一种心理测验手段，而且具有很好的治疗功能。沙盘游戏治疗通过主动想象和创造性象征游戏的运用，搭起了从潜意识到意识的桥梁。多年的实践证明，沙盘游戏疗法在培养自信与人格、发展想象力和创造力以及健康心理维护、个人成长等方面发挥着积极作用。在具体操作中，主试要做如下事情：

（1）让被试在沙盘上按照自己的意愿作任何摆设、选择，不作任何引导；

（2）可让被试对自己的摆设描述自己的故事；

（3）可让被试评价他对沙盘摆设的满意程度。

被试者在沙盘摆设及故事讲述中，常会自觉不自觉地将自己内心的冲突和欲望融入其中。咨询师可以借此来了解被试内心的呼唤和焦虑，并做相应的治疗。按照荣格的分析心理学理论，沙盘游戏是采用意象的创造性治疗形式，"集中提炼身心的生命能量"在所营造的"自由和保护的空间"（治疗关系）气氛中，把沙子、水和沙具运用在富有创意的意象中，便是沙盘游戏之心理治疗的创造和象征模式。一个系列的各种沙盘意象，反映了沙盘游戏者内心深处意识和无意识之间的沟通与对话，以及由此而激发的治愈过程和人格发展。

沙盘测验及治疗具有高创造性、高娱乐性、高互动性等特点，近年来深受心理咨询与治疗行业同人的喜爱。

[案例10-2]

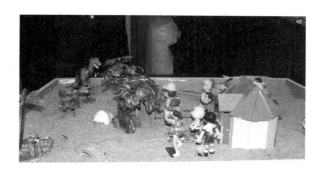

在此沙盘摆设中，恐龙与人泾渭分明，将沙盘分成了两个对立的部分，其中人物较多，共有9人，并将一个孩子保护在中央，背靠一座房子，通过3道栅栏等物体的设置形成了条层鲜明的"防线"，这投射了当事人的内心恐惧和厌恶，以及他对家人的依恋。此外，盘面比较失衡，恐龙在一角，与人泾渭分明，这更加投射了当事人正面临巨大压力，需要亲朋好友的大力支持。值得强调的是，上面的分析只是假设，而非结论。咨询师需要与来访者互动交流，才能确保投射分析的准确性。

4）房树人测验

房树人测验（House-Tree-Person，HTP）是由美国心理学家J. N. Buck于1948年在美国

《临床心理学》杂志上提出的。在操作中，主试会给被试铅笔、橡皮以及几张白纸，要求他们在白纸上任意描绘房子、树木、人。在具体操作中，主试要做如下事情：

· 让被试随意画房子、树木、人，不作任何引导；

· 让被试评价他对故事陈述的满意程度；

· 让被试按照其绘画讲述一个故事。

之后，主试会按照一定的标准，对这些图画进行分析、评定、解释，借以探索被试的潜意识动机、愿望及心理活动的正常或异常程度等。比起前面几种投射测验方法，房树人投射测验具有操作简单、成本低廉、非言语性等优点。此外，它还涉及被试人格特征中的感受性、成熟性、灵活性、效率性和综合性等方面，且具有一定的创造性，所以近年来深受心理咨询师和治疗师的喜爱。

5）语句完成测验

语句完成测验（Sentence Completion Test，简称SCT）是对字词联想方法的一种改良，它以未完成的句子作为刺激，让受测者自由地给予语言反应来完成未完成的部分。依据受测者的反应内容来推断受测者的情感、态度以及内心冲突等。例如：

1. 我最好的个性特点是（我很自信/很自强/很自卑/我很内向）；

2. 我的母亲（很懦弱/很善良/很暴躁/很小心眼儿）；

3. 我的父亲（很强势/很自私/很要强/很有责任心）；

4. 我的朋友（都对我很好/很少/很多/跟我都一样）；

5. 我最大的恐惧（我考不上我想上的大学/得了什么绝症/被人看不起/做不好眼下的工作）。

这种语言联想方法起源于德国，最初用于测查儿童的智力，后来美国使用这种方法测查人格。这种方法广泛地运用于临床，而且它使用比较方便，易于掌握，即可施测于个人，也可施测于团体。眼下，世界上最流行的语句完成测验是"罗特语句完成测验"（Rotter Incomplete Sentence Blank），它共有40句话语，其记分方法是计算整个完成语句中的冲突语句"C"（Conflict sentences，如我喜欢我的工作，但我担心做不好）的百分比，积极语句"P"的百分比（positive sentences，如我有很多朋友，他们都喜欢我）和中性语句"N"（neutral sentences，如我的个头儿很高）的百分比。这样，如果一个人冲突语句的百分比越高，积极语句的百分比越低，则一个人的自我形象就越低。相反，如果一个人的冲突语句的百分比越低，积极语句的百分比越高，则一个人的自我形象就越高。

在我的实践中，我发现，该测验带出思考题的价值要远远高于其评分的价值。

[案例10-3]

女，30多岁，已婚，有一个孩子。

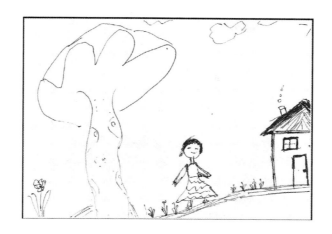

人格素描：

在这幅画中，人在画中间，画得很仔细，房、树在两边，没有老公也没有孩子，树画得颇简单，但房子有许多修改之处。它给人的感觉是：当事人比较关注自我，也自我陶醉，却对家人有所忽略（丈夫、孩子都不在画内），对家庭关系不大满意（房子修改得多可能投射了对家庭关系的不满），人也比较纠结（画中有不少涂改）。

[案例10-4]

女，不到30岁，婚姻状态不详。

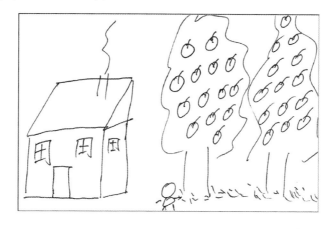

人格素描：

在这幅画中，房子被画在一边（左边），也画得很简单；人画得很小，也很简单；但两棵树却画得很高大，很饱满，长满了果实。它给人的感觉是：当事人不够自信（人画得很小，也没有面目），对家庭或家居不是太关注（房子画得很简单），却对生活或未来充满了期待（两棵树上有许多果实，恰巧都是14颗），人也是一个比较简单、爽快的人（画中的线条很明快，没怎么涂改）。

[案例10-5]

男，30多岁，婚姻状态不详。

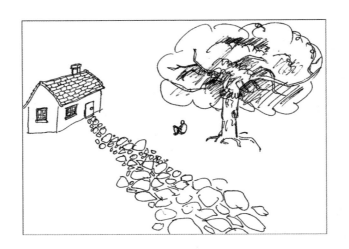

人格素描：

在本画中，房子画在一边（左边），也画得非常精致，前面有一条长长的石子路；人画得很小，是坐着的，面对这房子，他无所倚靠；树却画得很高大，也很饱满。它给人的感觉是：当事人对家庭（关系）充满了疑虑（房子的门是关着的，人坐的位子与房子有一段距离），对出入家门很讲究（门前有一条长长的石子路），对自我也不是太关注（没脸），渴望休闲（坐在地上）。同时，他也是一个比较爽快的人（画中的线条很明快，没有什么涂改）。

值得强调的是，所有上面的分析都是假设，而非结论。咨询师需要与来访者互动交流，才能确保投射分析的真实性。

总之，就精神理论而言，投射测验的核心任务是发现被试的心理防御表现，在他们不防备的情况下探测其真实想法。由此，一个训练有素的投射分析主试一定要对精神分析理论的防御机制表现了如指掌，以灵活运用在投射测验的解析当中。

（三）相关知识：房树人投射分析的具体意象分析

1. 房子的意象投射分析

房子表示个体出生、成长的家庭状况，也指个体对家庭、家族关系的想法、感情、态度。

通过对屋顶、窗户、门和地面线等构成部分的分析，可以了解到个体在家庭中的自我形象，空想与现实之间的关系，家庭亲子关系（表10-4），安全感，家庭与环境之间的关系等。

表10-4　房子的投射分析

内　容	要　点
房顶	投射幻想空间、压迫感、与现实之间的距离
门户	投射人际沟通、安全感、自我保护
窗户	投射人际沟通、防御状态、自我保护
楼层	投射幻想空间、安全感、审美感觉
烟囱	投射人际沟通、安全感、性需求
涂改	投射安全感、焦虑
笔迹	投射安全感、焦虑

2. 树木的意象投射分析

树投射个体的无意识自我形象、姿态，表示其内心的平衡状态，显示出个体的精神及性的成熟性；树投射个体与环境的关系，具有生命意义的象征，所以可称为"生命树"，表现出个体生命成长的历程（表10-5）。

表10-5　树木的投射分析

内　容	要　点
树干	投射生命的活力，个体与环境之间的协调性，人格的完整性
树皮	投射个体与外界或他人接触的部分
树枝	投射环境的满足，与他人的交际，象征着实现目标的力量与适应性
树根	投射个体与现实关系、安全感、对环境的支配能力
树叶	投射个体的事业、学业、身体等方面的成就
果实	投射个体的事业、学业、身体等方面的成就
地面	投射安全感、现实相关的内容

3. 人物的意象投射分析

人物的描画不仅投射个体的心理防御机制，投射个体的自我现实象，心理上的、躯体上的自我，当然还表现着个体的理想象，印证着自我的人格内容（表10-6）。

表10-6　人物的投射分析

内　容	要　点
头部	投射个体自我存在的关键器官，是幻想和对人关系的象征
面部	投射个体的自我形象，与外界的交往
上肢	投射个体与环境的关系，控制的还是被动的，力量的表达
下肢	投射个体的力量、安定性和性的态度
躯干	投射个体的自我形象、力量感、原始和成熟心理的区别

三、岳晓东重要他人投射测验

（一）学习目标

了解重要他人投射测验的基本概念。

（二）基本概念

1. 重要他人的概念

在心理学中，重要他人（significant others）泛指在个体社会化以及心理人格形成的过程中具有重要影响的具体人物。他（她）可能是一个人的父母、长辈、兄弟姐妹，也可能是老师、同学，甚至是萍水相逢的路人或不认识的人，或是虚幻的人物。心理学的研究表明，重要他人，诸如偶像、榜样等可以对青少年的人格成长与自我确认带来决定性的影响。而对重要他人的研究，可以探究与洞察青少年投射认同的内容、方式与手段。

2. 重要他人投射测验的概念

笔者经过多年的教学与咨询实践，结合荣格的自由联想测验（free association test）和凯利的角色建构测验（Role Construct Repertory Test，简称Rep Test），设计出一个重要他人的投射测验。它通过被试对5个重要他人及自我的性格描述来揭示：

·被试对重要他人的心理认同；

·被试与重要他人的心理距离；

·被试的理想自我追求与定位；

·被试的亲密关系的定位与追求；

·被试的自我和谐与自卑自信。

该投射测验操作简单、运用方便，具有很强的心理咨询的指导性。它经过了十多年的教学及临床实践，渐臻完善，不仅是单纯的投射分析技法，也是心理治疗的有效手段。

3. 重要他人投射测验的意义

通过对重要他人的投射认同测试，我们可以洞察到来访者或个案的不同亲朋好友、偶像榜样是怎样被赋予丰富的心理内涵的。而富有心理内涵的人物关系又体现在生活中，影响人的心理。这样，通过对重要他人的投射认同分析，我们可以洞察到当事人或个案的种种潜意识需求，以进行相应的心理咨询、治疗与调节。

总之，国内外大量的研究表明，人际关系在人类成长及社会化过程中起着极为关键的作用，尤其是那些在我们成长过程中意义重大的重要他人，与他们人际关系的好坏会对我们产生相当重要的影响，甚至会直接导致我们人生轨迹的改变。

在经过多年的研究实践后，笔者总结了五类对我们有着非凡影响的重要他人，分别是父亲（或父系形象）、母亲（或母系形象）、伴侣（或亲密朋友）、朋友（或同事、同学等）、偶像。这五类的重要他人与自我构成了一个类似于"人"形的关系网络（如图10-2所示），其中父亲与母亲就像我们的两条腿一般给我们提供支撑，而伴侣和朋友则如我们的两只手臂为我们提供帮助（伴侣为优势手，朋友为非优势手），偶像则让我们知晓前进和奋斗的方向。我们的自我则像是一个人的心脏，笔者认为一个健康成人的重要他人关系网中，自我应当处于离优势手较近的心脏位置。

在重要他人投射分析测验中，通过对这五类重要他人和自我的词语描述以及自我在关系网中的位置，可以对来访者进行一个初步的评估。在这五类重要他人的人际关系中，如若来访者对某一方过于偏近、远离或缺失了某一方的话都可能产生人际失衡的情况，很可能会导致相关心理问题的出现。

值得一提的是，这五类人际关系中还有着千丝万缕的联系，有时甚至可以通过转化来对其他重要他人关系进行修复甚至补偿。比如伴侣形象有时是代表着理想的父亲或者母亲，而偶像则可以代表理想父母或理想伴侣（图10-2）。

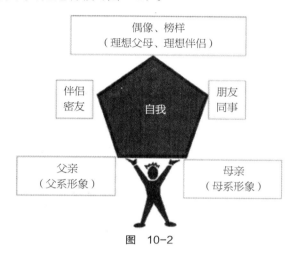

图 10-2

4. 重要他人投射测验的步骤

第一步：请被试用6个人格描述词语（如善良、粗暴等）来描述下列人物，时间不限，顺序不限：父亲、母亲、最好朋友、一般朋友、钦佩人物、自己。

第二步：请被试对所填写的词语进行下列处理。

步 骤	要 求
1	请圈画出所有的同义词（如善良、好心，生硬、粗暴，乐观、豁达等）
2	请在每个褒义词旁加＋（如善良、好心、乐观、豁达等）
3	请在每个贬义词旁加－（如生硬、粗暴、自私、小心眼儿等）
4	请在每个中性或其他非人格性词语旁加○（如马马虎虎、爱好体育、个子高等）
5	请在没有任何描述词语的人物旁加X（如对钦佩的人物没有任何描述词）

第三步：请对你词语描述的结构进行下列处理。

步 骤	要 求
1	请找出所有的同义词，并根据所有填写词语的总数来算出其百分比
2	请统计你的描述词的＋的数量，并根据所有填写词语的总数来算出其百分比
3	请统计你的描述词的－的数量，并根据所有填写词语的总数来算出其百分比
4	请统计你的描述词的○数量，并根据所有填写词语的总数来算出其百分比
5	请统计你的描述词的X数量

第四步：测验结果分析。

符　号	意　义
＋	代表印象好、自信、正面理解、关系和谐等
－	代表印象坏、自卑、负面理解、关系不和谐等
○	代表印象模糊或某种特别印象
Ⅹ	代表印象模糊、冷漠或逃避
人物描述	投射点与象征意义
父亲描述	投射被试的权威关系、自我形象、自信心、家庭关系和谐程度等
母亲描述	投射被试的权威关系、自我形象、自信心、家庭关系和谐程度等
最好朋友描述	投射被试的理想自我、心理认同、择友标准、个人缺憾等
一般朋友描述	投射被试的关注焦点、择友标准、理想自我、个人缺憾等
钦佩人物描述	投射被试的理想自我、自我实现方向、未完成情结等

第五步：解读重要他人与自我关系的结果。

人物描述距离	投射点与象征意义	
靠近父亲的投射分析	儿子	父亲认同 男性认同 权威顺从 自信表现
	女儿	恋父情结 男性认同 权威顺从 渴望父爱
靠近母亲的投射分析	儿子	恋母情结 女性认同 权威逆反 渴望母爱
	女儿	母亲认同 女性认同 权威认同 自信表现
最好朋友的投射分析	等同自我	你中有我 人格完善 气质相投 兴趣相投
	互补自我	你有我无 人格完善 气质不同 兴趣互补
钦佩人物的投射分析	钦佩男性	理想自我 人格完善 性别认同 奋斗方向
	钦佩女性	理想自我 人格完善 性别认同 奋斗方向

人物描述距离	投射点与象征意义
自我与父亲的距离	投射认同之恋父情结、依恋关系、性别确认、权威接受／反抗等
自我与母亲的距离	投射认同之恋母情结、依恋关系、性别确认、权威接受／反抗等
自我与最好朋友的距离	投射认同之亲密关系、自我完善、性别确认等需求
自我与一般朋友的距离	投射认同之人际关系、自我完善、性别确认等需求
自我与钦佩人物的距离	投射认同之自我成长、个人奋斗、未完成情结等需求

[**案例10-6**]

父亲、母亲、最好朋友、一般朋友、钦佩朋友、自己

母　亲		父　亲	
1. 善良		1. 心地善良	
2. 好心		2. 温和	
3. 不自私		3. 不自私	
4. 为子女着想→后代		4. 但少和我们沟通	
5.			
6.			
最 好 朋 友		自　　己	
1. 亲切和蔼可亲		1. 心地善良	
2. 对人友善		2. 能助人（很想家庭开心）	
3. 关心别人		3. 有时有小心眼	
		4. 对家人和好朋友很好	
		5. 很想和朋友在一起聊天	
钦 佩 朋 友		一 般 朋 友	
1. 心里尊敬		1. 随意应付	
2. 不敢说出心里话			
3. 很想和他说出自己想说的事			

重要他人案例解读。

重要他人	解　　读
母亲	善良，好心，不自私，对母亲的接纳度高
父亲	心地善良，但少与我们沟通，对父亲的评价高，但较疏远
最好朋友	对人友善
自己	矛盾描述，渴望亲近别人，渴望被接纳，但不敢说出心里话
钦佩人物	是自己的丈夫，很渴望接近他
一般朋友	随意应付

[案例10-7]

请用5～6个人格描述词语（如善良、粗暴等）来描述下列人物：父亲、母亲、最好朋友、一般朋友、钦佩人物、自己，次序不论，时间不限。

人物　父亲		人物　母亲	
1. 暴力		1. 软弱	
2. 权威		2. 固执	
3.		3. 自私	
4.		4.	
5.		5.	
钦 佩 人 物		最 好 朋 友	
1. 睿智		1.	
2. 节制		2.	
3. 不卑不亢		3.	
4.		4.	
5.		5.	

自己	一般朋友
1. 自己 2. 爱学习 3. 不知天高地厚 4. 执着 5. 6.	1. 2. 3. 4. 5. 6.

重 要 他 人	解　读
父亲	暴力、权威
母亲	软弱、固执
钦佩人物	睿智、节制、不卑不亢
最好朋友	欠缺友谊
一般朋友	欠缺友谊
自己	爱学习、不知天高地厚、执着。回避人格，不接纳自我

（三）相关知识

1. 凯利的角色建构测验[1]

本测试以精神分析的自由联想理论为基础，借鉴了乔治·凯利（George Kelley）的角色构念库测验发展而成。角色构念库测验（Role Construct Repertory Test，简称Rep Test）用以发掘与评鉴个人建构系统的内涵与结构。它可用来研究个人认知复杂或单纯的程度，显示出个人能以较分化的词语观照世界的程度。

首先认识下列各种角色的定义，并找出适合该角色定义的人，将他的名字填入最下方的表"人物名字"一栏中，每个名字只出现一次，如果同一个人先前已经出现，请找第二人选。例如，你觉得母亲也是怜悯者，但母亲已经出现，请另找一个符合怜悯者的角色。

角色定义如下：

自我：你自己。

母亲：你的母亲或在你的生命中角色像母亲的人。

父亲：你的父亲或在你的生命中角色像父亲的人。

兄弟：与你年龄最接近的兄弟，如果你没有兄弟，则是一个年龄与你接近，角色像兄弟的人。

姊妹：与你年龄最接近的姊妹，如果你没有姊妹，则是一个年龄与你接近，角色像姊妹的人。

配偶：你的太太或先生，未婚者则是与你最亲近的异性朋友。

好友：现在最亲近的同性朋友。

1　http：//www.psychspace.com/psych/viewnews-818.

昔日好友：原本很亲密的同性朋友，后来却令你很失望的人。

拒绝者：一个与你有关联的人，不知为何却不喜欢你。

怜悯者：一个你最同情或最想帮助的人。

威胁者：让你觉得饱受威胁或觉得最不安的人。

吸引者：最近认识的人，你最想多知道一些他的事。

佩服的老师：对你影响最大的老师。

讨厌的老师：你最无法同意他的观点的老师。

快乐者：你所认识的人当中最快乐的人。

接着，请看表中分类码为1的横行，其中角色9、10和12画了圆圈。请你想想看这3个人（拒绝者、怜悯者与吸引者）其中两个人有什么重要的相同特性，这个特性使得他们与第三个角色的人有何不同？在这两个人的圆圈中画上"X"的记号。然后在相似栏写下有"X"的两个人相同的特性，在相异栏中则写下第三者与其他两者的不同之处。最后，检视其余12个人，看看他们当中有谁也同样拥有相似栏中所描写的特质，在对应的栏位画上"X"。例如，在表中，怜悯者与吸引者都是温柔的，而拒绝者是冷漠的，所以在怜悯者与吸引者的圆圈中画上"X"的记号。其余的角色中"母亲""姊妹""配偶""佩服的老师""快乐者"都是温柔的，所以都画上"X"。当你完成这个测验，请想一想这个测验如何测出你的建构？哪个建构经常出现？哪个建构可以用在各种不同的角色中？这些建构间存在着什么关系？是不是有共通性？

资料来源：Kelly, G. A.（1955）.

角色	自我	母亲	父亲	兄弟	姊妹	配偶	好友	昔日好友	拒绝者	怜悯者	威胁者	吸引者	佩服的老师	讨厌的老师	快乐者		
人物名字	1	2	3	4	5	6	7	8	9	10	11	12	13	14	15		
分类码																相似	相异
1		X			X	X			○	○X		○X	X		X	温柔	冷漠
2		○	○	○													
3					○								○		○		
4		○					○						○				
5	○									○		○					
6						○			○					○			
7				○				○			○						
8					○					○				○			
9						○	○					○					
10	○			○	○												
11		○	○								○						
12						○			○					○			
13	○					○											
14	○																
15				○					○					○			

2. 荣格词语联想法

荣格词语联想法是一张写有100个词的纸，给被试的指导语是让被试在听到刺激词之后，尽可能快地作出由此刺激词所联想到的反映。当确信被试懂得这词语联想的意思之后，就可以开始正式测验。用一只秒表就可以记录下被试对每个刺激词反应所需要的时间。作为深入分析的情结指标，主要有被试的反应时\被试反应回答词的词义及其联想、反映回答的错误或口误以及被试对刺激词反映时的面部表情及有关的非言语线索等。

医生给一个词，你回答一个词。看用多少秒，看你给出的对应词是什么。

盒子——

钱——

孩子——

家庭——

性——

墙——

年轻——

问——

帽子——

顽固——

悔恨——

名声——

离婚——

如此下来，当事人披露许多内心的情结与焦虑。

第二节　心理咨询的投射分析技术的运用

一、心理咨询投射分析技术的局限

（一）学习目标

了解心理咨询投射分析技术的局限性与灵活性。

（二）基本概念

1.心理咨询中投射测验使用上的局限

心理咨询投射分析技术虽然广受欢迎，却有不少突出的局限，概括如下。

1）无法建立信度、效度

所有的投射测验作为人格测验的手段，从一开始就都无法建立起可信的信度[1] 和效

1　信度（reliability）指测验结果的一致性、稳定性及可靠性。信度系数愈高即表示该测验的结果愈一致、稳定与可靠；反之，随机误差可能导致不一致性，从而降低信度。信度可以定义为随机误差R影响测量值的程度。

Psychological consultant 心理咨询 基本功技术

度[1] 来。而就测量学来说，任何不具理想信度和效度的量表都不可能被标准化处理，也就被视作不可信或不可靠的测量手段。投射分析的主要量表，如罗夏测验、主题统觉测验、绘人测验等，在最初被推出时，都试图建立起可信的信度、效度，但最终都失败了，因为投射分析所带出来的结果实在是变幻莫测。

2）无法测定特定的人格特质与意识活动

所有的投射测验都无法测定某一特定的人格特质和意识活动。如罗夏测验、主题统觉测验、绘人测验等，通过被试对图画的反应或在图画中的表现，主试从中所了解到的心理活动其实是很有限的，无法从中准确判断被试的某项欲测定的人格特质（如自信、自卑、内向、外向、敏感、乐观等）或意识活动（如，对某种事物与人物的恐惧、期盼等）。这使得主试对投射测验的解释变得十分不准确。

3）无法测定稳定的人格特质与意识活动

投射测验具有情境性特点，它所能测到的心理活动或反应都是此时此刻的，不会是稳定不变的。比如说，所有的被试都不可能完全一模一样地摆出自己曾摆设过的沙盘内容，或是画出自己曾经画过的图画。由此，投射分析测验的结果都是当下的结果，而非持久的结果。这使得主试对投射分析测验的解释变得十分不稳定。

4）无法控制评分的高成本

投射测验的记分和解析需要花费大量的人力、物力、财力、时间等。这一点可以说是情境测验最大的局限。从情境测验的设计，到道具、场地、助手、时间的安排；从评分者的培训，到组织评分者经过讨论得出统一的评估结论，花费的人力、物力、财力和时间比问卷技术、投射技术均要多得多。

2.心理咨询中投射分析解析上的局限

1）缺乏一致性，不知以何为准

所有的投射分析测验都无法摆脱主试在解析上的主观性和经验性影响。也就是说，由于投射分析测验无法建立起统一的记分标准，主试在解析被试的投射内容时往往是各执一词，千变万化。这就使得对于同样一幅画会有完全不同的解析，从而丧失了测验的客观性和一致性。

2）莫衷一是，不知谁说了算

由于投射分析的测验无法摆脱主试的主观性和经验性，这就是的其解析极为多元，不知谁说了算。例如，眼下市面上有关房树人的书籍极多，但人们普遍不知道该以哪本书为准。同样，市面上也有大量的沙盘游戏测验的书籍，却没有什么人按照荣格的分析心理学来对摆设的物件作阴影的意象分析（shade analysis）、阿尼姆与阿尼姆斯的意象分析（anima and animus analysis）、集体无意识的意象分析（collective unconsciousness analysis）等。这就偏离了沙盘

1　效度（validity）指测量工具或手段能够准确测出所需测量的事物的程度。效度是指所测量到的结果反映所想要考察内容的程度，测量结果与要考查的内容越吻合，则效度越高；反之，则效度越低。

分析以分析心理学的概念为指导的主题，成了作者本人的一家之言。

3）对号入座，不能表现个性

眼下市面上有许多关于投射分析的书籍，对沙盘和房树人的布局进行了十分详尽的描述。表面上，这似乎为主试的解析提供了一个"辞典"，可令主试在解析被试所摆的沙盘或画的房树人中立即找到所需的答案。但事实上，由于被试之间的个体差异极大，对同一个物件或图画的摆设或创作可能有截然不同的意象表达。如果主试在解析中完全对号入座，按图索骥，就不能捕捉被试在投射分析测验中的个体差异，也无法给出令人信服的解析。

4）以己度人，不能辨别真伪

投射分析测验的主旨是通过对被试的投射内容的分析来探测其内心的呼唤和焦虑。但许多初用者由于不知道怎样才可以有效地进行投射分析的对话，所以说着说着就变成了主试看着被试创作的沙盘和图画，讲述主试本人内心深处的焦虑和愿望。

5）暗示成真，不知何以为实

最后，有的主试在解析中不断提问，使得被试完全按着主试的意愿来描述自己所创作的沙盘和绘画。其结果是，被试无法得知自己到底在想什么，而是随着主试的暗示语来描述自己的内心感受，这其实是对投射分析技术的莫大讽刺。

3. 心理咨询中投射分析使用上的灵活性

虽然投射分析技术在使用中存在许多缺陷，但只要咨询师在使用中能够推陈出新，大胆尝试新的方法，就可摆脱其局限，走出其误区，在心理咨询临床实践中发挥巨大的威力。在此，我想提几点建议，供大家思考。

1）找思路，不找答案

由于投射测验的内容解析缺乏一致性和客观性，也无法建立信度和效度。所以主试在投射分析技术的使用上不必拘泥于某种记分与解析方法的条条框框，一定要对被试的人格特质与意识活动说出一个所以然来，而是采取灵活多变的策略，力求在与被试的对话交流中找到下一步咨询的思路方向。在这当中，思路大于答案，探索大于结论，这样会使解析的结果更令人信服。

2）求话题，不求正误

投射测验的宗旨是揭示个人潜意识活动，所以发现问题比解决问题更重要。换言之，主试可在投射测验的使用中，以发现被试的人格特质和意识活动为目标，而非一定要给它一个明确的解析。由此，主试除了需要某种投射测验的记分方法外，更需要与被试共同探索其投射测验结果所引发的思考题。在这当中，主试要多提开放式问题，少提封闭式问题；多启发被试作自我剖析，少对被试作灌输讲解。此外，主试还要注意在解析中排斥任何一种假设，也不能将假设当事实。样会令投射测验更具启发性、互动性、探索性。

3）四法结合，交互使用

所有的投射测验的根基都是精神分析理论，都是力图使被试"变无意识为有意识"（弗洛伊德语），所以投射测验中的联想法测验、表露法测验、完成法测验、构造法测验完全可以灵活并用，互为补充。也就是说，这4类测验方法可以交互使用，互为验证。例如，用沙盘游戏所揭示的问题，完全可以在房树人的测验中得到验证。或者说，有条件就用沙盘游戏，没条件就用房树人测验。如此九九归一，可使咨询师摆脱"沙盘游戏是沙盘游戏，房树人测验是房树人测验，它们是两种不同的测验方法，不可混为一谈"的狭隘思想，从而追求大胆创新，灵活多样，使得投射分析技术更加简易方便。

4) 探索治疗　相得益彰

正如所有的投射测验都可以交互使用，其探索性与治疗性也可相互结合。具体地说，如果说早期的投射测验纯粹是为了测量某种人格特质或意识活动，那么眼下的投射测验则不仅是为了探索某种人格特质或意识活动，而且是为了加以治疗和整合。所以，咨询师在投射分析技术的运用中要解放思想，大胆创新，对投射性测验的结果做多元解释和运用，而不拘泥于某种理论的框架或模式。

总之，对于投射分析的运用，我们可以做下面几点总结：

· 投射性测验背后的机理都是一致的，都是为了"变无意识为有意识"（弗洛伊德语）；

· 投射性测验测验可以有多种的使用方法，而且彼此可以相互渗透；

· 投射性测验的目的重在交流，而不在解释，否则会陷入"对号入座"的困局；

· 投射性测验是为了寻求共识，而非为了单向的解析；

· 投射性测验的解释应该令人信服，而非给人以牵强附会、强加于人的感觉；

· 任何一种投射性测验都具有探索性、独特性、趣味性、互动性和暗示性的特点；

· 既然投射性测验无法建立起信度和效度，那么投射性测验的重点就不应在评分解释上，而应在交流互动上；

· 投射性测验可具有极大的娱乐性和创新性，这是它广受欢迎的根源。

4. 岳晓东简易投射测验解析方法

投射分析技术是每个咨询师的必备功夫，但其运用得好坏，却差异很大。由此，大家都十分盼望能掌握投射分析的精髓，以举一反三，触类旁通。笔者根据多年的教学与咨询经验，提出在对于投射测验的解析上（除罗夏墨迹分析），可按照下列模式展开分析（见表10-7），拓展思路，供大家参考。

表10-7　投射测验切入方法

投射测验	探索切入点	心理分析点
主体统觉测验	顺序分析：先说什么，后说什么 细节分析：细说什么，粗说什么 回避分析：回避什么，讨厌什么 联想分析：联想什么，表现什么	先占效应、内心呼唤 关注焦点、内心呼唤 创伤经历、内心恐惧 发散思维、内心渴望
沙盘测验	布局分析：整体安排、布局 顺序分析：先摆什么，后摆什么 细节分析：摆设细节、比重 缺失分析：忽略内容、特点 修改分析：内容增删、修改	先占效应、内心呼唤 关注焦点、内心呼唤 关注焦点、内心呼唤 创伤经历、内心恐惧 完美倾向、内心渴望

投射测验	探索切入点	心理分析点
房树人测验	布局分析：整体安排、布局 顺序分析：先画什么，后画什么 细节分析：细节描画、比重 比例分析：大小比例、对照 增添分析：附加内容、信息 缺失分析：忽略内容、特点 涂改分析：内容增删、修改 线条分析：线条粗细、特点	先占效应、内心呼唤 关注焦点、内心呼唤 关注焦点、内心呼唤 人格特点、思维模式 关注焦点、内心呼唤 创伤经历、内心恐惧 完美倾向、内心渴望 人格特点、思维模式
语句完成测试	冲突分析：外显切入、内隐剖析 乐观分析：看好什么，怎样描述 回避分析：回避什么、讨厌什么 联想分析：联想什么，怎么表现 用词分析：用词特点，常用词语	意识流露、内心冲突 心态特点、内心呼唤 创伤经历、内心恐惧 思维模式、心理定式 言语习惯、交流特点

下面通过5个事例加以说明。

[案例10-8]

沙盘布置的投射分析1：女，15岁，因网络成瘾辍学在家。

1）该女孩的沙盘作品

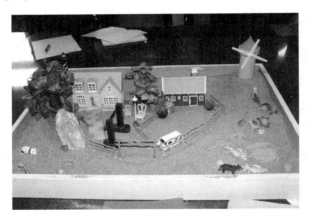

2）对该女孩的沙盘作品的洞察分析

分析技术	画面描述	投射意向
布局分析	两座房子被栅栏、树木和石头等围了起来，生物被挡在"围墙"的外面	投射了两种心境，一个是能进入的地方；一个是不能进入的"禁地"
顺序分析	先画左边的房子，后画右边的房子	投射了恐惧与人交往，特别是盘里没有人
	栅栏、树木、石头	投射了对人的回避
	其他海生动物	投射了对海洋世界自由自在的向往

分析技术	画面描述	投射意向
细节分析	没有人，只有佛像	投射了回避与人接触，希望得到保佑
	第一座房子，有路可走，大门半掩	投射了内心不可触及之地，禁止进入
	第二座房子无路可循	投射了内心的封闭
	栅栏、树木、石头等形成了一层保护网	投射渴望会有人主动亲近
增添分析	两座房子均被围了起来	投射了防御性强，不愿主动与人交流
	外围有大量的生物	投射了向往海洋世界的自由自在
缺失分析	没有人物出现	投射了对人的回避

人格素描：

她的沙盘有如下特点：两座房子，一座有路，一座无路，但都被栅栏或山石树木包围，外围还有一些生物和灯塔等。这些投射了她是一个性格内向的人，想自由自在，内心却充满了不安全感。

3）对该女孩的作品人格素描的验证

面对该女生，我先请她就自己做的沙盘讲一个故事，她的回答如下：

"这是我的家，我爸妈住在左边，我住在右边。平时我们分开住，只是吃饭的时候才在一起。我爸爸妈妈很有钱，去年我们全家去了欧洲，我很喜欢那里的环境，既干净又自由，不像在北京压力那么大。"

我再问："怎么沙盘中不见人影呢？"她回答："谁说没有人？都在家里呢，都在各干各的事情，没有相互干扰，也不需要其他人来干扰。"

我又问："那你在哪里呢？"她回答："在我自己的房间里，做自己想做的事情。"我接着问："什么事情呢？"她回答："就是我想做的事情呗。"

最后我问："这个沙盘，你最喜欢的是什么？""是我自己的房子，我在里面自由自在。"她回答。

至此，我已经验证了我对她人格素描的假设，即她喜欢独处，不喜欢有人干扰她。但我对她渴望别人走近她的假设没有被证实。相反，她不喜欢别人走近她。还有，就是当谈论到外围的那些生物和灯塔时，女孩说是随便摆的，这正验证了弗洛伊德所说的"精神分析就是变无意识为有意识"的观点。她的内心呼唤有两条：一是喜欢独处；二是喜欢自由自在。

4）对该女孩的咨询方案

在后边的咨询中，我根据她的人格特点制定了下面的咨询方案：

· 在她身上找力量，鼓励她自己剖析眼下的人生状态是不是她想要的状态；

· 与她共同商讨怎样判定学习的计划，无论是学校学习，还是家庭学习；

· 与她练习与家人沟通的技巧，不再回避他们，而是学会换位思维。

半年后，孩子回到了学校。

[案例10-9]

沙盘布置的投射分析2：男，16岁，因厌学而辍学在家。

1）该男孩的沙盘作品

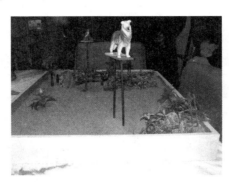

2）对该男孩的沙盘作品的洞察分析

分析技术	画面描述	投射意向
布局分析	一只狼的背后有一只鸟紧紧地盯着，下面有一大一小两片灌木丛，中间有一朵花	投射了缺乏自信，缺乏安全感。
顺序分析	一只站得很高甚至要飞起来的狼	投射了孤独，渴望独立不被束缚
	狼的背后有一只紧紧盯着它的鸟	投射了某个监管、束缚他的人
	双方下面各有一片灌木	投射了各自的支持系统
	中间有一朵盛开的花	投射了对自由自在的向往
细节分析	狼要站得很高，似乎要飞起来	投射了个性孤傲，渴望独立
	远处只有鸟在狼的背后盯着	投射了被人监管，难以自由
	一大一小的两片灌木丛	投射了自己虽有支持却不敢监管者
	在中间盛开的花朵	投射了两物之间存在的某种联系
增添分析	将狼的位置抬到与鸟同高	投射了渴望平等，向往自由
	盛开的花朵	投射了内心与鸟相关的美好回忆
缺失分析	无人物	投射了个性与众不同，以"狼"显志
	无房屋	投射了渴望独立，而非被管束

人格素描：

这是一名16岁的辍学男孩，他所作的画有如下特点：画面冷清，主体只由一只"高傲飞翔"的狼和一只在背后盯着它的鸟组成。两者的下面分别铺着一片灌木丛，画面的中央盛开着一朵花。其中狼象征着自己的孤傲和讨厌管束。此外，狼高高在上，甚至要飞翔，说明了他对自由极度的渴望，可背后有一只鸟在死死盯着它，这暗示着有人在约束他，监管他。而下面的灌木布局给人感觉他缺乏支持系统。该男孩也这样认为，只是说他的生活中缺少美好的东西，所以摆了那枝花。

3）对该男孩的作品人格素描的验证：

面对该男生，我请他就自己做的沙盘讲一个故事，他简单回答："这是一匹孤独的狼，没有家，也不想有家。"

我再问："你的狼为什么高高在上呢？"他回答："因为我想让它飞起来，这样就更自由自在了。"我又问："那后面的鸟呢？"他回答："他在后面跟着我，我去哪儿，它就去哪儿。"我接着问："为什么呢？"他回答："我总得有个伴儿吧。"

最后我问："这个沙盘，你最喜欢的是什么？""是狼高高在上。"

至此，我验证了我对他人格素描的部分假设，即他喜欢独处和不被束缚。但我对他被父母监视的假设没被证实。相反，他喜欢有人跟着他。

4）对该男孩制定的咨询方案

我没有给这个孩子做咨询，如果我为他做，采取如下步骤：

· 请他多描述狼的感受及其对孤独的感觉；

· 鼓励他继续用沙盘来表达自己的想法和意愿；

· 帮助他与家人沟通，学会换位思维，同感共情；

· 共同商讨什么是最好的生活计划和学习计划。

[案例10-10]

房树人测验：女，30岁左右，离异。

1）该女士的房树人画作

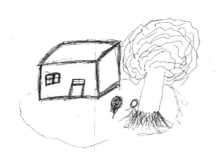

2）对该女士的房树人画作的洞察分析

分 析 技 术	画 面 描 述	投 射 意 向
布局分析	只有一个四方的房子、一个没脸的人和一棵粗壮的树。在作画过程中，每个物体都用了极多的笔墨，甚至会进行反复的修改	投射了内心的强烈纠结，自身处于一种压抑、想要自我保护的状态
顺序分析	反复涂改的房子	投射了对家庭很纠结
	画了两次的人	投射了对自我不够接纳
	粗壮的树木	投射了重视自我保护
细节分析	房子是一个规规矩矩的正方体，很封闭	投射了在对此概念上感到压抑
	树木短而粗，根基外露，枝叶层层相包	投射了其很强的自我保护性

分 析 技 术	画 面 描 述	投 射 意 向
比例分析	人的比例很小	投射了内心较失衡，过分的关注自己
涂改分析	每件事物都反复涂改	投射了内心充满纠结
增添分析	没有任何其他的增添	投射了内心单调，缺乏对生活的热情
线条分析	整体来说，房子的线条很乱，且反复涂改；树的线条较为简洁	投射了对家庭很纠结，对事业或外界环境似乎没有那么纠结
缺失分析	人物没有五官	投射了其不愿意展示自我，较为自卑

人格素描：

该女士给人感觉对家庭很纠结（反复修改房子），对自我也很不接纳（人物小，没有面目），对事业发展没有太多的安全感（树根外露），做事比较秀完美（线条很乱）。在与她的对话中，她也承认了这几点，并说自己过得不开心，学习心理学就是想让自己变得开心起来。

3）对该女士的画作人格素描的验证分析

我先请该女士谈一谈她对自己的画作的感受，她回答说："我对这幅画不是很满意，可以说是很不满意，但我怎么画也画不好，就这么样吧。"我再问："画中房子和树都很鲜明，就是人画得很小，也没有面目四肢。"她回答："是啊，我最不喜欢的部分就是人，画得太乱了，而且位置也换了。"

我又问："这是否投射了你对自己不是很接纳呢？"她回答："也许是吧，我感到自己做什么都做不好，很没用的。"我接着问："那你的房子怎么有这么多修改之处呢？"她回答："是啊，我也是怎么画也画不好。"我再问："那你觉得这是否也投射了你对自己的家不接纳呢？"她直接回答："我离婚了，我不知道该怎样画这个家，越画心就越乱，就画成了这个样子。"

最后我问："这幅画中，你有什么喜欢的吗？""没有，都不喜欢。"她回答。

至此，我已经完全验证了我对她人格素描的假设，即她不接纳自我和家庭，生活中有许多令她十分纠结的事情，而她颇追求完美。

4）对该女士制定的咨询方案

我没有为她做咨询，如果我为她做咨询，我会注意下面几点：

· 鼓励她多宣泄自己生活中的挫败感；
· 鼓励她寻找自我成长的方向，在她身上找力量；
· 鼓励她用房树人技术不断描绘自己心目中的家人和亲密关系；
· 鼓励她多与人沟通交流，学会换位思维，培养自信。

[案例10-11]

房树人意象投射分析：女，30多岁，有一个孩子

1）该女士的房树人画作

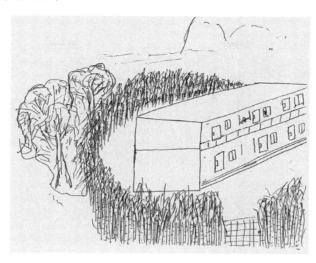

2）对该女士的房树人画作的洞察分析

分析技术	画面描述	投射意向
布局分析	房子偏向一侧，外圈密密麻麻地围满了篱笆，篱笆外边有一排树，没有人出现	投射了缺乏自信，缺乏安全感
顺序分析	房子	投射了对家庭或家居的重视
	篱笆	投射了极强的自我防御意识
	树木	投射了需要自然环境
细节分析	篱笆画得最用心、最细致	投射了很需要安全和封闭的环境
	房子偏向一角	投射了不愿开放，颇自我封闭
	树画得很凌乱，在篱笆外	投射了内心焦躁不安，并且自我封闭
	院门是关着	投射了封闭，防御性强
比例分析	整体来说，画面比较失衡，房子偏向一侧	投射了内心也比较失衡
	人的比例小，在房间内几乎看不到	投射了自卑，不愿见人
涂改分析	树木稍有涂改	投射了对外界环境不够满意
增添分析	房子外围有一圈厚厚的篱笆	投射了防御性强，内心有很深的不安全感
	后面有一座山	投射了需要有依托
线条分析 缺失分析	整体来说，线条比较凌乱	投射了内心比较纠结
	看不到人	投射了内向、不自信、不喜交流
	房子没有楼梯	投射了很需要安全感
	房子没有门	投射了比较封闭、内向，缺乏沟通

人格素描：

在这幅画中，房子偏向一角，没有门，人在二楼几乎看不到，且房子周围布满了篱笆，树也画得十分凌乱，给人感觉十分压抑，缺乏自信和安全感，不愿面对众人。

3）对该女士的画作人格素描的验证分析

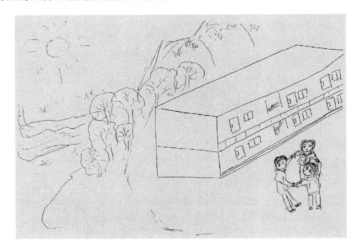

　　该女士所作的画有如下鲜明特点：房子偏向一角，篱笆很密很长，不见人物。这投射了当事人的极度不自信和缺乏安全感。我与该女士讲了我对她的画作的观察结果，并请她回答："你为什么会花费这么长时间来描绘篱笆？"对此，她怔了半天回答说："我也很奇怪，难道我就这么没有安全感吗？"我回答："你的画作揭示了这一点，还有就是根本看不到人，你觉得这说明了什么问题？"她回答："这可能与我的成长经历有关，我从小就很受忽略，总感到别人都比自己强。所以害怕与别人有深入的交往，也怕别人知道我们家里的事情。""什么事情？"我问。"我哥哥脑子有问题，家里怕他出去惹事，所以就围了厚厚的围墙。"

　　至此，我对她的画作的假设基本被证明，就是她很内向，不喜交往，也不愿别人探知他们家里的事情。看着她焦虑的样子。我请她作一幅画，以开放自己的心态。在第二幅画中，我们可以看到，房子挪向了中央（但还不是中央），篱笆彻底没有了，人也出来了，并且是一家三口手拉手，树则变得更多了，还加上了太阳和河流。比较上一幅画，这幅画给人感觉阳光多了，也开放多了，因而具有很大的觉察性和治疗性。为了强化治疗效果，我还要求该学员具体描述这幅画的情节和意义，我注意到该学员在描述中，脸上挂满了笑容，眼里充满了喜悦。

　　这便是投射测验的探索性与治疗性的结合作用。

　　因为该女士是一位心理咨询学员，我给她提了下面的建议：

・参加咨询师个人成长小组，学会开放心态；

・有机会做个人体验，梳理自己的"未完成事情"；

・培养自己的果敢力和表现力，不要太在乎别人怎样看自己；

・多参加咨询学习与培训，提高自我的洞察力和觉察力。

［案例10-12］

房树人意象投射分析：女，40多岁，有两个孩子

1）该女士的房树人画作

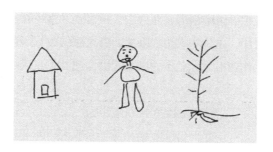

2）对该女士的房树人画作的洞察分析

分析技术	画面描述	投射意向
布局分析	内容很单调，仅单纯地按照房、树、人作画，人在中间，没有其他添加物，并且布局只利用了纸张的中间部分	投射了对自我很关注，对家庭或环境不在意
顺序分析	简单勾勒几笔的房子	投射了对家庭或家居不重视
	相对着墨较多的人物	投射了对自我很关注
	似乎枯竭的树木	投射了自我成就或环境关注较少
细节分析	人物站在中间，用笔最多	投射了对自我很关注
	房子十分简单	投射了对家庭方面不甚重视
	树画得也很简单，且很枯萎	投射了自我成就缺乏或心理成长停滞
	房子没有窗	投射了比较封闭、内向，不愿沟通
	树木没有叶子或果实	投射了缺少自我成就，缺乏正能量
比例分析	人所占的比例很大，在画面中算是"巨人"	投射了内心较失衡，过分地关注自己
涂改分析	无	不是很纠结
增添分析	没有任何其他增添物	投射了内心单调，缺乏对生活的热情
线条分析	整体来说，线条十分简单	投射了内心枯竭，缺乏创造力
缺失分析	只有一个人	投射了缺乏对其他家人的关注

人格素描：

该学员是一名40岁的女性，家里有两个孩子。她的第一幅画有如下鲜明的特点：整体布局集中在画面中央，却占了很小的空间，这投射了她对自我的不自信；另外把人物画在中央，投射了她对自我十分关注；画面极其简单，投射了她缺乏生活情趣与能量。

3）对该女士的画作人格素描的验证分析

当我问她是否满意这幅画的时候，她摇摇头说并不满意。后来，我把上述观察结果告诉了她，并请她评论。她说自己确实比较自卑，但生活中还是挺有情趣的，只是自己确实不会绘画。后来，我请她再画一幅房树人画作，以画出自己的理想状态。

随后，我请她再画一幅画，以表明自己的修改愿望。

在第二幅画中，出现了两个牵手的巨人，这给人感觉她很渴望两人之间的感情联络。我让她讲解这两个人分别代表谁，她告诉我左边的人代表她丈夫，右边的人是她自己。在两个人物的描绘上我们不难看出，左边的人一气呵成，并未作修改，可是右边的人却反反复复被修改了很多次，这说明了作者对其老公十分满意，对自己却不甚满意，缺乏认同，并且两人希望有进一步的亲密关系。

当我这样说完后，她哭了，说这是她多年来的愿望。

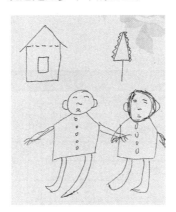

如果我为她做心理咨询，我会请她一路通过房树人的绘画，来澄清自己的内心呼唤，明确自己的努力方向，并随着行动的实施来不断调整策略。当然，我也可能会邀请她老公一起来做家庭治疗，同样以投射分析的方式来展开咨询。

[案例10-13]

一个三法并用的案例：女，40岁左右，已婚，有一个女孩

1）该女士的房树人画作

一、自我练习

请在下边画房、树、人，时间不限，顺序不限：

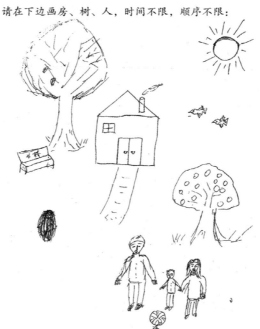

2）该女士的主题统觉描述

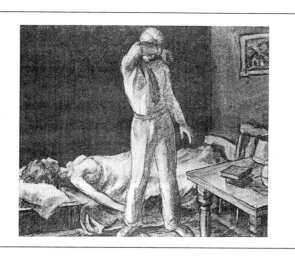

请对上面的图画作100字的描述：

第一种：女死，男哭。

第二种：女睡，男揉眼睛。

一个女人死在了床上，原因不明，裸着上身，右手臂垂了下来。一个男子在哭，可能很伤心，可能很内疚。觉得毕竟自己还爱着这个女人，又觉得自己对女人关心不够，想弥补但根本不可能了。墙壁有灰暗，有黑暗。很压抑，很不舒服。（写完第一种感觉后觉得自己太消极了，就写了第二种感觉）

3）该女士的语句完成测验

语 句 完 成

Rotter Incomplete Sentence Blank [1]

请按照你的感觉完成下列句子，尽量完成每个语句。

1. 我喜欢我家宝宝，非常喜欢，非常爱。（P）

2. 我的幸福时刻是和老公一起看见孩子快乐、健康地成长。（P）

3. 我想知道如何安全地解决个人情结，个人情结对目前工作的阻碍。（P）

4. 我回到家里很舒服，很安心。（P）

5. 我后悔大学期间有一次没借给好朋友30块钱，很后悔，可惜已经无法弥补。（C）

6. 我在睡觉时间常玩简单的游戏，不知是否在麻痹自己。（C）

7. 男孩子应该坚强、自立，懂得照顾人，但起码要健康、快乐。（C）

8. 最好是目前的家庭生活状态一直持续下去，很幸福。（C）

1　C＝冲突语句；P＝积极语句；N＝中性语句

9. 我不开心的是被人误解、不被重视。（C）

10. 如果每个人都有自知之明，才可能不断成长，才能不找借口。（C）

11. 一个母亲首先要爱自己的宝宝，才算合格的母亲，这是最起码的。（C）

12. 我感觉通过这些练习，我能有所收获，希望岳老师能多多指导。（N）

13. 我最大的恐惧是看见孩子（包括别的小孩）受到伤害，而且是无法恢复的。（C）

14. 在高中我的自信逐渐出现，交到几个好朋友。（C）

15. 我不能解决所有学生的心理问题，所以有时会更着急，会心疼。（C）

16. 我比较不爱运动，很懒。（C）

17. 当我是个孩子时童年并不幸福，受忽视，被指责——自卑。（C）

18. 我的神经比较弱，易疲劳，比较敏感。（C）

19. 其他人各有各的幸福，各有各的生活。（N）

20. 我如果能替所爱的亲人受罪，我心甘情愿，也不会那么痛苦了。（P）

21. 我失败了会失落一段时间，但会用psy知识将自己调整好。（P）

22. 阅读有时会很幸福，因为总会有这样或那样的收获。（P）

23. 我的心比较平和，但也需冲击，这样才能不断成长。（P）

24. 未来大部分掌握在自己手中，只要自己认真付诸行动，会很快乐的。（P）

25. 我需要一个能够发展自己、实现理想，更好地贡献自己的力量的平台。（P）

26. 婚姻比较不错，但由于自己不善经营，爱指责、抱怨，有时会不好。（P）

27. 我感觉最好的时刻是在怀孕的时候感到宝贝儿在肚子里动。（P）

28. 有时候对自己的懒惰很无奈。（C）

29. 我痛苦的是和孩子的暂时分离（比如参加这次培训，得离家近4天）。（C）

30. 我憎恨伤害孩子的人。（N）

31. 这所学校的领导的思路及能力太重要了。（N）

32. 我非常渴望在学业上有所成就。（N）

33. 我唯一的麻烦是自己的惰性。（C）

34. 我希望宝宝健康快乐，平安一生！（N）

35. 我父亲很憨厚，很老实。（N）

36. 我私下内心活动常不敢表达出来。（C）

37. 我比较谦虚。（P）

38. 跳舞很美。（P）

39. 我最大的担心是孩子生病。（C）

40. 大多数女孩子都比较浪漫。（P）

1）对该女士的房树人画作的洞察分析

分析技术	画面描述	投射意向
布局分析	房子在中间	投射了对家庭的重视
	一家三口在院子里	投射了对家庭关系的重视
顺序分析	画房子	投射了对家庭的重视
	画一家三口	投射了对家庭关系的重视
	画了房子后面的大树	投射了对大自然，外界环境的喜好
	画了房子左边的长椅	投射了对休闲的渴望
	画了房前的小树	投射了对大自然、外界环境的喜好
	画了太阳	投射了对温暖、户外活动的渴望
	画了小鸟	投射了对大自然的喜好
	画了孩子面前的足球	投射了对孩子的运动的喜好
细节分析	房子很小，门是关着的	投射了需要安全感
	窗户也不够多	投射了社交内向，更在乎自家人
	房子后面的树，树很饱满，画得很圆润	投射了对现状满意
增添分析	多画的小鸟	投射了渴望自由
	多画的长椅	投射了渴望休闲
缺失分析	无	
涂改分析	原本画的涂掉，位置不好	投射了追求完美或内心纠结
线条分析	颇为明快	投射了性格比较爽快

人格素描：

画面表现了下列的主题：其一，对家庭关系的极为重视；其二，对家庭关系颇为满意；其三，对周围环境缺少安全感；其四，对大自然的喜好和向往休闲。

2）对该女士的主题统觉的洞察分析

人格描述：该女士的描述中流露出了焦虑和愧疚的主题，这可能投射了她对家庭关系的极度关切和愧疚。

3）对该女士的语句完成的洞察分析

人格描述：在这个测验中，当事人的冲突语句有18条（45.0%），积极语句有15条（37.5%），中性语句有7条（17.5%）。整体说来，她是一个比较焦虑、自强且十分顾家的人。但她的童年经历十分不快，有很强的补偿情结。

总体评论：

从这位女士的房树人测验来看，她近期的生活是比较幸福、完满的，她十分重视家庭关系，颇喜欢户外活动；从主题统觉测验的结果来看，她是一个比较焦虑、多愁善感的人，对家人十分关注；从语句完成测试来看，她对孩子非常重视，也很担心孩子出现健康问题。

整体说来，这位女士由于童年不幸福，有一定的自卑心理和相当的补偿心理。她长大后，很在乎他人的看法，也渴望被理解，甚至会用一种自我牺牲的形式来吸引人们对她的关注。她尤其不希望童年的不快经历会再度发生在女儿和现在的家庭中。由此，她极其重视家庭，尤其是对女儿的关爱。当这位女士过分地溺爱或担忧自己的女儿时，一定程度上可能反映出她是在补偿童年时期未受到母亲关注的"未完成情结"。

我很欣赏她的家庭观念，但却担心她的补偿心理会导致对孩子的溺爱。

在投射技术的应用上，此"三法并用"的投射测验有两大好处：其一，多元展现，寻求共同的主题，就是对家庭关系的高度重视；其二，各种测验方法相互印证，互为补充，特别是语句完成的测验结果，完全解答了该女士为什么这么重视家庭关系——她有很强烈的补偿心理，不让孩子体验自己不快的童年。

建议大家在投射分析的实践中，多使用这种"三法""四法"并用的方法。

（三）相关知识：荣格是怎样用自由联想作投射分析的

荣格曾给一位30多岁的正派人士做了词语联想测验，结果发现了他的一个秘密。

荣格看完他的结果后说："对不起，我怀疑您曾有过很不愉快的经历。"那人盯着荣格说："我不知道你在谈什么。"荣格说："但你知道，你曾喝醉酒，并有过一个以刀伤人的不愉快纠葛。"那人十分惊讶地说："你是怎么知道的？！"接着，他说："我出生于一个受人尊重的家庭，家人都很正派。他曾出过国，有一天因喝醉酒与人发生争吵，用刀刺伤了对方，结果蹲了一年班房。可来到本地后，没人知道这件事，而荣格却探知了此事。

荣格回答说，他发现那人对"刀""矛""打""尖锐的""瓶"这5个词的反应时间明显比其他词要延长。而一个人对"刀""矛"等类似词语的反应时间越长，就说明他内心有许多与此相关的纠结。此外，"尖锐"一词既可能涉及瓶，又可能涉及刀。所以，这里有刀，有瓶，刀可以伤人，瓶用来装酒，酒后伤人，应该是打人、打架。

虽然只是几个词，却足以把那人的内心秘密揭露出来了。

自由联想，貌似简单，其实学问大了！

小结：岳晓东论投射

投射性测验背后的机理都是一致的，都是为了"变无意识为有意识"（弗洛伊德语）。

投射性测验可以有多种使用方法，而且彼此可以相互渗透。

投射性测验的目的重在交流，而非解释，否则会陷入"对号入座"的困局。

投射性测验是为了寻求共识，而非为了单向的解析。

投射性测验的解释应该令人信服，而非给人以牵强附会、强加于人的感觉。

任何一种投射性测验都具有探索性、独特性、趣味性、互动性和暗示性的特点。

既然投射性测验无法建立起信度和效度，那么投射性测验的重点就不应在评分解释上，而应在交流互动上。

第十一章

心理咨询的解梦解析技术

>>>>>>

> 梦，是人内心呼唤的流露，也是人清醒状态意识活动的延续。

> ——岳晓东

▌第一节　心理咨询解梦解析的概念介绍

一、梦与解梦的基本概念

（一）学习目标

了解心理咨询解梦解析的基本原理。

（二）基本概念

1. 梦的概念

梦是一种奇异的现象，而做梦的经验也是人类所共有的。

但在人类文化中，无论古今中外，对梦的了解，始终是一个谜。在未开发的部落社会里，人们往往把梦看成是神的指示或魔鬼作祟，即使在现代化的文明社会里，人们仍然对梦有着诸多迷信。在我国的历史上，有关梦的故事更是不一而足。诸如庄生梦蝶、黄粱一梦、梦笔生花、江郎才尽、南柯一梦等，都是历来为人所津津乐道的梦的故事。

希腊哲人柏拉图曾说："好人做梦，坏人做噩。"而中国的祖先却相信"至人无梦"。至人者，圣人也；意指圣人无妄念，所以不会做梦。根据心理学家的研究，人人都会做梦，无论是好人坏人，还是圣贤愚鲁。甚至有些动物也会做梦。因为，动物睡眠时眼球也会快速跳动（有机会你可以观察一下狗的睡眠）。不同之处就是动物不能在醒来之后，像人那样"梦话连篇"而已。

总之，做梦是人体一种正常的、必不可少的生理和心理现象。人入睡后，一小部分脑细胞仍在活动，这就是梦的基础。那么，人为什么要做梦？不做梦会有什么反应呢？梦有什么意义？梦对人又有什么影响？

2. 梦的科学研究

人类对做梦的较为严谨的科学研究始于17世纪。1886年，梦学家罗伯特提出了"做梦忘记论"，即，人在一天的活动中有意或无意地接触到无数的信息，必须经过做梦来释放一部分信息，这就是著名的"做梦是为了忘记"的理论。

之后又有人提出了"反常睡眠论"，其代表人物是法国里昂梦学实验室的神经生物学家米歇尔·儒韦。他通过脑电图测试发现，人每隔90分钟就有5~20分钟的有梦睡眠，仪器屏幕上反映的信号不同，显示了人在睡眠中大脑活动的变化。如果在脑电图的电波上显示无梦睡眠时把接受测试的人唤醒，他会说没有任何梦境；假如在显示有梦睡眠时唤醒他，他会记得刚刚做的梦。此外，研究人员采用X线断层摄像仪测试发现，大脑在有梦睡眠阶段的图像接近于清醒时的图像。

再后来，科学家又做了一些阻断人做梦的实验，即当睡眠者一出现做梦的脑电波时，就立即被唤醒，不让其梦境继续，如此反复进行，结果发现对梦的剥夺会导致人体一系列生理异常，如血压、脉搏、体温以及皮肤的电反应能力均有增高的趋势，植物神经系统机能有所减弱，同时还会引起人的一系列不良心理反应，如出现焦虑不安、紧张、易怒，感知幻觉、记忆障碍、定向障碍等。由此可见，正常的梦境活动，是保证机体正常活力的重要因素之一。

由此人们得出结论，梦也是协调人体心理世界平衡的一种方式。

最近的研究成果发现，无梦睡眠不仅质量不好，而且还是大脑受损害或有病的一种征兆，即梦是大脑调节中心平衡机体各种功能的结果，梦是大脑健康发育和维持正常思维的需要。倘若大脑调节中心受损，就形成不了梦，或仅出现一些残缺不全的梦境片断，如果长期无梦睡眠，就值得人们警惕了。

当然，若长期噩梦连连，也常是身体虚弱或患有某些疾病的预兆。

拓展阅读11-1

梦境的12种情况

1992年，在美国波士顿举行的国际科学大会上，国际梦境研究协会副主席帕特里茨娅-加菲尔德教授公布了她花费了近半个世纪的时间所取得的一项研究成果。加菲尔德认为，无论是贫是富、是贵是贱，人们的梦境其实都相差无几——成十亿计的人无论是在噩梦中还是美梦中所见到的情景几乎都一样，其内容主要分为以下12种。

梦　　境	阐　　述
梦见被追击	当做噩梦时总有种可怕的东西在追击我们——野兽、暴行或怪物，它们总是试图抓捕、吃掉或杀害我们。而在做美梦时，你可能就会是在追别人——也许是在追自家的邻居，也许是在追电影明星。到后来你可能会追上他（她）并与之拥抱
梦见受伤	有人向你开枪，你受伤了；你想还击，但枪却怎么也不好使；有人要杀害你或你的亲人；你在梦中痛哭流涕，甚至你的牙齿还从嘴里掉出来了。有时候情况会好点儿，你大病初愈获得新生，或者你成功地报复了别人
梦见遇险	你会梦见你的爱车（轮船或飞机）失灵了，你坐在上面疾驰着，狂踩着刹车，可就是停不下来……在这种情况下美梦很少出现
梦见丢失重要物品	你丢失的东西对你来说非常重要，也许是护照、贵重的戒指、票据，或者是房子失火、倒塌。这种情况下美梦是，你得到了值钱的东西，或许是一套住宅，或许是一辆汽车
梦见考试	你好像又回到学校参加考试，但试题却答不上来。另一个场景是登台演唱，却哑然失声……另一种场景则是你在这些场合都取得了巨大的成功

梦 境	阐 述
梦见从高空坠落	你梦见自己从悬崖上掉下来，被巨浪压在下面，被激流卷入大海。在美梦中你会感觉到自己翱翔在天空，或感觉自己摆脱了地球引力
梦见出丑	你梦见自己在大庭广众之下部分或完全赤身裸体，甚至是赤脚走了街上。如果是做美梦就是衣服突然找到了，或者是穿着华丽的衣服正在臭美
梦见迟到	你梦见自己在往车站狂奔，可火车（汽车、或其他交通工具）已经开了。而在美梦中你会梦见赶上了火车，非常地高兴和轻松
梦见电话断线	有时候你会梦见在与死去的亲人通电话，但电话却突然断线了。情况好的话，你会梦见听到死去的亲人的声音，梦醒后你却将他（她）的话忘得一干二净
梦见灾难	你梦见自己亲眼看到飞机失事，或者是目睹其他令人恐惧的灾难，地震，或火山喷发。而在美梦中你会梦见自己来到一个仙境，但却不知道这是什么地方
梦见迷路	你梦见自己在一个陌生的城市迷路了，你需要在那儿找到什么东西，但没有找到；或者你不能走路了，腿脚如棉花般无力；或者是你陷入泥土里拼命挣扎，但最终仍摆脱不了；或许你不会再逃跑了，就像瘫痪了一样
梦见死人	这种梦难以分出好坏来。人们有时在梦中会遇到死去的亲人，梦醒后，人们宁愿相信死去的亲人的确会从另外一个世界来看望自己

（三）相关知识：梦境的科学解释

梦在心理学上的一般解释是，梦是睡眠期中，某一阶段的意识状态下所产生的一种自发性的心理活动。在此心理活动中个体身心变化的整个历程，称为做梦（dreaming）。梦境与现实世界到底有多大联系呢？美国著名压力控制学家纳斯德（Nerysdee）就调查取样的10000个梦境进行分析，并通过对我们常见的几种梦境的解析，向大家揭示了梦境与现实的关联和梦的意义。

例如，他的研究表明，当你梦见自己坠落，或在空间中坠落，这常常是由清醒状态转入睡眠状态的感觉，可能是我们身体的物理反应。这是因为当人开始入睡时，他开始进入REM状态，即眼球快速运动阶段。此时四肢可能经历猛烈、短促的抽动。这是肌阵性痉挛，它在现实生活中也有表现，如当我们从悬崖边上走下来时就有可能产生这种感觉。我们的潜意识在不清醒的状况下把身体的这种物理反应理解成了梦境。

这种梦境告诉我们，我们害怕即将面对或者已经不得不面对的困难处境。其实，你完全没有必要害怕你在梦中坠落到了悬崖底，在现实生活中就有可能是死亡的预示，因为到目前为止，还没有这样的事例发生过。

还如，当你梦见自己被人追赶，却又不能动弹时，这类梦境其实是大脑幻想的另一种自然反应，这样的梦境通常出现在REM睡眠阶段。这时，你的身体其实已经麻痹了，我们的潜意识把这种麻痹转化为无助的感觉，就好像你不能逃脱追捕一样。有时，追赶你的人可以被理解为你对别人的敌意或者别人对你的敌意。一旦你能辨别那些敌意究竟来自哪里，你晚上就不会被这样的噩梦纠缠了。

总之，梦境与个人的生活和生理状况都有极大的关系。

[案例11-1]

岳晓东博士解梦案例分析

梦 境 对 话	解 析
来访者：我最近一个星期左右经常做一个梦，我站在一个无边无际的田野里，是一片平地，是光秃秃的，什么都没有，像一片刚开垦的土地。我自己站在那里，有一点点害怕，看不到边际。我拼命跑，但是跑不出来。我平时做梦很少有害怕的感觉，但是我看不到人，也看不到边，觉得很害怕。我不知道是什么意思。	首先这是一个惧梦，这是显义。你一个人站在空旷的平地当中，有一种凄凉的感觉。我们首先界定是什么梦，这不是正梦、喜梦，是担心、焦虑的梦。显义看得很清楚的。用精神分析来解梦有象征意义，这个梦是你生活的投射，是潜意识的释放。在你的生活当中有什么事情让你感到压力。
岳博士：那你现在有什么感觉呢？ 来访者：工作各方面的压力都很大。	从梦的表现来看，梦是有象征意义的，做梦肯定有隐义。到底是工作上的压力，还是做事很孤独？大家不理解，或者是婚姻、友谊的状态使你感到被遗弃、被否定？白天是不安全的，感到气馁、无助，是一种焦虑、孤独的感觉。
来访者：最近工作压力大，自己又在创业，我想是害怕的梦。我想知道我害怕什么。 岳博士：解梦需要互动。你创业遇到压力，是人生的某种低谷状态。这里有焦虑，现在想问你一个问题，人有各种各样的焦虑，你为什么梦到荒郊野岭？ 来访者：我也不知道。	引导来访者挖掘问题。
岳博士：显义很明显。害怕可以用各种各样的方式来表现，可以是黑房子，可以是森林里面……在成长的过程中，是不是有空旷的体验？ 来访者：我家在乡下，家的后面有一个空地，但是没有那么大，梦中看不到边际。 岳博士：在你家后院有没有迷路过，或者碰到让你紧张、焦虑的事情？ 来访者：很小的时候发生过一次。那时候大概上小学二年级，晚上自己一个人走那条路，本来只要十几分钟，后来走了两三个小时。山上有很多坟，还有鬼火。还有一个梦，我也希望能够解释一下。有的人潜意识是不是特别强？我以前特别明显，现在年纪大了，做了什么梦就会发生什么事。我梦见亲人病了，结果打电话回家亲人确实在医院。有时候，做梦逛商场看到一些东西，白天去商场的时候确实能看到这些东西。	第一次梦见在荒郊野岭跑，在以前的记忆中被忽略了，我觉得是对你小学时的经历的重新体验。这段经历被放在一个大的仓库当中，但是并没有被遗忘，当你遇到同样的经历以后，记忆会被重新找回来。这段经历有自我强化性。当你不断焦虑、紧张的时候还会不断出现同样的场景，它会循环出现。

　　点评：来访者梦到什么，现实生活中就发生什么，这属于统计概率的问题。如果把精神分析作为科学来看待，来访者梦见谁病了，是因为他对那人的担心、焦虑。这需要分析，是对方先病了，再梦见；还是先梦见，后病了。如果来访者做10件事情，10件事情都发生，这说明来访者真的有这种功力。如果只有两三件事情发生，这属于偶然。来访者的梦中是不是

真的发生，应抱着科学的态度来探究。

二、中国古代的解梦观

（一）学习目标

了解中国古代解梦解析的基本原理与方法。

（二）基本概念

1. 中国古代学者对梦的看法

在中国古代，学者对梦的实质看法不一，形成了多种观点。概括地讲，主要有4种。

1）"梦者，象类也"

这种观点以王充[1]和《关尹子》为代表，用现代心理学的眼光看，梦是人在睡觉时产生的一种无意想象。东汉王充说："人有直梦，直梦皆象也，其象直耳。何以明之？直梦者梦见甲，梦见君，明日见甲与君，此直也。如问甲与君，甲与君则不见也。甲与君不见，所梦见甲与君者，象类也。"从这里的"直梦皆象"与"象类"来看，王充把直梦看成是一种无意想象。《关尹子》尽管没有明确地说梦是一种无意想象，但从它对梦的特征的描述来看，它是把梦看成是一种无意想象。《关尹子》说："夜之所梦，或长于夜，心无时。生于齐者，心之所见，皆齐国也。既而之宋、之楚、之晋、之梁，心之所存各异，心无方。"意即梦是人在睡眠中产生的一种无意想象，故而梦的特点是不受时间和空间限制；并且，《关尹子》认为梦的内容与人的已有经验关系密切。

2）"梦者，寐而觉者也"

这是东汉许慎[2]的观点。他说："梦，寐而觉者也。"又说："梦，不明也。"可见，关于梦的实质，许慎认为，一方面，从梦的形式来看，梦是人在睡眠中产生的一种模糊的心境，这种心境就像人喝醉了神志不清时的心境一样；另一方面，从梦的内容来看，其内容的真假是不能明确确定的。事实上，许慎关于梦的实质的看法，是继承并发展了《墨子》的有关思想。《墨子》曾说："梦，卧而以为然也。"意即梦中所见所闻所做之事，以为是真实存在的（但事实上并不一定存在）。换句话讲，梦具有虚幻性。这里，《墨子》已把梦看成是人在睡眠时觉察到的一种情境，但不太明确。许慎则把《墨子》的这一观点向前推进了一步，使之明确化。

3）"梦者，形闭而气专乎内也"

这是宋代张载[3]的看法。他说："寤，形开而志交诸外也；梦，形闭而气专乎内也（王夫之注：开者，伸也；闭者，屈也。志交诸外而气舒，气专乎内而志隐，则神亦藏而不灵。神随志而动止者也）。寤所以知新于耳目，梦所以缘旧于习心。"在这里，"志""志隐"分别相当于现代心理学讲的"意识""潜意识"。从上述这段话可知，张载认为"寤"是一种

1　王充：公元27年—约公元97年，东汉思想家。

2　许慎，约公元58年—约公元147年，汉代著名的经学家、文字学家、语言学家，是中国文字学的开拓者，著《说文解字》。

3　张载，1020年—1077年，北宋哲学家，他的代表著作有《正蒙》《易说》等，是道学的奠基人。

觉醒的意识状态，"梦"是一种潜意识状态；寤与梦的交替转化，也就是意识与潜意识的交替转化。从内容上来看，寤是凭借耳目等感知器官对外界事物进行反映，故而其内容会不断翻新；而梦只是内心对过去生活经验的一种反映，故而其内容只能限于旧有的资料。

4）"梦者，思也"

这是明代王廷相[1]的观点。他说："在未寐之前则为思，既寐之后即为梦，是梦即思也，思即梦也。"意即梦的实质是人在睡眠中产生的一种思虑或思念。梦与思虑或思念在本质上是一致的，二者的区别只在于发生的时间不同而已：梦是在睡眠中产生的一种心理现象，思虑或思念是在未睡前（觉醒时）产生的一种心理现象。从这可看出，中国古代学者已认识到梦包含一定的认知因素和情感因素。

2. 中国古代梦的分类

我国的古人早就发现人的梦是有巨大的个别差异的。如《关尹子》就说："天下之人，盖不可以兆计。人人之梦各异，夜夜之梦各异。"同时，我们的古人也认识到，这些人人各异、夜夜各异的梦又可以根据一定的标准划分为一定的类型。据现有的资料看来，中国古代最早对梦进行类型划分的是东汉的王充、王符[2]、列子[3]。

王充将人的梦划分为直梦和征兆梦。就现有资料看来，对梦划分最详细的是王符。王符在《梦列》中把梦分为10种。他说："凡梦，有直有象，有精有想，有人有感，有时有反，有病有性。"这10种梦实际上是交替运用两个标准来划分的：一是按照梦的原因；二是按照梦的应验情况。前者如精梦、想梦、感梦、时梦、病梦；后者如直梦、象梦、人梦、反梦、性梦。这10种梦产生的原因及表现特点见（表11-1）。

表11-1　我国古代梦的分类[4]

名　称	产生原因	表现特点
精梦	由精思而引起	"孔子生于乱世，日思周公之德，夜即梦之。"
想梦	由记想引起	"昼有所思，夜梦其事，乍凶乍吉，善恶不信者，谓之想。"
感梦	由感受风雨寒暑引起	"阴雨之梦，使人厌迷；阳旱之梦，使人乱离；大寒之梦，使人怨悲；大风之梦，使人飘飞。"
时梦	由季节时令变化引起	"春梦发生，夏梦高明，秋冬梦熟藏。"
病梦	由身体病变引起	"阴病梦寒，阳病梦热，内病梦乱，外病梦发，百病之梦，或散或集。"
直梦	直接应验的梦	"直梦者梦见甲，梦见君，明日见甲与君此直也。"
象梦	具有象征性的梦	"维熊维罴，男子之祥；维虺维蛇，女子之祥。众维鱼矣，家维丰年；维鱼矣，室家蓁蓁此谓象之梦也。"

1　王廷相，1474—1544年，明代思想家，继承了王充、范缜等人的唯物主义思想，吸纳孔子、朱熹哲学思想之精华，为中国哲学史上独放异彩的唯物主义哲学家之一。
2　王符：公元83年—公元170年，东汉思想家、哲学家。
3　列子：战国时早期道家代表人物之一，道家学派的先驱者。
4　罗建平：《夜的眼睛：中国梦文化象征》，7～9页，成都，四川人民出版社，2005。

名称	产生原因	表现特点
人梦	由社会地位不同引起象征意义不同的梦	"同事，贵人梦之即为祥；贱人梦之即为妖；君子梦之即为荣；小人梦之即为辱，此谓人位之梦也。"
反梦	应验人事与梦境相反的梦	"晋文公于城濮之战，梦楚子伏己而盬其脑，是大恶也，及战，乃大胜。"
性梦	因人的性情不同，对梦的解释也各异的梦	"人之情心，好恶不同，或以此吉，或以此凶。当各自察，常占所从。此谓性情之梦也。"

特别值得说明的是，列子是最早研究梦的人，比弗洛伊德早了2000多年。列子将人的梦划分为正梦、噩梦、思梦、寤梦、喜梦、惧梦6种（表11-2）。

表11-2 列子对梦的分类

类 型	解 析	举 例
正梦	平居做梦	梦到平时生活中的平常事
噩梦	惊愕而梦	梦到从高处坠落，但始终是还没落到地面就已惊醒
思梦	思念而梦	十年生死两茫茫。不思量，自难忘。千里孤坟，无处话凄凉。纵使相逢应不识，尘满面，鬓如霜。夜来幽梦忽还乡。小轩窗，正梳妆。相顾无言，惟有泪千行。料得年年断肠处，明月夜，短松冈
寤梦	悟道做梦	1865年，德国的化学家凯库莱坐在颠簸的马车上打瞌睡，梦中揭示了苯的分子结构之谜
喜梦	喜悦而梦	在梦中，淳于棼到了大槐安国，正赶上京城会试，他报名入场，三场结束，诗文写得十分顺手，发榜时，他高中了第一名
惧梦	恐怖而梦	总是梦见自己被人追杀，想跑，就是跑不动。但总是能像电影里的正面人物一样，甩掉他们或是打跑他们，但最后自己很累

在生活当中最多的梦是正梦、噩梦和惧梦。惧梦就是让人恐惧。列子说得很清楚，有些梦可以做，有些做不了。同时，列子又将梦作了如下归因（表11-3）。

表11-3 列子对梦的归因

做 梦 成 因	梦 境
阴气盛时	会梦见徒步过大海
阳气盛时	会梦见徒步过大火而被焚烧
阴、阳气都很盛时	会梦到杀生
肚子饿时	会梦到向人求取
虚火上浮时	会梦见自己飞扬腾空
沉重湿气生病时	会梦到为水所溺
睡觉时缠着带子	会梦到蛇
哭泣以后	会梦见歌舞

3. 中国古代的解梦方法

在我国传统文化对梦的认识中，一个核心概念就是认为"日有所思，夜有所梦"：晚上睡觉时做梦与白天所想到的事情具有关联。然而，古人宫庭评梦者"周公"并不这么认为，他认为人之所以会做梦，是因为上天想给做梦人一个启示，让做梦的人先知道在以后将会发生什么事情。

因此，受到周公的影响，我们古人有这么一种信念，认为梦是一个预兆。在中国梦学里，解梦的过程就是把一个无法理解的、无法找到意义的梦境"翻译"成一个能理解的、有意义的故事或话语。由此，中国传统解梦理论大的趋势是，大多数人都相信梦的预兆功能（见表11-4）。

正是由于相信梦的预兆作用，古人会根据梦来决定自己的行动。例如，唐朝开国皇帝李渊在刚刚要起兵反叛隋朝时曾做过一个梦，梦见自己掉到床下，被蛆吃。他认为这是表示自己要死的预兆，所以不敢起兵。而他手下的一个人解释说："落在床下，意思是'陛下'，被蛆吃，表示众人要依附于你，这个梦表示你要当皇帝。"李渊听了这话，放心地起了兵，后来他推翻了隋朝，自己当上了唐朝的皇帝。

简单说来，中国人常用的解梦方法有下列方法（见表11-4）。

表11-4　中国古代的主要解梦法

解梦法	要　点	事　例
谐音法	梦到棺材是要升官发财	《太平广记》卷278记载，李逢吉一直未有升迁。其家中有一个老婢女善于做梦预测未来之事。李逢吉找到老婢女，求她做一个吉梦给自己。数天后，老婢女说自己做了个梦，见有一口大棺材被置放在大厅中央，她很担心这有什么不吉利。李逢吉说，棺材意味着升官，是大吉大利。果然没多久，李逢吉升官了
直梦法	日有所思，夜有所梦	《古今图书集成·梦部》记载，五代时有一位秀才叫徐善，学富五车，多才多艺。大将秦裴攻占洪州时，他的部下在城内到处掠夺。徐善有一个妹妹姿色绝好，秦裴的部将得知后，便强娶回营。徐善目睹此种暴行，决定不惜性命到广陵面见烈祖。此时烈祖府庭管束甚严，布衣游士长年难得谒见。当徐善刚踏进广陵时，烈祖便梦见神对他说："江西有个秀才徐善要求见您，现在已住在白沙的旅店之中，此人乃当今的贤士，兼有情事未伸，您要厚待他。"第二天烈祖醒来之后，便按梦所示，派遣骑兵将徐善接到王府，十分优待。当烈祖了解到他的冤情之后，就立即命人将他的妹妹从军中接了出来。这一故事所述的梦事便是典型的直梦，其占法也是直梦法
象征法	梦到家里墙倒，是要死人	《晋书》记载，曹操曾梦见三匹马在同一个槽里吃食。曹操以为这预示着马腾父子将会偷袭自己的后方，所以加以消灭。但后人普遍认为，"三马食槽"梦指的是司马懿、司马师、司马昭（三马）三父子将篡夺曹（槽）氏天下
反梦法	梦吉为凶，梦凶为吉	《晋书》记载，王浚曾梦见有三把刀在自家的悬梁上，过了一会儿又益（古人称增加为益）一刀，甚是怕人。王浚把梦说给同事听，主簿李毅说大喜。因为三刀为"州"字，又益一刀，岂不是说要出任"益州"刺史？不久后，益州刺史皇甫晏被杀，王浚接任刺史

解梦法	要 点	事 例
测字法	把物象转换为字象推测吉凶	《后汉书·蔡茂传》记载，蔡茂在广汉时梦见自己坐在大殿上，殿梁上有三穗禾，便跳起来去取，得到当中一穗，转眼间又失去了。他把这梦告诉了主簿郭贺。郭贺起身祝贺，解解梦象："大殿是官府的形象。殿梁上有禾，这表示人臣的上等俸禄。得到中间的穗，是中台的职位。"这些，都是用的象征法解梦。"禾在手中失去了，'禾''失'两个字正好合成一个'秩'字，秩的本义就是官吏的俸禄，所以虽然失去，但实际上是得到。"

（三）相关知识

中国古代的解梦观

我们的古人相信，做梦总要有原因的。王符就曾说"夫奇异之梦，多有收而少无为者矣"，认为做梦总有原因可寻。归纳而言，做梦的原因主要三，即物理因素、生理因素和心理因素。

1）物理因素

我国古代思想家认识到人的一部分梦境是由来自体内外的物理刺激制造的。来自体内的物理刺激，如一个人腹内的食物过量或不足的刺激而引起的梦境，所谓"甚饱则梦与，甚饥则梦取"，或"甚饱则梦行，甚饥则梦卧"。有来自体外的物理刺激，所谓"身冷梦水，身热梦火"，"将阴梦火，将晴梦火"。

2）生理因素

我国古代思想家认识到做梦也可因生理因素而引起。这其中，主要涉及的生理因素有（表11-5）：

表11-5 我国古代对梦的起因的生理解释

生 理 因 素	表 象 解 析
体内阴阳之气缺少或过量	在睡眠中由于缺少某种"气"，而使睡眠处于不安稳状态，从而出现梦境。《黄帝内经》就认为"是以少气之厥，令人亡梦"
五脏之气过盛	所谓"肝气盛则梦怒，肺气盛则梦恐惧、哭泣、飞扬，心气盛则梦善笑恐畏，脾气盛则梦歌乐、身体重不举，肾气盛则梦腰脊两解不属"
内脏感通致梦	梦是"内脏所感"或"心所感通"造成的。口渴的人梦见水，饥饿的人梦见食物，都证明内部感觉可以致梦
气血有余致梦	是由于体内血气有余而产生的。"形者，血气之所感也。梦者，血气之余灵也。"
疾病致梦	阴病梦寒，阳病梦热，内病梦乱，外病梦发

3）心理因素

我国古代思想家和医学家不仅认识到物理因素和生理因素可导致做梦境，而且认识到心理因素也可导致做梦。有哪些心理因素会引起人的梦境呢？从我国古代思想家和医学家的言论来看，感知、记忆、思虑、情感、性格都会影响梦的产生及梦的内容，但论述较多的是思虑、情感、性格对梦的影响（表11-6）。

表11-6　梦的生理因素

生理因素	具体描述
思虑致梦	我国古代思想家几乎毫无例外地认为日有所思，夜有所梦。东汉时期的王符就认为："人有所思，即梦所到；有忧，即梦其事。"又说："昼夜所思，夜梦其事。"他还曾举例说："孔子生于乱世，日思周公之德，夜即梦之。"列子也认为"昼想"与"夜梦"是密切相关的。明代的熊伯龙亦认为，"至于梦，更属'思念存想之所致'矣
情感致梦	东汉王符所说的"性情之梦"，《列子》中所言的"喜梦""惧梦""噩梦"均属于情感引起的梦。晋代的张湛亦云："昼无情念，夜无梦寐。"明代的熊伯龙在承认思虑致梦的同时，也对情感致梦有十分深刻的认识。他举例说："唐玄宗好祈坛，梦玄元皇帝；宋子业耽淫戏，梦女子相骂；谢朓梦中得句，李白梦笔生花，皆忧乐存心之所致也。"
性格致梦	所谓"好仁者，多梦松柏桃李，好义者多梦刀兵金铁，好礼者多梦簠簋笾豆，好智者多梦江湖川泽，好信者多梦山岳原野"，这段话除了说明梦境必须依靠经验外，亦可说明梦对人的性格的依存性。王廷相认为，具有"骄吝之心"的人，在梦中就会争强好胜；而具有"忮求之心"的人，在梦中亦会追货逐利。总之，不同的性格对梦境中的内容有不同影响。我认为，在以上几个致梦的因素中，以心理因素最富科学价值，就是在今天看来亦是完全有生命力的

拓展阅读11-2

中国文化中的梦之象征——鱼[1]

古代解梦书说梦见鱼，示发财。

从谐音上，鱼和"富裕"的"裕"字同音，所以有些人认为做梦梦见鱼与"富裕"有关。另外，"余"也与"鱼"同音。年画中画的鱼所表示的正是"有余"，但是鱼表示财富绝不仅仅由于它的发音。

这种梦表示了许多当代人的经历。一开始想下海经商，知道会发大财，但是又怕危险。顺便说一句，鲨鱼也是鱼，但是在这个梦里它不代表财富，而是代表危险。这个例外也不难理解，当人们提到鲨鱼时，你首先联想到的不会是它的肉，而一定是它的牙。再说刚才那个人，等到他壮起胆子，打算下海时，却发现钱已经让人家赚走了，或者说，赚钱已不是那么容易了，因为鱼少了。类似的一个梦是某人梦见池塘里有许多鱼，他想抓一条吃，却发现那些鱼长得极为难看，让人恶心。

鱼在这里代表财富，难看的鱼代表不义之财，赃钱。

在解梦时，首先判断出鱼是不是代表财富后，下一步就是根据鱼的样子、种类，鱼处在什么地方等判断这条鱼代表什么样的财富。有时候鱼代表的不一定是有形的金钱物质，而是无形的精神财富。

1　诸葛君：《解梦全书》，144～145页，北京，中国城市出版社，2001。

如果某人梦见自己在池里养了许许多多的金鱼，但是池子里的水已不多了。他急着到处找水，好不容易找到一个水龙头，但是水龙头流不出水，池子里的水却仍在减少，许多鱼死掉了，剩下的鱼也半死不活。

经分析，这个人感到自己找不到滋养自己心灵的养料，他感到自己的内心正变得贫乏。

鱼还代表性。不知道大家到西安半坡遗址去过没有，那里展出了一种鱼鸟纹的陶瓶，画的是一个鱼张大嘴，吞一个鸟的头。你们想，谁见过或听说过鱼吃鸟这种怪事？就算有这种事也一定极为罕见。为什么原始人这么愿意画这种画呢？如果仔细看看那种鱼鸟纹你就会清楚了。那个鸟头的形状很像阴茎，而那鱼嘴的形状很像阴道的横截面，非常像，让人惊奇于原始人的解剖知识，所以这表示性交。

所谓"鱼水之欢"，就是指男女欢爱。三国演义中刘备招亲那段写他与孙尚香成亲，就用了"欢如鱼水"的说法。在其他古典小说中用"鱼水之欢"表示性爱已经多得成了俗套。

在情人之中，用鱼作为生殖器的昵称也是常见的，有时鱼代表男性生殖器，有时也可以代表女性生殖器。有个女孩梦见骑着鱼在水上玩，那鱼摆尾拍了她一下，她感到很愉快。后来她随鱼沉入水底，发现水干了。鱼身上有青苔，她扯开青苔，发现里边是黏滑的鱼身。

这个梦很可能是性梦，骑鱼表示性爱，水干了，表示男人结束。鱼身上的青苔表示阴毛。

荣格在一次讲演中提到：鱼，特别是生活在海洋深处的鱼，表示人心理上的低级中心，表示人的交感神经系统。这种说法也是很有道理的。在我的经验中，鱼常常象征着潜意识或人的直觉。在一些艺术家的梦里，它代表神秘而难于捕捉的灵感。

鱼还可以表示"机遇"，因为"鱼"与"遇"谐音。一女孩梦见一条大红鲤鱼从天而降，她很想要这鱼，又怕被吞，就想用椅子塞到鱼嘴里以防鱼吞她。一迟疑，鱼没了。

在这个梦里，鱼就表示转瞬即逝的"机遇"，但是鱼不仅指机遇，还代表性。又想要又怕被吞正是这个女孩对某个异性的态度。

梦见鲸鱼和梦见一般的鱼不同。

首先，它可以象征你的母亲或女性。如果鲸要吞掉你，那么它象征一个专制的母亲，或与母亲联系过密而使你无法作为一个独立个体而发展。

另外，被鲸吞食象征进入潜意识（这可能很可怕）。而结果是你发现了你的真实自我（在梦里往往用珍贵的石头或珠宝代表）。

拓展阅读11-3

中国古代字占术的案例[1]

京兆人董丰，是一介书生，经常在外游学。他从小失去双亲，20岁那年，与马员外之女

1　罗基编：《梦学全书》，125～128页，北京，中国社会出版社，1995。

马芳结为夫妻。由于董丰常年在外，家中无人照管，便将妻子托付在岳父家中。一年，董丰从外地游学回来，刚好路过岳父家中，便借宿一晚，久别胜新婚，夫妻不免眷恋一番。

谁知天有不测风云，醒来之后，他发现妻子身首异处，血流满地。董丰大惊失色，不知道发生了什么事。马员外一家也满腹怀疑，怀疑是董丰所为，便向官府报了案。由于案情没有其他线索，官府也认定是董丰作案，于是便百般拷问，屈打成招。

恰在此时，符融巡察至此。符融聪明多智，精通各种术数，尤其熟谙占梦术。看完案卷之后，他便感到其中疑点颇多。于是派人将董丰带来，问道："你在途中往返，可有神异之事？可曾卜筮？"董丰回答说："我在决定回家的那天晚上，曾梦见一匹马往南渡河，可是不知道为什么又回到北方，往南跑起来，那马在水中停滞不前，无论我怎么挥鞭，仍然无济于事。后来我在马上往湖中看，只见两日在水中交映，情形甚是壮观。不一会儿，我突然发觉马左边全呈白色，而且被水浸湿。右边却黑乎乎的，一点儿水印都没有。后来我醒来了，醒来之后，心情极为忧闷。以为这是一个不祥之兆。后来这梦境又有过好几次，我就找到筮者解释，那占卜者告诉我几个字：'忧狱讼，远三枕，避三沐。'等到我回到岳父家中，那晚妻子为我洗澡，又拿出一个新枕头给我。我突然想起占卜者的话，便拒绝了洗澡，也没有枕那个新枕头。想不到竟发生了这种事。不过这案子的确不是我做的，还请大人明察。"

符融听完后，沉思半晌，缓缓说道："你的这个案子有眉目了。在《周易》中，坎卦为水，马是离卦的象征，你梦见乘马南渡，又从南到北，那是从坎到离，三爻同变，变而成离。离卦在《周易》中取象为中女，坎卦取象为中男。你在水中看见两日，日为夫象，两日即两夫。坎又为执法之吏，吏诘问其夫。坎为二阴一阳，离为二阳一阴，相承易位，离上坎下。这是既济之卦。当年周文王遇此卦而被商纣囚禁羑里，此卦主有礼而生，无礼而死。你若是君子，必定安然无事。"（八卦法）

有官员问："依大人之断，作案者究竟为何人？"

符融回答："你不用着急，请听我说完。"

符融接着说："你在梦中看见马左边皆湿，湿即水象，右边为马，这就是一个冯字，你前面说过，看见两日在水中交相辉映，这便是一个昌字。杀人的凶手，恐怕就是这位冯昌了。"（测字法）

抓到冯昌后，他说："董丰在外游学，我与其妻从小青梅竹马，情投意笃。在他游学期间，我们经常在一起互诉衷情。谁知他突然赶回，因此我们二人便决定合谋将他除掉。我们相约以新枕为暗号，以沐浴的香味为记。谁知却阴差阳错，将我的心上人刺死。现在我万念俱灰，不愿苟活，请大人将我正法。"

三、西方的解梦观

（一）学习目标

了解西方解梦解析的基本原理与方法。

（二）基本概念

1. 西方人对梦的看法

1）西方人的解梦技术

西方所谓解梦（interpretation of dream），就是从梦的元素和情境中发现潜藏在梦背后的观念，即梦者的潜意识。在这里，意识就是梦的元素本身以及由此联想而得到的代替观念，而潜意识即潜藏在梦背后的观念。梦的元素（组成成分）本身并不是梦的原本对象或原有的思想，而是梦者所没有意识到的某事某物的替代。

西方的解梦方法就是利用这些元素的自由联想，使替代它的事物能进入意识之中，由未意识到变成意识到，这就使潜意识层面调到意识层面，从而成为有意识的观念，然后再从这些观念推知那些隐藏在背后的原来的潜意识的观念。

下面我们来看看西方的两种解梦方法定义与案例（表11-7）。

表11-7　西方解梦法的定义与案例

解梦法	定　义	事　例
符号性解梦	不是将整个梦作为一个整体来研究，而是以另一内容来取代，从某些现象来看，这利用了"相似"原则	《圣经》上约瑟夫对法老的梦的解释，就是一个典型的例证。"先出现七头健壮的牛，后来又出现七头瘦弱的牛把前七头健壮的牛吃掉"，这被解释为暗示着"埃及将有七个灾年，并且这七年将会把过去丰收的七年储藏全部耗掉"
密码法解梦	把梦看成是一种密码。每一个符号都可以用另一个已具有确切意义的内容来解释	我梦到一封"信"和一个"尸体"等，我便查那"解梦天书"，于是我发现"信"是"懊悔"的代号，而"尸体"是"订婚"的代号

2）偶发性象征与普遍性象征

梦是无意识的象征性语言，这种象征通常以图像化的"素材"和"场景"呈现出来，但就象征本身而言并不具备单一的意义，只能根据梦境的具体需要来确定。弗罗姆把象征定义为"代表他物的某物"。对梦中出现的各种象征的理解是准确解梦的关键。为此，首先我们要注意区分梦中两种不同的象征类型，即"偶发性象征"和"普遍性象征"。

偶发性象征是一种在象征与所代表的某物之间没有内在联系而只具有某种偶然联系的象征，这种偶然联系往往只有梦者本人才能理解，它与梦者本人的生活事件有直接的关系。例如，某人在某个城市曾经有过一段非常恐惧和沮丧的经历，以至于在以后的日子里当他听到这个城市的名字时就会与恐惧的情绪联系在一起，如同他把自己快乐的情绪和另一个让他经历快乐的城市的名字联系在一起一样。

例如，有一位女性反复梦到自己家乡一条河岸边的沙滩地，并在恐惧中惊醒。梦中的"沙滩地"就是一个偶发性象征，这是因为她5岁时一个大男孩曾在沙滩地对她实施了性侵犯。因而梦中的"沙滩地"已不是沙滩地，而是"被侵犯的屈辱、恐惧、愤怒情绪"与"因不被保护而对父亲产生的怨恨"的象征。这是情结的表现，外人不经探索无法发现。

由此，在特定背景下，象征与所代表的东西（意义）之间具有普遍的内在关联，这种关联深深地根植于人的情绪与情感体验中，并在潜移默化中影响一个人的行为。例如，梦中出现的蛇、太阳、水火、河流、桥梁与道路、房屋、车，人们熟知的各种动物，生活中人类共有的某些物品，如电视机等，这些象征的心理意义不仅容易理解，而且不同的人对其意义的联想内容基本相同。例如，河常在梦中出现，人们会感觉被水面隔离，不能到达彼岸。所以，每当人们遇到人际冲突或被误解时，就有可能梦见在河边，因为水意味着隔阂与距离。

（三）相关知识：蛇的象征意义

蛇，有什么象征意义呢？弗洛伊德认为，鱼类及蛇类都是男性的象征，特别是男性生殖器，从形状上看这二者也的确相像。

一位女士曾做过这样一个梦："我梦见走进一座房子，这座房子的顶和壁都是玻璃的，仿佛是个花房似的。房子中间有一条大蛇，被扣在盆子里，好像上面有一个玻璃罩子。蛇在用力动，我很害怕它会冲出来。"这个梦反映了女性经常会有的担心，担心因避孕套破裂而意外怀孕。

这是因为蛇是男性的象征，而玻璃罩和玻璃房代表避孕套，房子同时又是女性的性象征。某男子梦见在一个小池塘里有一条蛇，这条蛇昂进头来，越变越大，变成了龙，然后它吐水。

此外，毒蛇往往象征着有害的性，例如被强奸。但是毒蛇或蛇也可以表示与性无关的毒害、伤害，表示憎恨、仇怨，等等。例如有人梦见自己和一个名人在一起，发现从地下冒出了许多毒蛇，要咬他们。那个名人跳起来避开了，而他却跳不起来。经分析，蛇表示别人对他的嫉妒。他认为如果自己是个名人，就可以不被嫉妒或者说让嫉妒者"咬不着"，但是作为无名小辈，则无法避免嫉妒者的伤害。某人梦见自己被一条小白蛇咬了一口。经分析，这表示他被一个穿白衬衫的同学伤害了。蛇表示他对那个同学的仇视，又表示那个同学对他的憎恨。

蛇，还代表着邪恶、狡诈与欺骗以及诱惑。这与许多神话和民间传说中的蛇的形象相同。在《圣经》中，就是蛇诱惑夏娃吃禁果的。蛇往往被看成是地狱中的动物、魔鬼使者。它把人拖向黑暗、堕落和邪恶，而它采用的手段主要是诱惑。民间传说，蛇吃青蛙不是主动捕捉，一旦蛇发现青蛙，就用眼睛盯着它。而这时的青蛙就像被催眠了一样，会一步步自己跳进蛇的嘴里。在人们的心目中，蛇正代表了这样一种催眠性的诱惑力量。因此当人们发现某个人有诱惑力且很邪恶时，称之为毒蛇。如果这个诱惑者是个女人，那我们就称之为美女蛇，或者说这女人是毒蛇。

第二节　精神分析理论的解梦观

一、弗洛伊德的解梦观

（一）学习目标

了解弗洛伊德的解梦观基本原理。

（二）基本概念

1. 弗洛伊德对梦境的理解

弗洛伊德是奥地利著名的神经病学家和心理学家、精神分析学理论体系的创始人。他认为，人的精神活动的能量来源于本能（力比多，libido），人类最基本的本能有两类，即生的本能和死亡本能或攻击本能。其中生存本能包括性欲本能与求生本能，其目的是保持种族的繁衍与个体的生存。弗洛伊德是个"泛性论"者，在他的眼里，性欲有着广义的含义，是指人们的一切追求快乐的欲望，性本能冲动是人的一切心理活动的内在动力，当这种能量积聚到一定程度时就会造成机体的紧张，机体就要寻求途径释放能量。

在弗洛伊德所提出的力比多中，有两种"不正常"的运动，其中一种就是压抑。所谓压抑，指的是对本能的冲动，有另一种力量在压制它，不让它自由地释放。压抑的作用犹如大坝，它把力比多的水流堵截了起来。例如，明明是喜欢一个美女但却有意装作不理，明明是讨厌一个老板但却装成很尊敬的样子，明明是生气了却故意装作无所谓，这些都是压抑或反向作用的表现。

在弗洛伊德看来，梦是潜意识内容和冲动的反映，或者说是没有满足的欲望、愿望的替代性满足。所以梦更多的是反映了梦者心理底层或被压抑了的情绪，咨询师和来访者为了达到共同体验和分析这种被压抑了的情绪的目的，那么他们一定要赋予这种情绪一个或几个意义，用语言故事的形式来交流和认同——通过认同梦的故事来理解和认同故事背后的情绪和动机。所以说什么样的故事不太要紧，要紧的是故事背后所反映的东西。

荣格对性压抑举过一个精彩的例子。他发现在有的原始社会部落中，人们在舂米的时候，一面舂米，一面唱着色情的歌谣，歌词大意是把手里舂米用的木棒说成是男性生殖器，而把凹进去的部分说成是女性的生殖器，于是舂米就仿佛是性交，表达部落中人们平常羞于表达的性。

弗洛伊德在同许多精神病患者的接触中，发现这些病人的精神病都同梦有关系。在给病人治疗时，大多数病人都谈到梦。

2. 弗洛伊德对梦境的分类

弗洛伊德认为，人不停地产生着愿望和欲望，这些愿望和欲望在梦中通过各种伪装和变形表现和释放出来，这样才不会闯入人的意识，把人弄醒，也就是说梦能够帮助人排除意识体系无法接受的那些愿望和欲望，是保护睡眠的卫士。

> 从人的本能推断角度来说，应该承认，梦一定有某种意义，就算是一种晦涩的"隐义"在取代某种思想的过程中，也有其意义存在。所以，只要我们能正确地找出这种"取代物"，就能正确地解梦的"隐义"了。
>
> ——弗洛伊德

弗洛伊德在分析时，把梦分为显梦（manifest dream content）和隐梦（latent dream

thought）。对梦的解释并不是就其对梦的表面内容做解释，而是探查梦里头所隐藏的潜在内容。

　　弗洛伊德曾说，"我们必须假设每个人在其心灵内均有两种心理步骤。第一个步骤是在梦中表现出愿望的内容，而第二个步骤则扮演着检察官的角色，它促成了梦的伪装变形。凡能为我们所意识到的，必须通过第二个步骤的认可。否则，第一心理步骤的材料是无法通过第二关的，无从为意识所接受，它必须由第二关加以各种变形到它满意的地步"。

　　由此看来，显梦是指说出来的未经分析的梦，而隐梦是指其背后隐含的意义再加以分析联想得到的。梦的显义是隐义的一部分。这一部分从梦的潜意识里闯入梦中，成为梦的片段或暗喻。解梦，就是要整理它们，并追寻潜意识中那部分的意义，从而使片段或暗喻成为完整的文本。显梦和隐梦好像猜谜语一样，谜面是显梦，谜底是隐梦。解梦就是要猜破谜底，谜面只提供线索。如果把显梦和隐梦对照着进行研究，不难发现梦仍是愿望的变形满足。

　　下面我们通过几个梦例来看看弗洛伊德是如何解释显梦与隐梦的（表11-8）。

表11-8　弗洛伊德关于显梦与隐梦的解释

梦　境	显　梦	隐　梦
一个女人说自己在童年时总是梦见上帝头上戴着一顶尖尖的帽子	这个女人想掌控别人	那女人说自己是小女孩时，常在吃饭时戴上帽子。因为她想偷看兄弟姐妹盘中的食物是否比她的多。梦中的帽子显然有遮盖的作用
一个男人梦见他的兄弟手中拿着竹节	这个男人想到了中秋节	他的兄弟正在节省开支。在这个梦里用一个事物来暗示其他的东西
一个肥胖的女病人告诉弗洛伊德："我梦见我想请客人在家中吃晚饭，但手头有些拮据，我想去采购，但这天所有商店都关门了。我想再打电话给餐馆，偏偏电话线又断了，因此只好死了这条心。"这位病人做梦前一天曾去拜访一位她丈夫经常称赞的丰满、美貌的女友，这使她对这位女友有些妒意。这次她发觉她瘦多了。女友告诉她，她恨不得长胖些，并问："你什么时候能再邀我吃饭呢？你做菜那么好吃。"	这个病人请人吃饭的愿望没有得到满足	不想请客吃饭才是这位女人的真正愿望。因为请女友吃饭，会让她丈夫更喜欢丰满的女性，所以请女友吃饭自然令她焦虑

3. 弗洛伊德对梦境与性关系的探讨

　　弗洛伊德认为，梦中大多数的事物象征都是性的象征。如数字"三"象征着整个男性生殖器。从这些象征作用可以得出4个结论。

　　·梦者对于某种象征并不知道，在清醒时，根本不知道是什么意思。这说明梦者所有关于象征的知识是潜意识的，是依附于他的潜意识的心理活动的；

　　·这些象征的关系并不是梦所特有的，而是散见于文化生活和日常生活之中的。梦的象征只占一小部分；

　　·象征和性有着特殊的关系，因为动物在进化上，最早是通过声音来召唤异性的。因此，言语的最初功能本属于性，而梦原本保留着原始情形的一部分，所以梦会有很多性的象征。

· 象征作用是梦的化装的一个独立因素。它与检查作用一齐使梦变得奇异难解。

由此，在弗洛伊德的分析中，女性生殖器一般以一切有空间性和容纳性的事物为象征，如坑、洞穴、小孔、花园、花卉等，又如缸、瓶、罐、筒等，各种大箱小盒及橱柜、口袋、抽屉等。船舶也属于此类。有许多象征是表示子宫而非其他生殖器官，如碗碟柜、火炉，尤其是房间。房间的象征与房屋的象征相关联，而门户、窗户则代表阴户。妇人的象征则为各种物质，如木头、木材，各种原料、纸张及其制品，如桌子、书本等。而在动物界里，蜗牛及蚌无疑可视为女性的象征。而就身体各部分而言，嘴巴则为阴户的象征，教堂、小礼拜堂、市镇、城墙、城堡、炮台等都为女性的象征（表11-9）。

表11-9　弗洛伊德性梦的象征

男性生殖器象征	女性生殖器象征
手杖、伞、树干等；有刺穿性和伤害性的物体，如小刀、匕首、枪、军刀等；各种火器，如枪炮、手枪等	如坑或穴，罐和瓶，各种大箱小盒及橱柜、保险箱、口袋、房间、火炉、教堂、蜗牛、蚌

弗洛伊德认为，乳房及女性较丰满的部分，如臀部，乃以苹果、桃子及其他水果为象征。两性的阴毛在梦里则为树林、丛林等。女性生殖器官的位置、形状，常以有石头、树木、水流的风景来代表，而男性器官的构造则以各种复杂而无法描述的机械来象征。

弗洛伊德还认为，女性生殖器还有一种值得注意的象征——就是珠宝盒。而"珍珠""宝贝"则在梦里代表爱人的象征，糖果则往往用以象征性交的快感。由自己的生殖器而得到的满足（自慰）则以各种游戏为象征，包括弹琴。而手淫的象征则以溜走、滑动以及折枝为喻，特别值得注意的是手淫的象征，为拔牙或牙齿掉落。这个象征的主要意义，乃指以阉割作为手淫的惩罚。至于性交的特殊象征，在梦中则不如我们所期望的那么多，但也可举出一些，如有节奏的活动，如跳舞、骑马、登山等，又如遭受暴力的经验，如为马蹄所践踏。这种象征又可加上某些人为的暴力，当然包括被武器胁迫。

此外，因为阳具有可以高高竖起的特性，所以用气球、飞机及飞船来象征。做梦者梦见自己在飞翔，梦见高飞是大家所熟悉的，且也是美事一桩，若把这个梦分析为性兴奋或勃起的梦，你们大可不必惊异。女性也会梦见高飞，做梦的目的在于满足欲望，而女性在不知不觉间有做男人的愿望。

最后，虫类和鱼类及蛇都是男性的象征，手与脚也可能代表男性生殖器（表11-9）。

拓展阅读11-4

一个离婚女人的梦境[1]

我今年48岁，3年前离婚，与女儿一起生活，去年女儿结婚了，剩下我一个人。这些日

1　《家庭医生》，2000年5月下半月版。

子，不知道是怎么回事，老梦见和前夫在一起，说出来怪难为情的，情节都连不上，一会儿在这儿，一会儿在那儿，稀奇古怪的。醒来一回味，还挺温馨。

我生在乌苏里江边，"文革"时期知青到我们农场插队，就认识了俺那口子。好了4年，就结婚了。一直到1988年返城，我俩的感情还都特好。他把我带到北京，到今天，12年了。我家里那口子跟一群哥们儿经商，有了点儿小钱，开始不着家了，也不愿意和我说话。人家在外边早发展了小情人，比我小8岁，确实比我年轻漂亮，保养得好，也会来事儿，会讨他妈欢心。还是他妈从中穿的线，可能他妈一直就看不上从农村来的我。……这些都不说了。我现在只关心那些怪梦是怎么回事。

那些梦，我以前连想都不敢想，更没有做过。

第一次做那种梦，把我吓醒了。我梦到在深蓝色的月夜，海边高大的椰树下，白白的沙滩，软软的。老公搂着我，尽讲坏故事……

后来隔三岔五，总会梦到我俩来到一个山顶，风和日丽，野草一人多高，一点儿声音都没有。我俩坐下来，一边欣赏绿油油的草地和蓝蒙蒙的远山，一边相互依偎着，含情脉脉地对视。前夫深情地亲我，抚摩我，让我感到一阵阵激动以至晕眩……

我还会梦到前夫带我去参加一个新年狂欢会，身边都是外国人。

这种梦我最近每个月都会做个两三回。在这种梦里，我居然会达到高潮。醒来后，有几回全身湿透，枕头上全是汗水。我从来不知道，做梦可以这么舒坦，醒了以后，真不想起床，打心眼儿里发软，哪怕睁着眼睛回味一遍，都特舒坦。难怪有人赖床……

最后，表11-10总结了西方其他新精神分析学派的解梦观。

表11-10　西方其他派别的解梦观

代表人物	阐　述
荣格	把梦中的事件视为主体自身的无意识倾向，对意识的补偿，它主要适用于具有神话结构的，展现集体无意识的"大梦"，既把梦的分析放大（amplification），将梦者的梦的联想与其清醒状态时的生活相结合
	在解梦的一定阶段，他要求患者用绘画的方法来表达自己的梦和冥想体验
阿德勒	凝缩和隐喻形成梦的主要机制
	解梦的意义在于使人明白已在自我欺骗，解梦必须联系梦者的问题、行为以及早期生活
	解梦是属于个人的，即使是符号或隐喻，也不能用一般公式去解释
弗罗姆	梦为潜意识智慧的表现
	任何地方的象征所代表的特殊意义只能由出现象征的全部脉络来决定，以及由使用该象征的个人最主要的经验所决定
	重复的梦有特殊意义，人反复做的梦，是他的生命最主要的主题的表现
其他派别	方迪：解梦的目的是让人认识到虚空及其能量组织，梦的动力指向产生生命的源头，梦不属于个人，梦的能量若不能充分吸收代谢则形成幻觉
	盖尔·戴兰妮：人类梦中的潜意识可以替日常生活的困扰找出答案，只要在睡前按一定程序操作并提出问题，就可能孵出带答案的梦境来
	莱格夫特：做梦是自我交流，可以随心所欲地给某种意向添上某种只有他自己才懂得的意义，并用这种意向来表达他自己的思想和感受

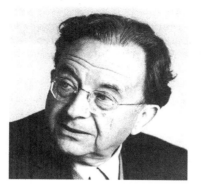

图11-1　埃里希·弗罗姆

埃里希·弗罗姆（Erich Fromm，1900—1980）美籍德国犹太人。人本主义哲学家和精神分析心理学家。

二、弗洛伊德的解梦方法

（一）学习目标

了解弗洛伊德的解梦方法。

（二）基本概念

1. 弗洛伊德的梦境生成理论

弗洛伊德认为，成人的梦大多是象征的、经过化装的，其意义在于逃避超我的压制。由此，梦中的景象全都是梦的装饰，而不是梦的真面目。具体地说，梦的化装被称为"梦的显义"（manifest content meaning）；而潜藏在梦的意象、情景后面的真实欲望才是"梦的隐义"（latent content meaning）。换言之，把梦的隐义化装成其显相是"梦的工作"，而从梦的显相中找出梦的隐义才是"梦的解析"。隐梦变作显梦的过程叫作梦的工作。反过来说，解梦就是由显梦推知、回溯到隐梦的历程。

弗洛伊德还进一步提出，梦的生成过程有4道工序，即凝缩作用（condensation）、移置作用（displacement）、意象化作用（symbolization）和润饰作用（secondary elaboration）。其中凝缩是将某种隐义通过特定的象征暗示出来；移置是指通过意象材料的删略、变更或重新组合，用无关的或不重要的情景替代隐义；意象化是指把抽象的观念和欲望演绎成具体可见的视觉形象；润饰是指通过修饰、润色，使混乱的、不够一致的材料进一步条理化，形成连贯的情节（表11-11）。

最后，表11-11总结了弗洛伊德对于梦境生成的4道工序。

表11-11　梦的生成方式

方　法	描　述	举　例
凝缩作用	压缩即显梦的内容比较简单，好像是梦的隐义的一种压缩体似的。压缩的表现形式可以分为三种：某种隐义的成分完全消失；隐梦的许多情节中，只有一个片段侵入显梦之内；某些不同的隐含成分在显梦中混为一体	如一个混合而成的人的形象，状貌像甲、衣服像乙、职业又像丙，但是你始终知道他是丁

方　法	描　述	举　例
移置作用	移置作用有两种方式：一是一个隐含的元素不以自己的一部分为代表，而以无关系的其他事项替代；二是其重点元素由一重要的元素，移置到另一个不重要的元素之上，梦的重心移置了，于是梦就呈现出一种异样的形态	如一个人总是梦见考试，这是因为考试象征着焦虑和不自信。所以，一旦有工作压力，就会做考试的梦
意象化作用	为了表示某种隐秘意念，在梦中这种思想观念往往以视像方式表示出来，如破坏婚约的观念变成了断臂或断腿	如一个人梦见自己在牢房里，这是因为他不愿出门或与人打交道
润饰作用	梦的材料中有时各种元素是片断的，不相互连贯的。润饰就是把琐碎、混乱的片段串通起来，使梦能顺利地进行下去	如一个人梦见自己在不同场合下被人追赶

2. 弗洛伊德的梦境投射理论

弗洛伊德还认为，所有的梦都是一种对现实的投射。

这是因为梦是人类最普遍的精神现象，也是人压抑在内心深处的最普遍、最重要的意识活动。由此，所有的梦都是一种对现实的投射，当这种投射是正面形式时，梦会与"欲望"有关；当这种投射是负面形式时，梦则与"焦虑"有关。

弗洛伊德在1897年时就开始分析自己的梦，并发现梦中经常出现很多幼儿时期早已被遗忘的经历。他认为，梦既不是神秘的超自然力量的表现，也不是毫无意义的、反常的精神现象，而是一种与实际生活相关的潜意识的表现形式。

比如，一个三岁多一点儿的小男孩，当他看到父亲从前线归来时却并不激动。有一天早晨，在醒来后他带着不安的神色说："为什么昨晚我梦见父亲用盘子托着他的头？"这样一个看似恐怖血腥的梦，其实是做梦人内心深处强烈的潜意识的表达。原来，这个小男孩怀有严重的恋母情结，他认为父亲是他与母亲之间的"第三者"，应当远远走掉永不出现。但这种想法在醒觉状态下必然受到父母双方的严厉"镇压"，因此只有在不受制约的梦境中才能以"死亡"的形式表现出来。

人有各种欲望，在生活中也有许多不同的愉快或痛苦的经验。这些愿望和情绪有些可以通过有意识的活动表现出来，有些则被压抑在内心中，逐渐成为潜意识。而在睡眠状态中，"有意识"的思维活动会有所减弱，潜意识的愿望就趁机表现出来，而解梦就是要发掘梦境背后的"潜意识"。

总之，解梦的过程就是剥去梦的伪装形式，挖掘梦的象征隐义，借以洞悉人的心灵世界。弗洛伊德还以梦的工作方式来解释文艺创作过程，用梦的解析方法来破译文本形式背后的深层意蕴，分析其中隐藏的艺术家的无意识动机。

3. 弗洛伊德的解梦三原则

弗洛伊德在《解梦》第一版的序言中说道："凡不能解解梦意象来源的医生，都不能指望对恐怖症、强迫症或妄想狂有所了解，自然也谈不上对他们施加影响了。"弗洛伊德认为，梦可分为愿望梦、焦虑梦和惩罚梦，其本质都是愿望的满足。梦的材料主要来自以下几个方面：

- 做梦前一天的残念，如白天发生的一些事情；
- 睡眠中躯体方面的刺激，如睡眠时身体受压、着凉等；
- 幼年经验，如儿时的一些喜悦和恐怖场面；
- 人类历史经验的累积，如对黑夜的恐惧。

由此，有了材料与压抑了的欲望的结合才能形成梦。弗洛伊德把它称为力比多（libido），主要包括死亡本能（death instinct）、生存本能（life instinct）等。弗洛伊德认为，梦的内容结构分为显梦和隐梦两个层面，通过稽查作用和梦的伪装，隐藏的愿望才能进入意识组成显梦，是被压抑的欲望的变相满足。

这样，梦的动力一是本我内在的冲动，本我、自我、超我的冲突；梦中的情感反应总是"真实"的，如果梦的情感反应与显梦内容不协调，说明其形成时发生了转化和象征，而与隐梦一致。梦是通往无意识的捷径，通过解梦可使压抑的本能冲动意识化，有助于揭露病人症状的真实含义，破除阻抗达到治愈。这样，解梦的具体操作是治疗师利用患者对梦中原意的自由联想，揭示出隐梦的意义。

弗洛伊德认为，"梦不是一种躯体现象，而是一种心理现象。"他还指出梦是愿望的满足，其功能一方面是使由愿望冲动造成紧张的心理能量得以宣泄；另一方面，由于消除了心理的刺激使睡眠能够连续下去。所以，他认为梦起到一种安全的作用，既满足了人的愿望，又保护了睡眠。对于解梦，弗洛伊德提出了三大原则。

- 开放性原则：即表面的意义无论是合理的还是荒唐的，明确的还是模糊的，都不必追究。因为表面的意义不是所要探寻的潜意识思想；
- 包容性原则：即分析工作主要是随时唤起那些被各种元素替代的个体观念，至于这些观念表面上是否合理，可不必追究；
- 等待性原则：即要耐心等待那些隐藏的潜意识思想逐步清晰地显现出来。

总之，弗洛伊德坚信解梦的因果法则，即人的精神活动是有规律的，无论是意识活动还是潜意识的活动，都遵循一定的因果规律发展变化。梦表面上极其紊乱、怪诞，也同样是有规律的活动，任何梦都有其意义和价值。咨询师通过对梦转化机制的分析，揭开显梦所蕴含的潜在意义，找出来访者的内心冲突及情结所在，从而加速对来访者的心理治疗。

（三）相关知识

荣格作为弗洛伊德的大弟子，其解梦观虽深受弗洛伊德的影响，却不乏自己的独立见解。概括说来，其解梦观是以寻求原始意象为理论依据的。荣格在《性潜在力的转变和象征》一书中提出，梦中表现出来的乱伦，是性格中一种象征性的宗教冲突表现，而非性的权力争斗。荣格的关注焦点在"人类普遍的经历"上，他认为，每个个体生命与其物种的永恒生命是相同的。换言之，我们的许多思想观念，包括梦中的生活事件，都是由人类起源并延续着的"共同自我意识"（collective self awareness）所决定的。而这些自我意识又在很大程度上是每个人对上帝的意象。在荣格看来，梦境的出现是有意义的，因为留存在梦中的原始意象给人们提供了一面镜子，而通过其解析，人们可以找到自我。

在荣格的分析心理学当中，解梦主要包括联想分析、扩充分析和积极联想3种方法与技术（表11-12）。通过联想分析，可以获得具体的个人资料以及有关个人潜意识的内容；通过扩充分析，可以把梦放在更为广阔的集体无意识及其象征的水平上来进行工作；通过积极想象，则注重梦对梦者的直接影响，尤其是融会身心的体验与感受（表11-12）。

表11-12　荣格解梦法的不同运用

释梦方法	具 体 描 述	举 例 说 明
联想分析法	这种方法包括两方面的联想技术，一是自由联想；二是直接联想。经典的精神分析家仍然喜欢从自由联想开始对梦进行分析。当患者向你陈述了一个梦境或梦的内容之后，使用自由联想的技术，可以帮助梦者充分显现他的潜意识 而联想分析中的直接联想，则认为自由联想有可能会导致远离或脱离梦的本原，只是引向了梦者的情结，而非梦的本意。而直接联想法则可以发挥联想的作用，比如直接捕捉梦者陈述的词语等，在梦者的陈述基础上进行分析的工作	从母牛开始自由联想，可引发牛奶……母亲……父亲等，梦中母牛不再重要，而母亲或父亲以及梦者与母亲或父亲的关系就特别重要
扩充分析法	它旨在将梦的内容与分析工作提升至原型与集体无意识的水平。一般来说，梦的分析中的联想分析，主要是构建梦者的个人信息与背景，受压抑的个体潜意识仍然是工作的重点。而扩充分析则意味着在神话、历史和文化等水平上解析梦中出现的各种比喻、暗喻和象征，从而促使梦者体验自己作为原型中的存在，发挥原型及其意象的治愈功能	针对母牛以及牛本身，追溯其深远的文化背景以及原型水平上所具有的象征性意义
积极想象法	它所注重的是梦者从梦中所获得的体验与感受，包括身体的反应以及身体的感觉，或者说是注重让梦者去体验与感受梦。在这其中，咨询师需要让梦者去描述整个梦境，形容梦中出现的任何细节，让梦中的意象生动与丰富起来，让梦者在这种生动与丰富的梦的工作过程中获得治愈	让梦者描述牛的颜色、大小，甚至是牛吃草的动作与神态等，让其直接与母牛沟通和对话，或者是去感受母牛的情感

[案例11-2]

弗洛伊德解梦观案例解析

这个梦重复出现过四五次。我爸爸被敌人追捕，我和妈妈要到寺庙里避难。寺庙在一条大河的那一边，河上有一座优雅的竹桥。我和妈妈在竹桥上与爸爸告别，敌人也在桥上拉扯爸爸。我只想快快和妈妈下桥，而爸爸注定是要被敌人带走的。下了桥就是极乐世界了，没有纷争，只有安宁。

［梦的背景材料］

梦者，女，今年快21岁了，要读大四了。我跟爸爸妈妈关系都很好，爸爸很疼我，妈妈是我的朋友。爸爸不爱说话，妈妈这几年有点儿歇斯底里，但可能是更年期的症状。家庭条件一直不错啊。爸爸是大学毕业，妈妈是中专毕业。那座桥很优雅，配在那个情景里，像一幅山水写意画。河那边的寺庙很古朴，但很有感召力。寺庙后面还有山，朦胧的、连绵起伏的山。敌人至少有两三个吧，并不是太凶。旅游的时候去过不少寺庙，只是让我感到心里很安静，并没有产生其他的想法。在那个梦里，我能感觉到到了桥的那一边，就是我的归宿了。但有一次还梦到过是要到那里暂时当尼姑，等躲避开这一段，爸爸回来好团聚。有过几次遇到流氓的经历，其实让我对男性觉得有些厌恶。我的恋父情结确实挺重的。我找的男朋友是我崇拜的对象，可后来我发现我们性格上有那么多不协调的地方。每次妈妈歇斯底里地发泄的时候，我和爸爸虽然不说话，但内心必定是相互同情的，因此和爸爸虽然没有过沟通，我们的感情却是异常深厚的。小时候得过严重的气管炎，吃药吃得肾不好了。

下面我们根据上述4种派别不同的解梦理论对这一案例进行解释。

1. 弗洛伊德的解梦观

咨询师可以把整个梦拆成很多片段让梦者进行联想。咨询师可以通过下面的问题来层层剖析解解梦者的心理活动。

（1）这个梦重复出现过四五次。——"四五次"让她想到什么？怎么记不清楚了？这四五次做梦时的情况是什么？有什么相同和不同？

（2）我爸爸被敌人追捕。——什么样的敌人？（敌人有什么特征？）这些特征又让你想到什么？追捕让你想到什么？

（3）我和妈妈要到寺庙里避难。——什么样的寺庙？寺庙让你想到什么？和妈妈避难想到什么？当时的感受是什么？

（4）寺庙在一条大河的那一边。——什么样的大河？想到什么？那一边是哪一边？

（5）河上有一座优雅的竹桥。——怎样的优雅？竹桥让你想到什么？

（6）我和妈妈在竹桥上与爸爸告别，敌人也在桥上拉扯爸爸。——这时候的感受是什么？

（7）我只想快快和妈妈下桥，而爸爸注定是要被敌人带走的。——为什么爸爸是注定要被敌人带走的？"快快"下桥，想到什么？感受到什么？

（8）下了桥就是极乐世界了，没有纷争，只有安宁。——极乐世界是什么？想到什么？感受如何？

在来自联想的材料充足之后，梦的释义才出现。

结合上面这个梦，该梦可以有这样的解释：这是一个欲望冲突的梦，一方面是恋父的冲动；一方面是压抑冲动后的阉割焦虑。梦者的梦是她童年无意识欲望的满足。河是女人的象征，桥当然是男人。"优雅的桥"可能是你小时候看见了什么男人（她父亲）的男根。梦中她父亲被人追杀，是她看见大的男根的恐惧心理（大阴茎恐惧症），受追杀的应该是梦者本人。梦者和她母亲站在桥上，她拥有她父亲的男根（这是典型的俄狄浦斯情结）。到寺庙去可能是梦者的乱伦情节，她只希望精神上恋爱，害怕有性的爱。

梦者希望和父亲结合（在桥上），排除母亲。但这种欲望是被超我禁止的，于是首先出现了投射——不是我爱父亲，是父亲爱我，所以超我的化身（敌人）要来追捕父亲。与此同时出现了和母亲的认同，和母亲一起离开力比多丛生之地（河上的桥），躲进了寺庙（一处没有力比多的地方）。如果梦中母女俩下了桥，则满足了两个愿望：一个是无意识中超我的愿望——惩罚的愿望；一个是攻击性的满足，自己和母亲的同归于尽。但梦还要满足本我的愿望，所以寺庙的后面还有如大山般沉默的父亲。（梦者原话：爸爸很疼我，爸爸不爱说话。）

2. 荣格的解梦观

梦中的一切都是梦者的心灵结构的投射，是一个集体无意识的梦。

根据民间传说和文学，人死了要经过一座桥，才能到阎王那里报到，然后阎王判定死期未到，重新回到桥上，在桥上被人推下桥，这样才能再生。所以，在梦者的梦中，桥下是极乐世界，那个庙即死亡世界，庙：佛、道、祖先的处所，只有进入死亡状态（这里的所谓死亡实际上就是体验虚空）梦者才能和她被压抑的自我即以佛道、祖先为符号的冲动接触，她的超我死了，她才能拯救自己的父亲，庙同时还是自居的母亲或肉体的象征，就肉体而言，我们从不拥有自己的身体，我们贪恋舒适的身体或异性的身体只不过是无意识的对过去的身体和母体的先前占有，宗教修行或微精神分析中出现的权威幻影都是超自我的化身，但也是被压抑的冲动。

梦者梦中的父亲既是现实中的父亲又是她自居的父亲，那些敌人是梦者对父亲的爱与恨的情感，同时也是她身体和精神上处于无意识状态的自毁力量，梦中她既然完全是旁观者，所以要在这梦中得到什么东西当然是不可能的。

3. 阿德勒的解梦观

梦者的大多数梦都是属于"恐惧、危险和焦虑的类型"，反映出个人的独特个性色彩和个人意志力的实现。在这里，梦者认为爸爸"注定"会被敌人带走，而自己却可以和妈妈躲在安全的寺庙里，体现出梦者一种独特的焦虑心情。当妈妈歇斯底里地发脾气的时候，梦者会下意识地希望爸爸成为被发泄的对象（被带走），从而成为自己的挡箭牌，间接帮助自己达到免受妈妈发泄之苦（和妈妈躲到寺庙）。从这个梦里可以看出，梦者在现实生活中同样遭受妈妈的发泄之苦，所以通过做梦梦见爸爸被敌人抓走这个情景来达到实现自己的权利和意志力的目的。

4. 中国人的解梦观

在中国梦象中，桥是过渡和转换的象征，较多表示连接、接济、福德和成功。"梦桥跨大河，大吉。主福泽无忧"，"梦上桥，吉"。并且，由桥的连接功能可以借指与亲人的往来和沟通。而庙宇在中国梦学看来，代表着心灵圣洁之地，是福慧、吉祥的象征，可以表示自我的反思、追求心灵的宁静。

在这里，梦者梦到在桥上与父亲告别，只想和妈妈快快下桥，躲进寺庙里，反映出梦者因为恋父情结而在感情生活上不顺心如意，总是碰到性格不协调的男友，由此梦者为了追求完美的恋情（寺庙，没有纷争，只有安宁），开始下意识地希望远离父亲，远离对父亲的崇拜情结。

第三节　岳晓东简易解梦技术

一、岳晓东简易解梦技术的基本原理

（一）学习目标

了解岳晓东简易解梦技术的基本原理。

（二）基本概念

1. 解梦的常见误区

1）对号入座，以偏概全

古往今来，人们在解梦当中，都将一些在梦境条件下的偶发联系当作必然联系，如梦见掉牙就是家里要死人，梦见烟囱就表示性欲望。这种"一对一"的方法僵化了解梦过程，不仅使解梦变成了"查字典"，更忽略了每个人、每个梦境的个体差异。其实，就是同样做"掉牙梦"，可以因为个人之梦生成环境不同而得出不尽相同的解释。

2）我说你听，被动接受

解梦，给人的感觉就是你说你的梦，我来给你做解释，好像是算命似的。其实，自弗洛伊德以来，解梦就有了互动交流的部分。咨询师要经过一个"问诊"过程，一来是深入了解当事人的梦境表现；二来是在此过程中不断验证自己的假设。由此，一个理想的解梦应该是咨询师与来访者共同探索与发现，并就最后的解梦见解一致。解梦如果采取了算命的模式，那就是对解梦本身最大的误解。

3）牵强附会，强加于人

解梦最大的困境是咨询师给予的解释令当事者一头雾水不算，还要要求对方全盘接受。对来访者来说，这不仅是对其同感共情的最大失误，也是对其洞察分析的最大滥用。

4）日有所思，夜有所梦

其实，不是所有的梦都是可以解的，这就像不是所有的人在遇到烦恼或挫折时，都会通过做梦来表现一样。有研究证明，约有三分之一的梦是无法得到合理解释的。所以，咨询师都要接受一个基本事实：自己确实无法解析所有的梦。

5）言必性欲，语说攻击

解梦的另一大困境就是咨询师完全从力比多的角度解析所有的梦。应该说，在梦境中出现与性相关的象征物（如烟囱、裸体）及与攻击相关的象征物（如刀叉、匕首）等，从力比多的角度加以解析只是一种思路，而非绝对的思路。

总之，理论不是万灵药，技术也不是救命草，在心理治疗过程中咨询师和来访者对梦的解释仅仅是一个工具，而不应该是目的。通过对梦的解释使来访者达到对自己的潜意识内容、自己的心理和行为的理解和领悟，从而在行动中去积累新的经验，使自己在面对自己的内心现实和客观环境的时候能平和地接受，而少有愤怒和恐惧。

弗洛伊德为荣格解梦

1909年4月，弗洛伊德与荣格一同去美国讲学。在途中，两人相互解梦，荣格说了自己的一个梦。

我（荣格）置身一所我不认识的两层楼的房子里，它是我的家。我发现自己走上了二楼，这里有点儿像客厅，配备有洛可可风格的精致的家具，墙上悬挂着一些古老的珍贵名画……我沿着楼梯走到一楼，在这里一切东西显得更加古老，我认识到房子的这一部分可以追溯到15世纪或16世纪。这里的陈设是中世纪的，地板是红砖铺就的……我走到一道厚门前，用力打开它，在门的那边发现了一道向下的台阶，我再次走下去，结果发现自己处在一个有拱顶的美丽的房间内。这里显得更加古老，可以追溯到古罗马时代，地板是由石片铺成的。在石片中间，我发现了一个环，并拉动它，石片便抬了起来，一道窄窄的石阶通往地下更深处。我顺着这些石阶走下去，走进了一个从岩石圈里开凿的低矮的洞穴里。石洞地面盖着厚厚的灰土，上边散布着一些骨头和陶片，像是一种原始文化的遗物。我找到了两个人的头盖骨，显然是年代久远了，且快要裂成碎块了。

对于荣格的梦，弗洛伊德坚持从个人的层面来加以解析，认为它掩盖了对死亡的意愿，并追问荣格希望让谁死。对于这个解析，荣格非常不满，他感到两个人的差距实在太大了，弗洛伊德不可能洞察自己的内心世界。但为了委曲求全，荣格只得谎称弗洛伊德说得对。荣格认为，房子是精神的象征，其中大厅代表了意识，地板代表了无意识的第一层，而下面的洞穴则是后来荣格提出的集体无意识。这次事件更坚定了日后荣格与弗洛伊德分道扬镳的决心。

2. 岳晓东的解梦观

笔者主张，在解梦的理论当中，东、西方理论各有千秋、互有所长，对此人们应该抱以兼容并蓄的态度，而非厚此薄彼的态度。在这当中，怎样加以综合统一，找出最适合自己的方法，才是问题的关键。

笔者还主张，做梦是人类最普遍的精神现象，是一个人某种愿望达成的表现。可以说，梦是一种清醒状态精神活动的延续。而解梦的目的就是发现潜藏在梦背后的潜意识，按照弗洛伊德的话来讲，这叫作"变无意识为有意识"。

在此基础上，我主张解梦应该遵循以下原则。

1）解梦是个性化的

就像人格不尽相同一样，解梦也应该是不尽相同的。具体地说，同样是做"掉牙梦"，对A来说，可能象征着某种焦虑或损失，但对B来说，就可能意味着解脱和征服。这要看当事人的生活状态及其投射表现。

2）解梦是互动的

解梦的过程应该是一个咨询师与来访者互动交流的过程。咨询师要对梦境做深入的探寻问诊，并在这一过程中逐步验证自己的假设，并取得最终见解的一致。解梦要避免算命的模式，要给来访者充分的话语权。

3）解梦是多元的

解梦的过程就是可能性大排列并逐一验证的过程。在这当中，咨询师要"大胆设想，小心求证"[1]，而不能上来就开说，令人感觉牵强附会。此外，无论是中国文化中的占梦术（如《周公解梦》），还是西方的"符号说"，还是弗洛伊德的经典解梦理论，在解梦中都具有指导和借鉴的意义，但不是绝对的真理。

4）解梦并非要说性

在弗洛伊德的解梦观当中，梦境往往是性压抑的表现。应该说，这只是解梦的一种思路，而非绝对的思路。所以，对于弗洛伊德的解梦观，大家要抱着"既不照搬，也不摈弃"的态度来加以灵活运用。

5）不是所有梦都能解析的

并非所有的梦都具有象征意义，有些梦境可能就是很随意的，咨询师不必太当真，一定要"为赋新词强说愁"，那样反而令人感觉不真实。有研究证明，约有三分之一的梦是无法得到合理解释的。

（三）相关知识：我的解梦手记——前任男友与现任男友为什么同时出现？

我曾给一个来咨询的女孩子解过一个梦。她总是会做同一个梦：一边是她的前男友清清楚楚地站在她面前，并拉起她的手大步往前走，可她却很不情愿并拼命挣脱；另一边则是现任男友拉着她的手，并开心地追逐追闹，可她却看不清楚他的面容。每每做了这个梦，这个女孩都非常困惑，也非常自责。她不知道自己是不是依然不能忘情旧爱，并怀疑自己在潜意识里对眼下的爱情并不十分忠诚。

经过深入探讨后，我得出如下结论：从梦中传达的信息来看，女孩不愿和前男友在一起，而与现男友相处则很开心，这预示了女孩对前者的排斥及对后者的接纳。但事实上，梦中不断出现的两个男子都已脱离了现实生活所赋予的身份，而成为两种不同意义的情绪象征。

首先，前男友代表着生活的压力感，因为他曾给了她很大的束缚和挫败。因此，每当遭遇困境或挫折时，她都会在潜意识中将此与前男友联系起来，使之在梦境中不断出现。而现任男友则代表着神秘感，因为虽然她很喜欢他，但他们两地分居，思念不已，因而每每思念对方，或是盼望对方帮助自己时，都会梦到一张模糊不清的脸。而这一切实际上与爱情态度无关，而是一种焦虑投射。

女孩听了，大感舒心，因为这消除了她对自己花心的怀疑。

1　这是当初胡适送给年轻学者的治学原则。

二、岳晓东简易解梦技术操作方法

（一）学习目标

了解岳晓东简易解梦技术的操作方法。

（二）基本概念

岳晓东简易解梦技术的六大原则

既然梦的解释是为治疗服务的工具而不是治疗的目的，那么不同的咨询师对这个工具的使用就会有不同的解释，也会采取针对个人性格特点和偏好的不同方法。所以，只要能达到为治疗和咨询服务的目的就可以了。

在这里，笔者总结出几个简易的解梦步骤，和大家分享。

原则一：区别偶发的梦与重复的梦

梦有偶发的梦（random dream）与重复的梦（repeated dream）之分。一般说来，重复的梦较偶发的梦更容易投射出当事人的潜意识欲望。因为重复的梦的背后，当是传递着同样的信息。这就好比白天的类似生活事件或情绪体验会启动同一梦境的出现。我称之为"梦境开关效应"。例如，很多人会在感受焦虑时不断梦见考试的场面，这是因为白天的焦虑场面和感受"启动"了考试梦的开关，因为考试在梦境中是担忧、恐惧的化身。当然，偶发的梦也可以变成重复的梦，那样其象征意义就更加突出了。

原则二：区别梦的显义与隐义

梦是一种潜意识的表达，那么梦中的片段或场景就很可能是某种情绪或意义的象征。具体说来，则有"显义"和"隐义"之分。所谓"显义"，即梦中出现的情景或事件；而"隐义"则是这些情景或事件背后所隐含的由联想而得来的意义。例如，考试梦的显义是不自在和不情愿，但其隐义则是焦虑和不自信。

显义是较容易分析和理解的，但是梦的隐义就要靠心理咨询师在和梦者充分交流后，找出其显义背后的潜意识，发现梦的真实的、深刻的含义。找出隐义，才是真正的解梦，才是解梦的意义所在。

原则三：寻找梦的投射点

所有的梦都是一种欲望的投射、意念的投射。而梦境，表面上看是琐碎的念头的任意组合，深入看则是压制愿望的刻意编码。所以，解梦就是寻找无意中的有意、有意中的无意。只要找到梦在现实生活中的投射点，就找到了解梦的潜在的启动机关。例如，同样是感受压力，有的人会做"考试梦"，有的人会做"坠崖梦"，还有的人会做"迷路梦"或"迟到梦"。

当然，在寻找的过程中，要特别注意对梦境进行一个可能性大的排比，然后再逐一确定最为真实而正确的投射点。因为在很多情况之下，梦的比喻千变万化，解释也可以截然相反，但其背后的投射点却往往仅仅只是生活中一件不经意的小事。

原则四：发现梦的生成环境

梦还是以现实为依据、以想象为翅膀的，所以不能把梦作为一个单独的问题来阐释，梦的解释一定要在来访者过去和现在的心理背景上来解释。来访者的童年经历（家庭环境、父母的人格、创伤性的经验等），目前的生活处境都要是考虑的因素。例如，对于孩子来讲，考试梦就是直接的压力投射，但对于成人来讲，则有可能是某种挑战的压力投射。

原则五：改变现实生活控制梦境

俗话说，"日有所思，夜有所梦"，梦境的产生无疑与个人的生活状况有关。所以，人要改变或者控制特定梦境的出现，就要从改变日常生活入手。这样，梦境就是完全可以控制的。例如，人们做"考试梦"，是因为担忧或恐惧，如果一个人在生活当中学会主动求助，完善应对策略，进而提高自信，那么"考试梦"出现的概率就会大大降低。

原则六：注意解梦中的反移情表现

解梦过程其实是十分客观的，咨询师根据来访者对梦境的描述，需要做出合乎情理的判断。在这一过程中，咨询师如果将自己的意象或移情投射到来访者身上，那就会使解梦过程陷入主观、片面的泥潭。

总之，解梦绝不是一件容易的事情，也不是一项速成的技巧。这是因为：第一，梦具有极大的不确定性，到现在，我们还无法对其内容进行客观的实验室研究；第二，梦境杂乱无章，是一大堆心理元素的堆砌，对其探索必然需要深入的思考；第三，梦虽然是一种投射，但人们在对自己的梦回忆时，已经对梦的内容进行了修改，报告的梦与实际所做的梦有很大的差异。

由此，咨询师对梦的解释一定要合乎情理，并得到来访者的认同。因为只有来访者认同了对梦的解释，他才能有所领悟和变化。由此，解梦一开始就不应该是咨询师一个人的工作，而是咨询师和来访者共同承担，其实最好的解梦者可能是来访者本人。亚里士多德曾说，善于解梦的人，必须能在各种梦中把握共同点，因为梦相就好像水中的幻影一样，只要稍微一动，影像立即扭曲变形，而唯有能在扭曲变形中看出内容意义的人才是成功的解梦家，表11-13为解梦的三大误区。

表11-13　一般人对解梦的三大误解

对解梦的误解	事　实	解　释
梦境能预测未来	梦境可以解释过去，却不可以完全预测未来	梦，大多是意念投射
		解梦，不能为赋新意强说
解梦能测定人格	梦境可以揭示忧虑，但不能表明一个人的性格特征	梦境，表面看是琐碎念头的任意组合，深入看是压制愿望的刻意编码
		梦境，就是被压制欲望、意念、焦虑的投射
梦境能测定他人	梦境只可以揭示愿望，不可以完全成为判断他人的依据	梦，是被压抑欲望的释放
		解梦，就是使人清醒地意识到这些愿望是怎样被压抑的

（三）相关知识：性的象征物

按照经典的精神分析理论，梦的本源几乎都与性相关，无论是性好奇还是性渴望。由此，弗洛伊德提出，对于男性的梦境来说，坑、穴、罐、瓶、箱、口袋、房间、火炉、教堂、蜗牛、蚌等事物都有可能是女性的生殖器官的象征；而对于女性的梦境来说，烟囱、手杖、伞、树干，甚至是小刀、匕首、枪、军刀、枪炮、手枪等，都有可能是男性生殖器官的象征。

首先，梦境中出现与"性"相关的象征物，应该说是解梦的一种可能，而不是所有的可能。其次，这里的"性"，并非一定是成人的性交活动，它也包含了个人对自我、他人、异性的亲密情绪体验。

由此可见，重要的是咨询师能让来访者领悟故事背后的动机和情绪。我们其实并不需要在故事的表达形式上纠缠和争论，咨询师需要做的更多的是在深刻理解人性的基础上和来访者讲出什么样的故事，如何讲这个故事，这样更有助于来访者对自己内心世界的领悟，更有助于促进来访者变化和开始新的生活。当然，讲出什么故事，如何讲才能达到心理治疗的目的是咨询师的艺术手法，其中蕴藏着咨询师本人对自己过去的经历、人性和文化的深刻理解。

根据我的经验，应该挑选一些重要的梦进行解释。那么，到底什么是重要的梦呢？在没有解梦之前怎么看出它重要不重要？

根据我的经验，重要梦如几年前的旧梦，或者和一件至今未忘的往事有关。例如初恋，或者和一个重大的心理创伤有关；例如被辱，或者和一个人的性格密切相关。当你解过梦后，对方也许会说："当时我很痛苦，但现在事情早已经过去了，我也早忘了。"但是事实却不是这样，如果那件事他早已忘记，他就不大可能仍旧记着这个梦。无法忘记的旧梦也表明梦中反映的心理问题至今未解决（表11-14）。

表11-14　什么梦十分重要

解梦的误区	解　释	事　例
印象深刻的梦	人生有些梦如此生动，以至于令人久久难忘。虽然时过境迁，我们已经无法知道什么事使来访者做了这样的梦。但是一个人有生以来要做多少梦呀，绝大多数的已忘掉，而这个旧梦却牢记在心，那么这个梦一定是很重要的	梦，大多是意念投射
		解梦，不能为赋新意强说
重复的梦	梦中重复出现人和事，象征着一个你现在需要解决的问题。这个问题不解决，这个梦就重复地做下去。这里所说的问题主要指心理矛盾、抉择等，再有，就是由特定生活方式引发的心理不平衡。由梦中重复出现的地方的特点、重复出现的人的特点，可以找到问题所在。由每次梦的差异，可以看到在你的内心中，对这个问题的思考有了什么进展，对这个问题的看法有了什么改变。当你通过解梦把问题弄清楚后，梦就不再重复了。否则，梦会一直重复	梦境，表面上看是琐碎念头的任意组合，深入看是压制愿望的刻意编码
		梦境，就是被压制的欲望、意念、焦虑的投射

解梦的误区	解　释	事　例
寓言般的梦	有的梦像一个寓言一样写出了梦者的性格，并且勾画了这种性格的人会遇到的命运。这种梦似乎是他一生的缩写，是他精神生活的写照。这种梦也很令人难忘。而且这种梦也极有分析价值，分析出一个这样的梦，就完全了解了他整个人。这种梦的特点是长，情节较复杂，讲起来像小说	梦，是被压抑欲望的释放 解梦，就是使人清醒地意识到这些愿望是怎样被压抑的
连续的梦	有时，梦中的情境会在后面的另一个梦中重复出现。或者，几次梦见同一个人、同一个地方。再有，梦中出现类似的主题。这种重复的梦都是值得解释的。有人做梦还会像小说连载一样，接着昨天梦的结尾继续做梦。这种梦也较为重要	梦，是被压抑欲望的释放 解梦，就是使人清醒地意识到这些愿望是怎样被压抑的

[案例11-3]

梦　境　对　话	解　析
来访者：我做了一个关于我的感情关系的梦。我原来有一个朋友，刚刚相处还没有深入交往的时候感觉比较好。我做了一个梦，以前我没有去过他家，在梦里到了他家。他家有一个大书房，中间一张桌子，感觉氛围很好。他拿箱子整理衣服，然后走出来，下雨了。他家有一个大铁门，他一手拿一个箱子，一手拿伞。他的样子感觉好像挺麻烦，我说："我锁门吧。"在锁门的时候，我发现在他们家过道外面挂着很多衣架，还挂着一件旗袍。我平常并不疑神疑鬼，这是对别人的态度的一种体现，还是怎么样？	这是一个很有意义的梦，说来话长，为什么是过道？为什么是门？每一个都得深究。
咨询师：这是传统的精神分析。不是你说了什么问题，就给你相应的答案，精神分析是整体说一遍。你要说这一块，深究的话有很多事情。	对自己没有自信的表达。是对关系的不自信，而不是对你自己不自信。
来访者：我想知道一些简单的事情。这个梦在潜意识中是不是有多疑的心态？我心里不理解是多疑还是有其他说法。 咨询师：我们首先不谈梦本身，不是梦见什么就发生什么，这是不良的自我暗示。你要做统计分析，多少次以后真的是如此，有时候可能是真的偶然。所以你真的不会梦到什么就发生什么。作为过来人，作为一个异性，当你在乎某人的时候，嫉妒是爱情的温度计，到了一定的程度就会浮现。 来访者：我还做了一个梦，我们后来分手，分手之后看到他戴着面具。	你对这种关系很担心，是因为你在乎这个人。从这个层面来看，很简单地说就是焦虑的表现，对关系没有信心，所以在晚上做梦时出现。白天的时候人们往往会对自己说，为什么多疑？为什么想这么多？但是在晚上爱想什么就想什么，结果就梦到人家家里藏着旗袍。
咨询师：这更是一个经典的案例。是什么面具？ 来访者：黑色的。 咨询师：你的梦多准！你白天想的人，晚上这个人就戴黑面具出现。 来访者：可是我们没有闹得很僵。 咨询师：梦是非理性的。 来访者：谢谢，岳老师。	反梦典型。

[案例11-4]

梦 境 对 话	解 析
来访者：我昨天晚上梦见自己飞起来了。以前梦见飞起来时有电线网阻碍，昨天飞起来没有电线网阻碍了。昨天梦见爬山，与朋友们落下了。	这要么是寐梦，要么是喜梦。
咨询师：你做的梦很有象征意义，第一，自己飞起来，是理想状态；第二，白天飞不起来，晚上起来。以前有电线的阻碍，现在没有了。与一些人走散了，结果你一运气就飞上去了。这是正延续的过程。我们讲梦是有象征意义的，梦有两层意思，显义、隐义。显义是表面的意思。你觉得做梦的显义是什么？ 来访者：我以前也想过，经常做同样的梦，做了好几年了。飞起来，是希望自己有更大的空间，向往自由。 咨询师：你刚才只说了一点，这里面有很重要的部分，我们还没有说隐性的部分。你不断地做这个梦，你想一想，最近，你自己有什么改变，与这有什么牵连？ 来访者：前一段时间我接受咨询，想通了一点儿，释然了一点儿，没有电线可能与这个有关系。以前老是想不通，接受心理咨询之后就释然了。 咨询师：也就是说，你的生活状态没有改变，但是心态改变了。可以这么理解吗？ 来访者：以前的思维让自己钻了牛角尖儿，现在看问题有新的角度。生活还是这样，但是心态改变了。 咨询师：心态改变在什么地方？可以稍微说几句吗？对生活的态度，更乐观、豁达，或者更美好？怎么衡量？ 来访者：我以前是完美主义者，一切追求完美，做了心理咨询以后在这方面有所改善，不会那么追求完美了。 咨询师：这让你释然了。 来访者：对。 咨询师：你觉得生活当中的压力是什么？ 来访者：在工作方面希望得到更大的发展空间，但是障碍太多。 咨询师：生活当中阻碍很多，比如掉到坑里面了。为什么想到电线？ 来访者：也许是搞摄影的，很讨厌电线之类的东西。	电线的阻碍是现实的各种障碍，包括社会、家庭，对向往自由的阻碍，显义很容易考证。第一，自己飞起来；第二，有阻碍，电线网之类的，使自己不能飞起来。显义是直接的，希望自己发达，做得更好。 梦的第一层意义是飞起来，显义是活得更开心，做得更好。思想当中希望飞起来，但是有电线的障碍。电线网有象征意义，与朋友走散也有象征意义。 显义是希望做得更好，活得更开心。阻碍是一个替代物，生活当中的另外一种压力用电线网替代。
咨询师：你对电线网很讨厌，平常在生活中它是一个不自然的表现。对你来讲，它是一个碍事的东西。反过来，为什么要飞？也可以跑，也可以发财呀？飞对你的意义是什么？ 来访者：飞应该向往自由。 咨询师：你最早梦见飞是什么时候？ 来访者：三四年前。 咨询师：你能想起来是怎么飞的吗？ 来访者：以前梦到飞是像鸟一样，昨天是垂直飞。 咨询师：最早梦见飞的时候是怎么样的？ 来访者：像鸟一样。 咨询师：是什么原因让你做这样的梦？ 来访者：有时候拍照片的时候，位置高一点儿好，位置低就被电线杆挡住了。 咨询师：每次摄大场面的时候，就会飞起来，有没有这种牵连？ 来访者：没有想过。 咨询师：你现在想不起来最早是什么时候做这样的梦？我假设当你摄影的时候，你达不到最好效果的时候会做这样的梦。 来访者：应该是这样。我昨天摄影了，做了这样的梦。 咨询师：昨天白天摄影了，所以晚上做梦，假设在一定程度上成立。如果你白天遇到开心的事情，晚上是不是会做这样的梦？ 来访者：没有想过。	电线网表面上是阻碍，深层的意义是在摄影过程中遇到的电线网，它阻碍摄影的效果，所以背后的意义搞清楚了。"飞起来"对你来讲也是一种象征，人追求开心，追求发达，飞只是一种方式。 日有所思，夜有所梦。因为什么事情发生了，会做什么样的梦。 解梦的功夫就是探究。梦的表层意义很容易找出来，关键是梦是怎么形成的？它们的关联是什么？梦象征什么？这代表什么期望？ 假设梦是压力导致的，如果白天不开心，晚上就做梦了。潜意识有关联，梦境被调出来。白天发生什么事情，晚上做梦，就有关联。我们假设一种编码是白天摄影，希望有好的效果。

梦 境 对 话	解 析
咨询师：梦的象征意义代表什么？这是要深入探求的。我们接着讨论，昨天晚上爬山走散了。为什么爬山？经常爬山吗？ 来访者：不经常爬。 咨询师："一拨人走散了"，你对它有什么评价？ 来访者：应该是有关系的。昨天白天参加一个集体的活动，做完之后他们集体去拍荷花，而我没有去。 咨询师：对你来讲，你拍荷花也许可以拍得更好，可以做更投入的事情却没有参与，被落下了。他们为什么在山头上？ 来访者：觉得他们可以拍到好片子。	经典的案例，爬山是不安全的表示。你被落在后面了，你走散了，朋友给你带来压力，可以沿着这个方向去思考。 这个梦不是白做的，有象征意义。
咨询师：后面，"思想一集中垂直飞了上去"，也就是说要对自己有信心，只要是你在乎的事情，你也会跟它们保持平衡。原来有电线网飞不上去，现在已经超越了。现在可以做到，原来做不到，是什么促使你突破了电线网？ 来访者：今年在摄影方面取得了一定的成绩。 咨询师：你今年有一定的成就，所以思想一集中就成功了，跟你的朋友们保持了距离。	梦背后的隐义就是，来访者开始对自己有自信。突破电线网是有自信的表现，"一飞就赶上了"也是自信的表现。这个梦对他来讲是喜梦，给他信心，他飞上去了，让他感觉好，最起码是一个喜梦，甚至是寐梦。

点评：

日有所思，夜有所梦。梦是白天的思想在晚上的反映。

根据经典精神分析的讨论，梦的显义在来访者身上是一种挣脱，飞起来了，没有障碍。隐义是他有了自信，这个梦是喜梦。当来访者被拉开距离的时候会赶上去，也就是说当他白天活得很辛苦，焦虑的时候，他会想办法走出去。来访者真的想飞，却飞不起来，这是天马行空的感觉。我按照精神分析的套路解梦，得出的结论是这是喜梦，它给这位来访者带来了自信。

［案例11－5］

梦 境 对 话	解 析
来访者：在我读初中的时候，对一个梦记忆特别深刻，那时候我与太阳赛跑，这梦很怪，我一直都不知道怎么回事。我每天晚上跑，一直跑了半年。最后精神承受不了，很累，很疲劳。初三的时候成绩开始变得不好，每天晚上做梦与太阳赛跑。梦里说，跑赢了，我就很好，跑输了就会死掉。我心里很害怕，就是差那么一点点，还是没有跑赢太阳。 咨询师：谁能跑赢太阳？这是一个经典的、很有意义的梦。	与太阳竞赛，让我们想到后羿把太阳射下来了。这个梦的显义是：竞争，焦虑。 没有跑赢太阳就死了，意味着后半生与原来完全不一样。没有追上太阳，使得他往后自暴自弃。
来访者：我梦到太阳之后，1985年我有一个姐姐被人家谋财害命。她写信给家里的时候说有三万的积蓄。我对妈妈说："姐姐有这么多钱。"因为她一个月才赚几百元，她是聋哑学校毕业的，靠画画来维持生活，每到一个地方别人都是照顾性地买她的画。收到信之后，我妈妈害怕惹事，就把信烧了。那时候我读高一，离10月1号只有1个星期的时间，我坐在教室听到姐姐与妈妈吵架。由于我姐姐是哑巴，不可能说话，但是她们吵架的声音很清晰地在我的大脑里。她们就在校门口吵架。我走出教室，结果我看到爸爸和妈妈在校门口。我妈妈说："你不读书，发神经了。"我听了，说："不对呀，明明听到姐姐与妈妈吵架了。" 来访者：我后来坐在教室里读书，坐下来后，感觉姐姐到家里去了。后来回家发现姐姐没有回来。但是这个声音连续出现三天，声音是很清晰的，我看书的时候可以听到姐姐的声音。在10月7号的时候，公安局说我姐姐死了。当时接到这个消息的时候，我只有15岁，到现在为止，我对这个事情一直记忆犹新。	这是两个梦，从性质上来讲，前面是惧梦，后面是噩梦。

梦 境 对 话	解 析
咨询师：这些都是你做的梦？ 来访者：后面的不是梦，是真实发生的事情。 咨询师：你姐姐出事之前，晚上7点左右上自习的时候，听见她们在吵架？ 来访者：是真实地听到，像我们讲话一样。 咨询师：你家离学校很近？ 来访者：我在爸爸的学校里面，家就在学校。 咨询师：就是说，你听到姐姐在家里吵架。	
来访者：我姐姐在外面工作，一年回家一两次。那次不是梦到姐姐，是听到姐姐从外面回来了。我当时对妈妈讲："姐姐一年回来一两次，你吵什么吵？"但是，一个星期以后就传来了她的死讯。 咨询师：之后，有没有听到你姐姐吵架的声音？ 来访者：从那时候起没有听到她的声音。 咨询师：当时你的学习成绩如何？	清醒的状态。 引申话题，了解背景。
来访者：当时的成绩比较好，全年级的前三名，从来没有掉队过。 咨询师：你保持前三名的成绩时有巨大的压力。 来访者：那时候很自信。 咨询师：你最大的焦点是，为什么选择与太阳竞争？焦虑有多种表现形式，为什么选择你与太阳竞赛？显义是焦虑。隐义为什么选择太阳？ 来访者：那时候流行看《排球女将》，里面的小鹿纯子与太阳赛跑。 咨询师：我没有看过这个电影。梦是自由组合的，是有关联的，与太阳赛跑不是随便形成的，解梦需要互动，真正的解梦需要互动的过程。为什么与太阳在一起？你看了这样的电影有什么感觉？ 来访者：印象深刻。 咨询师：它把你带入一个角色，就是"小鹿纯子"。把太阳搞清楚了，你刚才说另外一段，你与它竞赛了半年，连续做了半年的梦。 来访者：每天晚上醒来吓得不得了，但是又没跑赢，心里有害怕的感觉。	在清醒状态下自信，梦里不自信，带来前面的梦。梦者的第一个梦是焦虑的梦。也就是说，有巨大的担心。白天学习有压力，白天是专心学习，到了晚上回归本我的状态，意识状态全部释放，他的担心马上浮现出来。
咨询师：这是初中时还是高中时？ 来访者：初中。 咨询师：后来你考高中了？ 来访者：那年没有考上重点高中。我爸爸很固执，没有考上不上重点高中。我爸爸在那个地方很有权威，只要说一句话就可以上重点，但是我只上了一个职业高中。后来对学习不感兴趣，自暴自弃，心想"反正吃商品粮，反正有工作，无所谓"。我的目标是一定要考北大、清华。那时候我爸爸对我的影响很大，我一定要发愤图强，一定要成为让父亲骄傲的女儿，但是没有考上。 咨询师："太阳"是你的爸爸，他给你压力。 来访者：我觉得是北大、清华，自己给自己的压力。 咨询师：你父亲象征北大、清华。为什么与太阳赛跑了半年？源于你的压力，原因就在于此。后来又做这个梦吗？ 来访者：从那以后没有做了，压力没了。	继续深入了解梦者的背景。 与太阳竞赛了半年，也就是说有半年的压力，"太阳"是考重点高中，最后的半年处于冲刺的状态。

点评：

这个梦本身主题鲜明，这是一种焦虑，是一个惧梦，给梦者带来压力，这属于冲刺的压力，白天希望考上，白天不断努力，晚上做梦时压力浮现出来。而它不在白天出现，在夜里出现，太阳象征梦者的父亲。父亲对她的希望，是北大、清华。梦者在梦中把太阳移植到她的父亲身上。梦中的事物并不是一一对应的，弗洛伊德讲性，但梦到的不是男性的器官，而是梦到与其相关的物质。这里面太阳是显义，太阳背后的隐义是什么？是带来压力的源泉。我假设压力是你的父亲，你跟他竞争，担心实现不了父亲灌输的期望，所以焦虑，晚上一直做这个梦。

［案例11－6］

梦 境 对 话	解 析
来访者：我最近梦到一个人，像是熟人，又不是熟人，他买了一副棺材。我清楚地记得我也买了一副棺材回家。我小姨也做了同样一个梦，她告诉我："一副白色的棺材在你家里，我就发脾气把他们赶跑了。" 咨询师：我们讲，日有所思，夜有所梦。这个梦是什么时候做的？ 来访者：是前天晚上。前天是第一次，还是重复做的。 咨询师：棺材是第一次梦见。你的姨妈梦到棺材，在打电话给你之前，还是之后？ 来访者：前一个月。 咨询师：这个事情，有没有告诉你的父亲？你当时听了以后有什么反应？ 来访者：他告诉我的意思是，我要发财。我说，"我不会"。他的意思是运气好。 咨询师：具体点儿说呢？ 来访者：我在创业刚刚一个月，我妈妈就病了，创业告一段落，放下来了。 咨询师：你妈现在怎么样？ 来访者：医院诊断是癌症后期。 咨询师：你姨妈知不知道你妈病了？	梦吉凶，梦凶有吉。 惧梦 反梦的典型 中国古代文化强调入土为安，所以梦者想到棺材。
来访者：她知道。她第一次提出是白色的棺材，很生气地把别人赶走。 咨询师：你当时的反应？ 来访者：不悲也不喜。 咨询师：那时候有没有说到你妈妈的状况？ 来访者：她也知道，她对我妈妈没有判断准确，说我妈妈的病会好的。 来访者：那时候有没有说到你妈妈的状况？ 咨询师：她当作好事，白色的棺材。兴奋点在哪里？ 来访者：她是很兴奋地告诉我，梦凶为吉的事情。 咨询师：我不是算命，我也希望有奇迹发生。我只能解释，你梦见棺材是什么事情。 来访者：那到底是凶，还是吉？ 咨询师：我也很关心这个事情。这个问题问得很好。按照中国传统的讨论走，梦见棺材是好事。另一种解释就是你对妈妈的事担忧。	梦者姨妈梦见棺材，可能是想到梦者的母亲，夜有所梦。在潜意识当中有棺材的概念。 经过一段时候的处理，焦虑出现了。
来访者：对我妈不是很忧虑，她年纪也大了。我跟很多人一样，该办的事也照着办，该做的也做了。我现在的思想很复杂，平时思想单纯一些，想做什么，我会全力以赴做。我来广州创业，一个月以后妈妈病了，我回家了。再来广州的时候，与弟弟妹妹商量了一下，如果不能创业，就回家了。"棺材"与回家创业有关联，还是与妈妈的死亡有关联？ 咨询师：这个梦一事两用。既意味着发财，又意味着准备后事。	按照中国人来说梦，是用凶吉来划分。精神分析不是考证你的凶吉，是考证显义、隐义。显义是喜梦，这是显义，无论是准备还是不准备，隐义还是一种焦虑。梦者梦见棺材的本身是希望自己梦见棺材。

点评：

梦是造事，有不同的解释方法。精神方法是显义、隐义，完全是按照现代分析的思路，但是梦吉为凶、梦凶为吉则完全为中国式的解梦法。这里梦一方面表现为创业的事比较多，回家以后如何创业；另一方面又想如何兼顾老人。如果用中国式的解释，则梦者的梦是喜梦，又发财，又送终，又创业，这是好事；但如果按照精神分析方法解释，则梦者的梦代表着一种焦虑，一种无论对创业还是母亲的病情都无法放下的沉重心态。

小结：岳晓东论解梦

梦，是人类最普遍的精神现象，梦也是压抑人的内心深处的潜意识活动的最普遍、最重要的表现。

梦，是人类某种愿望达成的表现，也是一种清醒状态精神活动的延续。

梦的显义是隐义的一部分，这一部分从梦的潜意识里闯入梦中，成为梦的片断或暗喻。

梦像一本小说的1～9章，但是最后回想的时候只记得第9章的一半，前面的8章半都想不起来，从最后的半章中能推断你的心态。

解梦的目的，就是发现潜藏在梦背后的潜意识。

解梦需要互动。

解梦不应该谈梦本身，不是梦见什么就发生什么，这是不良的自我暗示。咨询师要做统计分析，多少次以后真的是如此，有时候可能真的是偶然。

第十二章

心理咨询的催眠治疗基本技术

>>>>>>

催眠治疗技术，就像学下围棋一样，入道容易升段难。

——岳晓东

第一节　催眠的基本概念与操作方法

一、催眠的概念

（一）学习目标

了解催眠的概念与简史。

（二）基本概念

1. 催眠的定义

依照美国心理学会心理催眠分会的定义：催眠（hypnosis）是个人接受健康专家和咨询人员的指令，在认知、想法和行为引发的改变状态。催眠是在诱导状态下，达到的放松、冷静、感觉良好的状态，普遍做法是引导催眠者想象和体验幸福的经历。换言之，催眠就是指催眠参与者在完全自愿的条件下，接受催眠师的导语引起的一种似眠似醒状态。

古往今来，人们对催眠的认识各有不同。一些人认为催眠是一种改变的意识状态；另一些人则认为催眠是正常的专注状态，他们会感到非常平静和放松。其中一些人对催眠的指令回应非常积极，另一些人则很少回应。对催眠的常见误解所产生的恐惧和担心可能影响接受催眠暗示的能力。与书、电影、电视中描述的催眠相反，在催眠中不会失去控制的人通常都很清楚自己在哪儿、做什么，除非是有失忆症。由此，催眠并非一种治疗技术，相反，它是一个可以提高治疗效果的过程。催眠治疗只能经过在合理的训练和专业的健康专家保密下使用，该专家需要经过实际的催眠训练并且在相关专业领域工作过。

催眠可用来治疗疼痛、抑郁、焦虑、压力、习惯混乱等，但并非对所有的心理问题和患者都起作用。催眠治疗决定只能由经过专业训练的健康专家提出，只能被用作治疗。研究催眠，应了解更多催眠本身的属性，了解催眠是如何影响感觉、认知、学习、记忆和心理社会学的。研究者在生理、心理问题的治疗中，也会体会到催眠的价值。人们对催眠通常有两种认识：一种是认为催眠是一种特殊的过程，是心理学现象；另一种是认为催眠是世俗存在的，是社会学现象。

在脑神经学上，催眠通过有效的引导与暗示方法，可使受导者放松情绪，使其脑波频率达到α波（每秒8~12Hz）或θ波（每秒4~7Hz）的范围。这种状态正是我们睡眠方醒的状态。而当我们处于较浅的睡眠状态，或是静坐、禅定状态时，我们的脑波也是处于θ波。因此，人在催眠中会产生出一种由衷的放松的感觉，但这一状态又不是完全的睡眠状态。换言之，催眠是一种介于睡眠与觉醒之间，犹如聚精会神于某事的状态。哈佛大学医学院催眠专家弗雷德·弗兰考曾说："催眠术将人们分散的思想聚集起来，它既不是昏迷状态，也不是睡眠状态，而只是一种似沉浸在阅读一本小说而听不见别人说话的状态。"

另外，催眠可使人失去痛觉，接受无痛手术；也可以减轻心理压力，强化生存意志；可以消除心身疲惫，矫正不良习惯；等等。催眠还可以大幅度提高人的记忆力和意志力，这已被大量实验证实。这是因为在催眠状态下，受导者的思维同催眠师的指令形成了"单线联系"，对外界因素产生了"屏蔽效应"，从而使注意力和头脑清晰度达到极限。换言之，催眠是由不同技术引发的意识替代状态。此时人们对催眠师的诱导语极具反应性，进入一种高受导性状态，并在知觉、记忆和控制中作出相应的反应。换言之，当一个人在催眠的状况下，他的意识会进入一种相对削弱的状态，其感知觉、情感、思维、意志等心理活动都会受到催眠师的言行指引。而导致这种状态的技术，就叫催眠术。

总之，催眠的意义在于帮助来访者在潜意识状态下处理自己的情结与纠结，从而发挥出个人的巨大潜能。虽然催眠的历史要远远长于精神分析的历史，但催眠的机理与精神分析的机理是相通的，都是试图在一种轻松、自然的状态下处理当事人内心的创伤，发挥其巨大的心理能量。因此，我把催眠技术放在了精神分析技术的篇章里。

2. 催眠的历史

催眠术有着十分悠久的历史。古埃及的祭司相信当一个人处于出神的状态下（trance，恍惚的意思），疾病就容易痊愈。由此，祭司的做法就是为了借助神的力量来驱逐邪恶。此后，世界各地的巫师、法师或祭司都会利用药草、焚香、歌咏、火焰、跳舞等手段来进行催眠，以祈请神谕来消灾或治病。

在中国民间就流传着一种"观落阴"的法术，可以引导阳间的人进入阴间去探访逝去的亲人，法师会通过焚香、摇铃、念咒等方式引导参与者进入出神的状态，并给予语言引导，使得参与者对于阴间应有的景观有所认知，最终参与对话，这其实就是一种催眠术的表现。

对催眠术的科学研究始于18世纪后半期。

1766年，维也纳医师梅斯梅尔（Mesmer, Franz Anton 1734—1815）在其发表的《行星对于人体之影响》论文中提出，行星可借一种看不见之微流体的传导而影响人类的健康。1775年，他又修正了自己的理论，提出"动物磁力说理论"（animal magnetism），认为空气和人体会吸收一种磁流，当其在人体的血液和神经系统的循环受到阻碍时，人就会产生疾病。而要治疗疾病，就必须借助磁铁来打通人体的磁场。这需要借法师之手将磁流导入受治疗者体内，以治疗疾病。这套程序被称为梅斯梅尔催眠术（Mesmerism）。

1841年，英国人布莱德（James Braid, 1795—1860）对催眠现象做了科学的解释。他提出，所谓的强大的磁场只是受试进入了一种类似神经性睡眠的暗示状态。他在仔细研究了梅斯麦催眠术后发现，催眠状态的出现是神经中枢麻痹造成的。1841年，布雷德开始用催眠来麻醉镇痛，并用凝视水晶球的方法做催眠（也称"眼睛固定技巧"），可使人进入清醒和睡眠之间的状态，即催眠状态。此外，布雷德还将希腊文中的"hypnos"（睡眠的意思）一词改为"hypnosis"（催眠），使得催眠术有了明确的定义。布雷德发现，当人被催眠时，他会有下列的生理变化：人在浅度催眠时，会出现快速眼动；人会随着呼吸节奏的改变，而进入更深的催眠状态；此时，人极易受到语言暗示的影响，并可控制一些非自主行动。

1880年，法国人昂布鲁瓦兹-奥古斯特·李厄保（Lie'beault，Ambroise-Auguste，1823—1904），将催眠应用于生理与心理疾病的治疗与实验上。他的研究受到了法国南锡医学院教授伯恩海姆（Bernheim，Hippolyte，1840—1919）的支持。他们各自发表论文，论证催眠现象并不涉及人体的体力或磁场作用，而是由暗示引起的一种心理上的刺激与反应的组合。此外，巴黎大学神经学专家沙可（Charcot，Jean-Martin，1825—1893）则认为，催眠是一种类似歇斯底里的病理现象，是一种引导出来的状态，在这种状态中他的歇斯底里病患会显现出类似癫痫的现象。

1885年，精神分析开创者弗洛伊德（Freud，Sigmund 1856—1939）到法国师从沙可，他是著名的神经病理学专家，还是萨佩特里尔医院的院长。以外，沙可还是歇斯底里现象的发现者，并用催眠术治疗歇斯底里症。在法国期间，弗洛伊德还专程去南锡观摩了李厄保与伯恩海姆的催眠治疗方法，令他印象深刻。其实，早在学生时代，弗洛伊德就通过观看通磁家的表演而对催眠术产生了浓厚的兴趣。

1886年，弗洛伊德开设了私人诊所，并使用当时流行的电疗法。1887年，弗洛伊德放弃了电疗法，开始尝试用催眠法来治疗神经症患者。1888年，弗洛伊德又把伯恩海姆的有关暗示及其关于治疗的巨著《催眠法、暗示与精神病治疗法》翻译成德文，并写了详细的序文。他在与布洛伊尔（Joseph Breuer，1842—1925）合著的《歇斯底里的研究》一书中提出，歇斯底里症状是因当事人压抑受创伤的经历所致。如果在催眠中将被压抑的情绪释放到正常意识里，症状便可减轻或消除。

1890年以后，在经过一系列实践和研究后，弗洛伊德认识到催眠术治疗也有一定的局限性，一是因为有些患者不容易被催眠；二是因为疗效也有限，由此放弃了催眠术而转用自由联想。但是，催眠术为弗洛伊德开创精神分析理论奠定了最初的基础。

拓展阅读12-1

梅斯梅尔是怎样做催眠的

在梅斯梅尔的催眠治疗中，他让接受治疗者在一间昏暗的室内，围坐在一个放满铁粉的大木桶四周。木桶的桶盖上插有许多铁棒，接受治疗者们或手握铁棒或接触患部，静静等待。不久，屋里会响起缓慢、动听的音乐，梅斯梅尔身着丝袍，手持铁杖出现，穿梭于受治疗者之间，以铁杖接触患者的身体，直到对方产生反应为止。由于其治疗方法很特别，梅斯梅尔在巴黎名噪一时，就连法国王后玛丽都热衷于此。

1784年，法国国王路易十六任命一个由科学家与医生组成的委员会，专门调查梅斯梅尔治疗法的真相。委员会的报告否定了梅斯梅尔的"动物磁力说"，将他的治愈案例归因于受治疗者的想象，即自我暗示的效果。由此，梅斯梅尔的声名一落千丈，逐渐被人忘记。

有趣的是，1784年，梅斯梅尔的徒弟皮杰格（M de Puysegur 1751—1825），在用"动物磁力疗法"为一位23岁的农夫治病时发现，当该农夫进入了一种类似睡眠的状态时，他只能听到皮杰格的话，而听不到别人的话，并对皮杰格的指令言听计从。可清醒之后，该农夫却不记得刚才所发生的事情。皮杰格将这种状态称为"人工梦游状态"，认为进入这一状态的人会有特别的疗效。

事实上，无论是梅斯梅尔，还是皮杰格，他们都没有意识到自己实际上是在用催眠术治病。由此，他们无疑是使用催眠术的先驱。到了19世纪，人们对催眠术的探讨远远超越了梅斯梅尔催眠术（Mesmerism），而进入以暗示为主的心理学研究范畴。

3. 催眠的主要理论

虽然催眠有着悠久的历史，但是对其的理论研究却只是近200年的事情。概括说来，对催眠的理论研究和解释有如下六大理论。

1）动物磁流学说（animal magnetism theory）

该理论由奥地利人麦斯麦（Franz Anton Mesmer，1734—1815）在18世纪末提出。他认为，人体内存在着一种磁流，在正常状况下，它维持着动态平衡。人之所以生病，是因为人体内磁流不畅，其活动失去了平衡。对此，只有运用磁疗法，才能使人体的磁流恢复正常运行。麦斯麦认为，催眠师体内存在着较强的磁流，在对病人施行催眠术（那时称为"麦斯麦术"）时，催眠师体内的磁流可通过一些导体，如磁屑、铁棒等传递给患者，也可通过催眠师用手抚摩患者的病痛部位，直接以其自身强大的磁流来纠正病人体内磁流的非正常状态，以达到磁流能平衡运作，病情好转，健康恢复。

该理论有许多争议，现今也已不再使用，但它却是后来众多理论建立的基石（如分离理论等）。

2）病态理论（pathological state theories）

该理论由法国人沙可（Jacob Charcot，1825—1893）提出。他认为，催眠状态实际上是人为诱发的一种精神病态，是癔症的一种表现形式，而不是正常人格的表现；催眠参与者都是精神病或神经症患者。沙可还提出，催眠现象可以分为两类：一类是大催眠状态，即完全性催眠，在这种状态下，催眠参与者的表现形式类似于癔症发作的样子，可出现强直、昏睡和梦游3种状况；另一类是小催眠状态，属于不完全性催眠，也就是平时所说的中、轻度催眠状态。当催眠参与者处于小催眠状态时，会表现出癔症发作的样子。

该理论虽然也颇其争议，却仍在当今被人用来解释催眠现象。

3）生理学理论（physiological theory）

该理论由俄国人巴甫洛夫（Ivan Pavlov，1849—1936）提出。他试图用高级神经活动学说来解释催眠现象。巴甫洛夫从实验中发现，单调、长期和重复的刺激可以导致睡眠。对人而言，不仅是单调的物理刺激，言语也能成为引起睡眠的刺激。由此，巴甫洛夫提出，催眠是觉醒和睡眠之间的过渡状态，因为抑制过程是普通睡眠的基础，也是睡眠的条件。这样，催眠与睡眠并无本质的区别，催眠是部分的、不完全的睡眠，或是局部的睡眠。他提出，"如果在人大脑两半球皮层中的抑制过程没有遇到任何障碍的话，人就可以获得普通的睡眠，也就是完全性睡眠；如果抑制过程只笼罩在大脑两半球部分皮层的话，人就可以进入局部性睡眠，通常称之为催眠"。

该理论至今仍被用来解释催眠现象。

4）分离理论（dissociation theory）

提出分离理论的主要代表人物是法国人皮埃尔·让内（Pierre Janet，1859—1947）。他认为，可被催眠的人都有精神病的基础。这是因为正常人的活动受意志支配，而人的整个意识和人格是由许多分离的部分组成的。正常人会依靠一种强有力的心力将各个分离的部分组合在一起，但如果一个人的心力太弱，他就无力统一整体中分离的部分，那样就会出现人格和精神的分离。这种分离状况将从人的行为中表现出来，而催眠正是用人为的方法来使人的心力衰弱到不能面对意念的挑战，最终出现了意识和人格的解体现象，也就出现了精神病症样的现象（见表12-1）。

该理论在很长时间内被用来解释催眠现象，直到后来为新分离理论所取代。

表12-1　催眠中的分离表现

	特　点	事　例　说　明
分离表现	1. 是一种离开了现在的状态	如某人在催眠中面对一个意象回想到自己童年时的某个情景，进入了彼时的状态并感受到了那个状态，这就是分离状态
	2. 分离的质量是催眠的一个标准，分离质量越好，说明来访者进入催眠状态越深	如某人在催眠中明显感觉到身体不听使唤，不能动弹，就像过电一样。其反应越明显，就越会产生一种自我确认——我被催眠了
	3. 制造分离是做催眠最核心的一点，主要是为了削弱意识，活跃潜意识。当潜意识开放了，暗示才会起作用	如某人手臂受了伤，利用手指分离做诱导，在催眠中接受暗示，感觉手臂麻木，这时候做疼痛转移，暗示将痛感全部转移到支架上，人就感觉手臂不痛了

5）新分离理论（neo-dissociation theory）

该理论是由美国人希尔加德（E. R. Hilgard，1904—2001）提出的。他认为，每个人都有一系列的认知系统，它们按照级别排列着。尽管我们的自我控制系统主宰着我们在社会允许的范围内的行动，但也有一些心理过程在这些正常的自我控制系统之外。对此，新分离理论的解释是：第一，人类的正常行为和意识控制机构并非高度一致地结合在一起，它们就像松散的格式塔一样，在各行为系统之间存在着不一致性，在感觉、思维和行为之间也存在着不一致性；第二，意识流在一个以上的通道中流出，并且意识流可以同时从一个以上的通道中流出；第三，某些行为很少需要意识的注意，是自动化的，而另外一些事情却需要意识的积极参与；第四，许多意识过程的发生，无论是在性质上和还是在顺序上，都不需依靠正常的自我控制，如夜梦、白日梦以及幻想等。希尔加德还认为，一些催眠现象，如催眠后遗忘、催眠性自动书写、年龄倒退、对抗性运动项目、痛觉丧失、幻觉等，都是意识分离的强有力的证明。希尔加德的分离理论还强调了各个分离结构并非完全独立，所有的分离只是程度上的问题。

最后，新分离理论认为意识可一分为二，一个层面是接受催眠暗示的扭曲经验；另外一个层面则是催眠参与者的真正感觉，可以暂时被掩盖。例如，曾有人在舞台上被催眠了，可有一个人故意捣蛋，在台下大吼一声："失火了！"结果所有催眠参与者都适时醒来了，跳到台下逃命去了。这是因为第二个层面的意识，即生存的念头，不被第一个层面掩盖，此时做出了该做的事情来。

该理论是当今解释催眠现象的经典理论。

6）角色理论（role theory）

该理论是由美国人沙宾（T. R. Sarbin）在1950年提出的。沙宾及其追随者们认为，催眠现象的出现与社会心理因素有关。在催眠过程中，角色是由催眠师的指示或暗示所导演的，催眠参与者知道该如何扮演这个角色，如何去行动。沙宾强调，催眠参与者并不一定是刻意装扮某种角色去蒙骗别人的，而是渐渐地进入了角色，并全神贯注于某一狭隘意识而失去了对现实的自我意识。这主要基于以下5个因素：一是角色期望，即他对自己处于被催眠情境下的角色的期望；二是角色知觉，即对催眠师要求体验的角色行为的理解；三是角色扮演技能，如丰富的想象力；四是自我角色一致，即自己的一些行为方式、思想方法与催眠参与者的角色相吻合；五是对角色要求的敏感性，即对催眠这一事实的认识，能对催眠师的暗示做出反应。社会角色论认为，催眠参与者会自愿配合催眠师的指示，进入了假戏真做的状态。例如，曾有演员在录完影后，因一时无法脱离原先的角色而毕恭毕敬地奉茶给扮演老板的演员，显示出社会角色论有其真实性。

沙宾还认为，催眠是一种角色规定形式，而不是意识变更所致。催眠参与者完全相信由催眠师暗示所引起的意向性体验，其中催眠感受性高的人能深入角色，戏剧性地表演规定的角色，以致不能区分他们自身和他们的表演。这也一直被用来解释诸如洗脑、传销中的集体催眠现象。

4. 催眠的是与不是

1）催眠不是什么

（1）催眠不是睡眠

催眠不等于睡眠，这是因为睡眠不是催眠的目的，也不是其结果。其实，在大部分催眠状态下，催眠参与者都保留了控制其行为的能力，也可拒绝对催眠的暗示语，甚至做相反的行为。

（2）催眠不是幻觉

催眠可能会给人带来某些美妙的联想，但这绝不是幻觉或妄想。这是区别催眠反应病理性与非病理性的关键。其实，催眠参与者都不会把自己的体验描绘成一种幻觉，而是一种在暗示下的专注状态。

（3）催眠不是失忆

催眠会诱使人产生一时的记忆障碍，但这并不意味着永久的记忆障碍。事实上，自发性失忆是十分罕见的，也不是催眠术所能完全实现的。催眠参与者只要努力回忆，大多能回忆起以往的事情。

（4）催眠不是梦游

催眠可使人进入一种高度自我关注的状态，或松弛状态，不催眠参与者不会因此进入梦游状态。因为梦游是一种睡眠障碍，是无法通过催眠来引发或治疗的。

2）催眠是什么

（1）催眠是一种专注状态

催眠可使参与者进入一种自我专注的状态，可使其全神贯注于对某种意念或情绪的认知加工，如对某种生活创伤事件（丧亲、失恋等）的情绪梳理或对某种不良生活习惯（吸烟、赌博、网络成瘾）的意念控制。在此状态下，催眠参与者一直保留着其行为控制能力。

（2）催眠是一种恍惚状态

催眠可使参与者进入一种意识恍惚的状态，并可在催眠师的指导下进入一种美妙的联想状态（如前世回溯、未来生活的幻想）。催眠参与者需要进入这样一种恍惚的状态，才能对催眠师的指导语做出积极的回应与配合。由此，催眠的成功与其说是依靠催眠师的技术，倒不如说是依靠参与者的配合。

（3）催眠是一种放松状态

绝大多数的催眠，特别是治疗性催眠，都要经过一个放松的前奏部分。这既可使催眠参与者进入一种由衷的松弛状态，也可使催眠参与者对催眠师的指导语产生积极回应。没有这样一个过渡，就不可能诱发参与者对催眠的专注与恍惚反应。

（4）催眠是一种内观

催眠其实也是一种内观状态。在禅修中，内观的意思是如实观察事物的真正面目，以净化自身的心灵。催眠术的常用方法之一是呼吸导入，这与内观中由观察自然呼吸来提升专注力有异曲同工之妙，都为的是提高觉知的敏锐度，体验无常、苦及无我的普遍性实相。因此，内观也是自我催眠与自我暗示所追求的境界。不管什么人，在任何时间、地点都可以修习，没有任何限制。

[案例12-1]

瑜伽松弛入静法

请脱下你的鞋子，解下腰带和领带，如有眼镜也请摘下，伸直身子躺在褥垫上。

请把手放到两胁，请放松你的背脊、两肩、手指，感觉上下放松。

请闭上眼睛，把精神集中在两脚的脚尖上，让脚尖放松。

请想象你的脚、膝盖、大腿都泡在水中，感到全身肌肉都放松了。

请放松你的脸面、下巴，感觉脸上的肌肉很放松。

请想象你的身体渐渐沉重起来，深深陷在褥垫中，你也感觉不到自身的重量了。

请想象你是一朵云彩，一朵特别轻盈、万念俱空的、飘浮在寥廓蓝天上的云彩。

请想象你感觉自己飘浮得很疲惫，很想落地歇息下来。

请想象你感觉很有困意，很想睡觉，很想睡觉。

我数5下，你就入睡了，1，2，3，4，5，入睡。

二、相关知识：催眠大事记

1775年　奥地利人麦斯麦（F. A. Messmer，1734—1815）用磁铁作为催眠工具，用神秘的动物磁流说（Animal magnetism）来解释催眠机理。

1828年　法国人利波特（Ambrose Liebeault，1823—1904）、沙可（J. M. Charcot，1825—1893）和李奇（Charles Richet，1850—1935）在法国进行的无痛外科手术。

1841年　英国人布莱德（James Braid，1795—1860）对催眠现象做了科学的解释，认为它是治疗者所引起的一种被动的、类睡眠状态，并将此技术命名为"hypnosis"（催眠术）。

1845—1853年　英国外科医生吉姆斯（James Esdail，1808—1859）在病人被催眠并无痛觉的情况下进行了2000例手术，甚至包括截肢手术。

1868年　伦敦皇家医学及外科手术协会主席，伦敦大学教授埃略森（John Elliotson，1791—1868）宣称了对催眠的信任看法，并承认用催眠术进行了1834例外科手术。

1883—1887年　弗洛伊德（Sigmund Freud 1856—1939）开始对催眠感兴趣并进行实践，但由于对催眠并不擅长，他转而研究精神分析。

1891年　英国医师协会报告了关于催眠在医学领域的应用，并全面认可了催眠的治疗作用。

1960—1980年　美国人米尔顿·H. 埃里克森（Milton H. Erickson MD 1901—1980）创立了简快催眠疗法，他终身致力于对催眠学的研究，并自创了埃里克森派催眠术。

什么是催眠秀

催眠秀中的"秀"字是英文单词"show"的音译，类似于我们常听到的"脱口秀"，它是英文"Talk Show"的音译。催眠秀在欧美国家叫作Hypnosis Show（催眠秀）、Stage Hypnosis（舞台催眠）或Comedy Hypnosis（娱乐催眠），是欧美国家一种十分常见的娱乐形式。

催眠秀表演并不是由催眠师自己来表演，而是催眠师在现场的观众中找出那些比较容易进入催眠状态的人，来到台上进行深度的催眠体验和后面的表演。

一般专业的催眠秀表演时间在90～120分钟。首先是催眠师对台下观众进行催眠基本知识的介绍，消除常见的误解；然后催眠师对所有的观众进行催眠感受度的测试，基本上会有1/10的人第一次催眠就可以进入很深的催眠状态，催眠师的测试是在发掘观众中的这部分人；下一步催眠师会邀请对催眠感受度较高的人来到台上进入催眠引导，在引导达到一定深度以后（即适合进行表演的程度）就开始上面所提到的催眠表演，如喝水找不到嘴之类的。

水平较高的催眠师有很多类似的小项目可以做，一般一场专业的催眠秀会有十几个项目，既有集体的也有个人的，而国内初级的催眠师基本上还停留在全身肌肉僵硬，也就是常说的"人桥"或"催眠成钢板"这个项目，"人桥"这个项目其实不需要深度催眠，基本上每个人都可以做得到。最后是消除暗示，催眠秀表演快要结束时催眠师需要将之前给催眠对象的暗示移除掉，让催眠对象恢复到正常的意识状态，再给一些积极的暗示，这一步非常的重要。

到这里，整个催眠秀基本上就该结束了。

三、催眠的导入方法

（一）学习目标

了解催眠的导入方法。

1. 催眠治疗的常用导入方法

催眠导入可分为直接法（或自然法）和间接法。其中前者是通过简短、低沉的言语或轻柔的抚摩，使对方进入催眠状态；而后者是借助有光亮的小物体或单调、低沉的声源，让催眠参与者凝视、倾听，或以"催眠物"接触头或四肢，而催眠师则在一旁反复暗示催眠参与者进入催眠状态。其常用方法描述如下。

1）视觉导入法（visual induction）

此法又称为凝视法，就是让催眠参与者聚精会神地凝视前方的某一物体（一个光点或一根棒等），数分钟后，催眠师便使用单调的暗示性语言开始进行暗示，口气要十分平缓、低沉。

比如：

你的眼睛开始疲倦了，疲倦了。

你已经睁不开眼了，闭上眼吧，

你的手、腿都开始放松了，放松了。

你的全身都已放松，眼皮发沉，头脑也开始模糊了，模糊了。

你要睡了，睡吧，睡吧。

如果催眠参与者受暗示性高，就会很快进入了催眠状态。如果催眠参与者的眼睛未闭合，应重新暗示，并把凝视物靠近催眠参与者的眼睛，以加强暗示，使其眼皮变得沉重起来。

2）听觉导入法（audio induction）

就是让催眠参与者闭目养神，注意倾听节拍器的单调声或水滴声，几分钟后，再给予类似上述的言语暗示，同时还可以加上数数等，如：

你感觉有一股舒服的暖流流遍你的全身，

你感觉头脑有些模糊了，

你感觉越来越困倦了，

你感觉要睡了，睡吧。

……

3）触觉导入法（touching induction）

就是让催眠师在催眠参与者面前把手洗净、擦干并烤热，然后要催眠参与者闭目放松，用手轻微触摸催眠参与者的皮肤，从前额、两颊、两眼到双手，按同一方向反复地、缓慢地、均匀地移动，同时配以类似上述的言语暗示，以增强催眠效果。

催眠师有时也可不用言语暗示，而仅用诱导按摩。也可不接触催眠参与者的皮肤，而只是用双手的移动引起温热空气波动，给皮肤以温热感，从而达到诱导性催眠的目的。

4）药物导入法（medical induction）

如遇到暗示性低、不合作的催眠者，催眠师也可使用2.5%的硫喷妥品或5%～10%的阿米妥品0.5克。稀释后，进行静脉注射，在催眠参与者进入半睡眠状态时，再导入催眠状态。

5）艾瑞克森握手导入法（Eriksonian handshake induction）

此法由美国催眠大师艾瑞克森提出，简称"握手法"。就是要求催眠参与者将一只手伸到身前，好像正要与人握手。保持手臂悬在空中，这虽感觉不寻常，却仍然是舒服的。你可以将视线保持在伸出的手上，或将眼睛闭上，这可由你自己决定。如开始时就将眼睛闭上，你可在脑海中想象你伸出的手的样子。催眠师可发出下面的指令，以促使参与者尽快进入催眠状态：

接下来将出现信号，将提醒我已经进入催眠状态。

我每数一个数字，手臂就开始变轻一些。

好像每数一个数字，都在手臂上多系了一只氢气球。

你的手臂被提起来了，每多数一个数字，就多系一只气球，手便越来越高，指向天空。

你的手臂变得越来越高，好像被升到了天空。

你的手臂变得越来越高，升到了天空。

……

不同的催眠方式

催眠的方式可分为集体催眠、个别催眠和自我催眠。

所谓集体催眠，就是催眠师对病情或问题相似的催眠参与者共同实施催眠。这样既可同时治疗多人，也可消除催眠参与者的孤单感和恐惧心理。此外，集体催眠还可使催眠参与者之间相互影响，以促成催眠的到来，强化催眠参与者对催眠效果的信服。

所谓个别催眠，就是催眠师对单个催眠参与者进行催眠。这样可使催眠参与者处于更加松弛和专注的状态，特别是对于对外界环境极为敏感的人，单独催眠的效果会明显好过集体催眠。

所谓自我催眠，就是催眠参与者在催眠师的指导下对自己进行催眠。催眠一般是在安静、昏暗的房间内进行的。催眠参与者舒适地坐下或躺下，安静、放松数分钟，然后进行催眠。实践证明，90%以上的人能进入程度不等的催眠状态，30%左右的人可进入深度催眠状态。

2. 催眠导入的注意事项

催眠，是言语的艺术表现，催眠师要注意以下几点。

1）催眠语速要平缓（be flat）

就是催眠师在指令中，要做到稳步推进，把握节奏，特别是在开始诱导阶段不宜太快，最好与呼吸频率同步，后期可逐渐提升语速。

2）催眠语调要平稳（be gentle）

就是催眠师在指令中，要做到平稳低沉，可以有一定的节奏感或抑扬顿挫，以起到反复暗示的效果。

3）催眠语音要平静（be peaceful）

就是催眠师在指令中，要做到吐字清晰，语言简洁，意义明确，忌用方言与烦琐的言语。

4）催眠语气要平和（be warm）

就是催眠师在指令中，要做到语气柔和，多用权威语气和教诲语气，不用命令语气。

总之，催眠过程中的交流要给人以诗歌朗诵的感觉，令人为之倾倒。

[案例12-2]

我曾治疗过一位肥胖焦虑的来访者。她对吃饭有很大的焦虑感与罪恶感。为改善她的饮食习惯，达到健康瘦身的目的，我连着三次给她做催眠治疗，并先让她接受下面的催眠暗示：

我每次吃饭都很开心，我吃的食品也很健康。

我不再担心吃晚饭会变得肥胖起来，因为那样只能让我更加担心自己吃什么。

我也不再吃完饭就用筷子捅自己的小舌，那样让我很不舒服，很恶心。

我不再觉得肥胖是一种罪恶，会让家人看不起我。

我真的不再感觉肥胖是一种罪恶，让别人看不起。

我会在吃饭时，全心全意地品味食物，它们让我变得更健康。

我吃得健康，才会气色美润，才会身材苗条。

真的，我只有吃得健康，才会气色美润，才会身材苗条。

我细细咀嚼我的食物，享受吃饭的过程，我没时间去思考其他的事情。

我只是专注于享受当下营养的美食，它们将会给我带来健康苗条的身材。

……

我给她做了这样的催眠暗示，为的是摆脱她对进食的罪恶感。她很配合，也与我商定了一套减肥计划。就这样，经过催眠治疗和运动减肥，她终于减到了所期望的体重水准，气色也变好了许多。

3. 催眠脚本写作注意事项

催眠是语言艺术，催眠师能否成功带领求治者进入催眠状态，不仅取决于语气的表现，也取决于语言的表现。在催眠脚本的写作中，要注意如下事宜。

1）脚本要突出重点（be clear）

就是在催眠脚本的写作中，要突出要点，无论是针对某种不良情绪，还是针对某种不良习惯，要围绕其形成、后果、调整、矫正提出明确的说法，令人印象深刻。

2）脚本要重复要句（be repetitive）

就是在催眠脚本的写作中，要对重点部分不断重复，旨在强化，令人感受强烈，记忆深刻。

3）脚本要写作简略（be concise）

就是在催眠师脚本的写作中，要做到语言简洁，意义明确，忌用方言与烦琐的言语，并有明显的段落感。

4）脚本要有节奏感（be rhythmic）

就是在催眠师的写作中，要多用排比句（三四个词一起用），给人强烈的节奏感和音乐感。

总之，催眠治疗的脚本写作要简洁明快，给人以诗歌感，令人陶醉其中。

[案例 12-3]

我曾治疗过一位内疚症的长者。他是一家医院的院长，在业务上有很大的成就。但他一直有一个纠结，就是他生在农村，长年在外学习、工作，没有能很好地陪伴父母，眼下自己功成名就，却再也没有机会报答父母了，为此他时常有人生毫无意义的感觉。

我在听了他的描述后，根据他特殊的人生经历，写了下面的脚本，要他在放松、闭眼的状态下听我宣读：

我感到对不起我父母，因为在他们身体好的时候，我没有能陪伴他们。

我时常感觉很内疚，因为我再也没有机会给他们尽孝了，真的没机会了。

我这样做是不得已的，确实是不得已的，因为我需要在外边打拼，挣钱供养他们。

我这些年来行医、搞科研，取得了许多成果，这不但令我开心，也令他们引以为豪。

我虽然不常回家，但一直与父母保持联系，给他们写信、打电话，从未间断。

是的，这些年来，我一直给父母写信、打电话，从未间断过。

我回到家中，父母亲都告诉我，他们很好，不需要我回来看他们。

而且我的两个哥哥也一直在照顾父母，呵护父母，陪伴父母。

我的两个哥哥真的给了父母很好的照顾，照顾他们，呵护他们，陪伴他们。

而他们给父母花的钱，都是由我来出的，对此我一直引以为豪。

是的，他们给父母花的钱，都是由我来出的，我引以为豪，引以为荣。

如果我在家乡工作，我就不会有这般成就，这么多的成果。

如果是那样，我也不会有这样的财力来为父母盖新房子，添置新家具。

我也不会有这么多钱去为父母治病、养生，提高他们的生活质量。

所以，我是尽了孝的，只是我尽孝的方式与我的哥哥们不同。

是的，我是尽孝了，只是我的尽孝多在财力上，这也很重要。

我记得父母常说，他们很为有我这么个儿子感到自豪，感到骄傲，感到自豪。

这，其实也是尽孝的方式，因为一想起我，他们就会开心的。

所以，对于父母，我没有什么可悔恨的，因为我尽力了。

真的，我没有什么可悔恨的，因为我确实尽力了。

我的尽力也是父母的幸福源泉，他们也没有什么可悔恨的。

所以，我不再恨自己常年在外了，因为父母也希望我安心工作。

我不恨自己常年在外了，因为父母真心希望我安心工作。

因为只有我安心工作，他们才感到幸福、踏实。

……

我做这个催眠暗示，是为了帮助他摆脱他对父母的愧疚感。在催眠过程中，他很配合，不断在流泪，不断地点头。待我唤醒他时，我请他谈一谈对我刚才的催眠话语的感受。他告诉我，随着我的话语，他有了一种前所未有的解脱感和轻松感。他甚至感觉，刚才听的话，不像是出于我之口，而像是出于父母之口，让他听了备感温暖和喜悦。

对他的催眠治疗虽只有两次，却效果奇佳，一来因为他十分配合；二来因为我的暗示脚本写得非常有针对性。

4. 如何提高催眠导入的效果

怎样提高催眠导入的效果？催眠师要注意处理好以下事情。

1）建立信任关系

催眠成功的关键在于催眠参与者对催眠师的信任。所以，咨询师要给来访者做催眠治疗，一定要先建立起良好的咨询关系，否则来访者就难以配合催眠指令，催眠治疗的效果也无从表现。

2）进行细致评估

催眠师在做治疗之前，一定要给来访者做一个细致的评估，准确了解来访者对催眠治疗的需求与期待（比如，疼痛的根源、意图、愿望和预期），确保催眠的疗效。

3）制订明确的方案

催眠师制订切实可行的治疗方案，也是催眠治疗成功的关键。目标定得太高或太低，都难以让来访者有成就感。所以，催眠师要寻找一个突破口，让来访者做一次催眠就尝到甜头。

4）不断鼓励对方

催眠师要在暗示过程中不断鼓励来访者，以促使对方发挥出最大的能量。催眠师还要多鼓励来访者发挥想象力，使其能随着你的指令而产生无穷的联想。

最后有必要指出的是，有一些新上手的咨询师，因为刚学了催眠技术，就想给每个来访者做催眠治疗，这可能是很危险的。因为催眠术不是万灵药，其效果取决于信任关系的建立及来访者的个体差异。咨询师越是急着要表现自己的功力，就越有可能砸了自己的牌子。所以，在催眠术的使用上，咨询师要因人而异，灵活运用。

（三）相关知识：测试受暗示性的四种方法

咨询师在从事催眠治疗之前，应测试催眠参与者的受暗示程度。下面介绍4种简单的方法。

1）嗅觉测试法（smell test method）

就是用事先备好的3个装有清水的试管，请催眠参与者分辨哪个瓶子装的是清水，哪个瓶子装的是淡醋，哪个瓶子装的是稀酒精。分辨不出得0分；辨别出后两种中的一种得1分；辨别出后两种的得2分。

2）平衡测试法（balance test method）

就是让催眠参与者面墙而立，双目轻闭，平静地呼吸两分钟后，催眠师用低沉的语调缓慢说："你是否开始感到有些前后（或左右）摇晃？你要集中注意力，尽力体验自我的感觉，是否有点儿前后（或左右）摇晃？"停顿30秒，重复问3次后，要求催眠参与者回答或观察催眠参与者。未感到摇晃者得0分；感到轻微摇晃者得1分；感到明显摇晃者得2分。

3）记忆测试法（memory test method）

就是让催眠参与者看一幅画，上面有一个房间，内有2扇窗户和3把椅子。10秒后拿走画。问："房间里有3把椅子还是4把椅子？""房间有2扇窗户还是3扇窗户？"若回答与问话一致，则具暗示性，每一问得1分；若回答与画面一致则得0分。此项测试的得分为0～3分。

4）视觉测试法（vision test method）

就是在白纸上画两个直径均为4厘米、间距为8厘米的大圆圈，圆圈中分别写12与14两个数字，然后问催眠参与者哪个圆圈大。若回答一样大得0分；若回答其中之一大者得1分。

通过4项测查，催眠参与者可得0～8分，分数越高表示催眠参与者的暗示性越强，被催眠的可能性就越大。

第二节　催眠治疗的操作方法

一、催眠治疗的概念

（一）学习目标

了解催眠治疗的概念与方法。

（二）基本概念

1. 催眠治疗的概念

催眠治疗（hypnotherapy）是指通过言语暗示使催眠参与者处于类似睡眠的状态（催眠状态），然后进行必要的心理暗示与治疗的方法。在这当中，催眠参与者的受暗示性、合作态度和接受治疗的积极性是催眠治疗成功的关键。

具体地说，催眠疗法通过催眠技术，先将求治者诱导进入一种特殊的意识状态，再将催眠师的言语整合在求治者的思维和情感中，从而产生预期的治疗效果。换言之，催眠疗法通过言语暗示将求治者带入一种类似睡眠的状态（即催眠状态），然后对求治者实施言语暗示或指导，以求缓解或消除求治者的某些症状表现。

在操作上，催眠师会运用不断重复、单调的言语或动作向求治者进行感官刺激，诱使其意识渐渐进入一种恍惚状态。在这种状态下，人的认知判断能力会降低，防御机制会减弱，并会表现得十分被动、顺从。

此外，催眠参与者的情感、意志和行为也会根据催眠师的指令而转换，对周围事物的感受性也会大大降低。在催眠状态下，求治者会回忆起早已被"遗忘"的某段生活经历，或是畅述内心的隐私。在催眠理论上，人在催眠状态下会呈现出一种意识分离状态，只与催眠师保持密切的感应关系，并顺从地接受其指令。在此状况下，催眠师会对求治者进行必要的心理疏导，或采取模拟、想象、年龄倒退、临摹等方法来进行必要的心理治疗（表12-2）。

表12-2　催眠治疗的范围

治疗范围	举例
精神疾病	神经症（如焦虑症、恐惧症、强迫症等）
	睡眠障碍（如睡行症、梦魇、失眠症等）
	心境障碍（如抑郁症、躁狂症、双相障碍等）
	儿童行为障碍（如多动症、品行障碍等）

治疗范围	举　例
心身疾病	心理生理障碍（如溃疡、ED、高血压、胃肠功能紊乱、牛皮癣等）
	某些神经系统障碍（如面神经麻痹、偏头痛、小儿麻痹症等）
其他用途	改善情绪、缓解压力（如烦躁、郁闷、焦虑、孤独等）
	纠正不良的行为习惯（如抽烟、酗酒、暴食、厌食等）
	开发潜能（如提高记忆力、行动力、自我管理能力、学习技巧等）

[案例12-4]

我小时候有一次去医院打针。平时我对打针充满了恐惧和焦虑，而那一次打针又是在胳膊上，痛感会更强。所以面对医生手中的针管，我快要哭出来了。

看着我一脸紧张的样子，注射的医生对我说："小孩子，不要怕，你是男孩子，要表现得像个男子汉。下面开始打针，我会给你背一段毛主席语录，等我背完了，针也就打完了。好不好？"

"好。"我机械地回答。然后他大声背诵："毛主席说'下定决心，不怕牺牲，排除万难，去争取胜利'。"

就这样，针打完了，我从此也不怕打针了。奇怪的是，再次接受针管注射，我的痛感也没有那么强了。因为我要向人们证明：我是一个男子汉！

2. 催眠治疗的分类

简单说来，催眠治疗的程度可分为浅度催眠、中度催眠和深度催眠。

所谓浅度催眠，就是通过催眠导入而令催眠参与者感到浑身倦怠、肌肉松弛、呼吸深缓、无力静眼，醒后对催眠中发生的事情有回忆能力。所谓中度催眠，就是通过催眠导入令催眠参与者感到睡意甚浓、浑身无力，醒后对催眠中发生的事只保留部分记忆。所谓深度催眠，就是通过催眠导入使得催眠参与者除对催眠师的说话有反应外，已基本没有知觉，且四肢僵直，甚至对针刺刀割也无痛觉，可施行外科手术。

一般来说，催眠参与者处于浅度催眠状态时进行心理治疗效果最好。这时，可根据催眠参与者的症状，其回忆已遗忘的过去的经历，宣泄其创伤体验；可以询问其病史，生活和工作中的挫折等，为治疗收集资料，可以暗示其做一些动作或讲话，如通过讲话来纠正缄默症；也可以告诉催眠参与者某些症状很快就会消失；等等。

总之，催眠诱发方法各异，众说纷纭，至今仍无统一的分类。笔者根据以往的研究，对催眠术的方式做出下面的简单分类（见表12-3）。

表12-3　催眠的方法分类

催 眠 条 件	简 单 描 述
以催眠手段划分	药物催眠：即使用麻醉药物来催眠（如阿米妥品、硫喷妥品等麻醉药物）
	非药物性催眠：即使用无麻醉药物来催眠（如使用葡萄糖酸钙等）
以催眠程度划分	浅度催眠：即参与者进入浅层催眠状态（如出现宁静、肌肉松弛状态）
	中度催眠：即参与者达到中层催眠状态（如出现无力、迷茫状态）
	深度催眠：即参与者达到深层催眠状态（如出现僵直或梦行状态）
以催眠技巧划分	言语催眠：即催眠师运用语言来进行催眠
	动作催眠：即催眠师运用动作来进行催眠
以催眠人员划分	他人催眠：即由催眠师本人施行催眠
	自我催眠：即由参与者对自己施行催眠
以催眠速度划分	快速催眠：即对参与者进行瞬间的催眠
	慢速催眠：即对参与者进行逐渐的催眠
以催眠人数划分	个别催眠：即催眠者对单一参与者进行催眠
	集体催眠：即催眠者对群体参与者进行催眠
以催眠距离划分	近距离催眠：即面对面地为参与者进行催眠
	远距离催眠：即催眠术对参与者进行远距离（如电话催眠、书信催眠和遥控催眠等）
以催眠环境划分	自然催眠：即受环境影响而产生的自然催眠现象（如在唱歌时的群体亢奋状态）
	人工催眠：即催眠师实施的专业催眠
以意识状态划分	觉醒时催眠：即对参与者在意识清晰时进行催眠
	睡眠时催眠：即对参与者在睡眠状态下进行催眠

总之，催眠可令人做事更专注，且更有精力，特别是在成功学的培训上，自我暗示的力量得到了淋漓尽致的发挥。如有些患有考试焦虑症的学生，在经过催眠暗示的指导后，会在考场上超常发挥，轻松答完考题，也没有感觉那么紧张、疲累。

[案例12-5]

一位长期失眠的神经衰弱患者来求助，我在催眠状态下对他进行暗示：

你很容易接受催眠，说明你大脑的功能良好！

催眠已使你轻松、愉快，焦虑紧张的状态已经消失了，已经消失了。

只要你放松你的大脑，放松你的双眼，放松你的手脚，

你就会有睡意的，有困意的，你就会入睡的。

你的失眠就会治好的，就会消失的，到时你就不会再失眠了！

以后你每晚9点钟一定会睡熟的……直至次晨六七时方醒。

醒来后你会感到精力充沛……你的失眠就会痊愈了，就会痊愈的。

……

治疗结束后，我唤醒该患者，或让其睡完觉后逐渐醒来，又用了下面的指导语：

好了，治疗结束了，今天晚上你就可以舒舒服服地睡一觉。

睡醒后，你一定会精神饱满，头脑清醒。

从此以后，你就会自然睡好的，睡得好的。

……

此时，我根据其病症，用肯定的语言向他指出有关症状将会消失，并就其神经衰弱的心理成因进行了精神分析，找出其心理根源在A型人格特质，并与他商讨了一套很有针对性的放松训练方法。

经过如此两次治疗之后，患者的症状有了很大的缓解。

［案例12-6］

一名戒烟者做了几次咨询后，我给他安排了一次催眠治疗，以加固其积极习惯的养成。我先暗示他说：

你已经做了停止吸食有毒纸烟的决定，

你感到非常自豪，你将疾病和死亡终身替换为健康和幸福。

吸食有害的纸烟，就好像把嘴巴搭到汽车肮脏的排气管上，吸入大量有害的废气，你永远都不想做这件事。

……

听到这里，来访者眉头深锁，一脸厌恶的表情。

接着，我又暗示说：

你的愿望是获得健康，从现在开始。

你热爱吃健康的食物，你拥有锻炼的动力。

你的肺每天都享受着新鲜空气，并制订了一个停止吸烟的计划。

你开始计划并要确保变得长寿且健康，再也不受毒烟废气的危害。

你来到了海边，手里握着最后一包烟，你把它狠狠地投入大海中，感到无比地解脱。

你看到那包烟被海水冲走了，消失了，不见了。

真的，你看到那包烟被海水冲走了，消失了，不见了。

你的不良习惯也就一同消失了，不见了，没有了。

你感到自己也变得越来越健康，越来越自信，越来越可爱。

你吸入一口新鲜无比的空气，感觉呼吸是那么的快乐。

你为自己感到自豪，因为你做了一个精彩的决定，从此开始积极快乐地生活。

此时，我看到来访者深锁的眉头渐渐舒展，脸上也露出了笑容。

……

经过3次催眠加固之后，来访者终于完全摆脱了"香烟的诱惑"。

最后，我想强调的是，催眠治疗能否起作用，关键在于两点：一是求治者是否愿意配合，接受暗示；二是求治者是否有成功体验，尝到了甜头。没有这两点，就是技术高深的催眠师也难免砸牌子，因为实践是检验真理的唯一标准。由此，催眠师要在治疗中把握好时机，选择好人选，不能因求胜心切而欲速则不达。

3. 催眠治疗的步骤

一般来说，催眠治疗可按以下5个步骤来操作。

1）询问解疑（diagnosis）

即催眠师了解参与者的就诊动机与需求，询问他对催眠的看法，解答他对催眠的疑惑，以确定他会了解催眠时会发生哪些事情。在这当中，催眠师要花时间介绍催眠的特点和作用，以免除人们对催眠的普遍误解。

2）诱导阶段（induction）

即催眠师运用语言引导让催眠参与者进入催眠状态，其常用的诱导技巧包括：渐进放松法、眼睛凝视法、深呼吸法、想象引导法、手臂上浮法及其他变形与伪装的方法。

3）深化阶段（deepening）

即催眠师引导催眠参与者从轻度催眠状态进入到深度催眠状态，其常用化技巧包括：手臂下降法、数数法、下楼梯法、搭电梯法、过隧道法，等等。除了这些常用技巧，催眠师还应该随机应变，临时创制出新招来。

4）治疗阶段（healing）

即催眠师根据催眠参与者的需求来实施治疗，这需要催眠师需要良好的心理治疗与精神病理学知识，最好也在宗教、哲学、史学方面有所涉猎。该阶段既是催眠治疗的灵魂所在，也是催眠治疗的功夫体现，会让催眠师与催眠参与者一同体验到"登天的感觉"。

5）解除催眠（ending）

即催眠师让催眠参与者从催眠状态回到平常的意识状态，以确保他对整个治疗过程保有清楚的记忆。催眠师还要给予适时的催眠暗示，帮助他在结束催眠后，感觉很好，并且强化疗效，通常以数数法为主。

总之，在催眠治疗过程中，催眠师与其说是一位催眠程序的工匠，倒不如说是一位催眠的工艺家。他需要针对催眠参与者的个性需求，制订出有针对性的治疗方案，并加以有效的实施。

4. 催眠治疗的注意事项

接受催眠治疗注意事项

1）注意调整好催眠的环境

催眠师在工作之前，要注意环境设置。要选择较为安静、舒适、温馨的环境，以有利于被催眠者的情绪放松，并使人感到舒适和安全。

2）注意调整好催眠的时间

催眠师一次工作时间约在1小时，且最好在下午或是晚上。催眠师可根据催眠需解决的问题的不同而加以调整。一般说来，催眠治疗应有5次以上，第一次为适应性治疗，第二次才真正开始治疗。一般10次为一个疗程。

3）注意调整好身体的状况

催眠师在治疗前，应提醒来访者不要进食太多，不要饮酒（因为饮酒后会出现头昏、头痛、烦躁等反应），不要服用人参、激素等。此外，来访者还应该在接受治疗前保证睡眠充足，并保持规律的生活。

4）注意调整好健康的状况

催眠师要了解来访者的健康状况，注意避免因催眠暗示而引发的精神疾病或不良的情绪反应。禁忌征范围包括以下几个方面：其一，精神分裂症或其他重性精神病，这类病人在催眠状态下会促进病情恶化或诱发幻觉妄想；其二，脑器质性精神疾病伴有意识障碍的病人，催眠可使得症状加重；其三，严重的心血管疾病，如冠心病、脑动脉硬化、心力衰竭等。

（三）相关知识：中医常用催眠按摩穴位

以古人的穴位经络理论为基础，通过使用压力直接在身体的穴道运作。这些穴道多是神经敏感之处，当来访者被按压的时候，会自动地引发注意力，和催眠师的导入语并用，就会影响来访者把身体逐渐放松，产生更好的催眠效果。

在行动前，先让来访者闭上眼睛，做3次深呼吸，然后碰他头顶中央部位，指导他把眼睛往上转动，好像看着他的额头，告诉他继续看着额头，就好像在眼皮固定法中的建议。在此位置，来访者会发现不可能睁开眼睛。

做完这个动作后，告诉来访者把眼睛放松，现在往下看，在按压他身体穴位的时候，随着按压节奏进入恍惚状态。此时开始按压一些利于催眠的穴位，通过有节奏的按压手法，让每一次的按压都将来访者带到更深的催眠状态中。

1. 肩井穴（胆经）

即在肩上中之凹陷处，双手的大拇指一起深深地压，同时暗示对方：现在，熟睡，现在，深沉熟睡，现在，深沉进入催眠状态。留一点儿时间让暗示发生效果。注意：孕妇禁用。

2. 印堂穴（经外奇穴）

即在额头，不要过于用力，维持一个稳定的压力。同时暗示：你现在深沉催眠中，有如你睡觉，你的潜意识心门大开，来接收现在给你的有益建议。

3. 百会穴（督脉）

即在头顶正中央，此处有冒状腱膜、后颈神经。以稳定的压力继续压头顶，同时暗示对方：现在，深深地睡觉，完全不受干扰，但你的潜意识完全清醒，并接受现在我给你的有益建议，这些建议完全都是你所需要的，你在各方面都会得到益处，它们将变成你自己的。放松一会儿，从头顶放开压力，然后再度压入这个指标点，开始给来访者进行治疗。

4. 关元穴（任脉）

即丹田：稳定地压入，同时暗示对方：只要放开自己，现在，漂进愉快的睡眠中，当压力在穴道上，继续往身体上方去。

二、自我催眠的治疗技术

（一）学习目标

了解自我催眠治疗的概念与方法。

（二）基本概念

1. 自我催眠的概念

所谓自我催眠，就是通过自我暗示把意念集中指向某一方向、实现某一目的的方法。古往今来，自我催眠的方法有很多，如佛教的"坐禅观法"、道教的"内养气功法"、印度教的"瑜伽修行法"、欧美的"渐进松弛法"等，都是自我催眠的典范。有人认为，他人催眠和自我催眠不一样，因为前者是被动消极的，而后者是主动积极的；但也有人认为所有催眠都可以说是自我催眠，因为无论是主动还是被动，催眠参与者的配合都是催眠成功的关键。由此，催眠师可以引导参与者"入道"，但"修炼"还是靠催眠参与者本人。

自我催眠技术在生活中比比皆是，其最成功的技术莫过于NLP教练技术[1]。其核心内容是：NLP教练通过积极的语言暗示，帮助当事人清晰目标、激发潜能，充分利用可用资源，以达到最佳的能力状态。由此，NLP教练技术被誉为世界上最具效能的潜能开发技术，已成为当今欧美企业界提高生产力的最新、最有效的管理方法之一。NLP教练技术的应用范围包括员工潜能开发、行动力养成、夫妻有效沟通、亲子关系交流、考试超常发挥等领域，力图激发人们的生活快乐和正能量。NLP教练技术本质上就是自我催眠技术，受训者犹如受催眠者，只有积极地参与和配合，才会有积极的成效和成果。从这层意义上讲，自我催眠技术的最大应用可谓是NLP教练技术，而NLP教练技术最大的理论基础正是催眠理论。

此外，自我催眠技术也被广泛地应用于各类自我成长的培训与修炼项目中去，如禅修技术、静观技术、气功技术，比赛与考试临场发挥技术等，使各行各业的人都有所获益。学会自我催眠技术后，人们可以随心所欲地设计符合自己需求的催眠指令，也可以针对临时状况，自行拟定对治的指令。如参加考试或比赛时，心跳加快，呼吸困难，开始怯场，此时你可以告诉自己："我慢慢从1数到20，每数一次，我就放松一下，数到20的时候，我就会彻底冷静清醒，充满信心，不再紧张了。如果你不断练习，并有成功的体验，你就会掌控自己的心跳速度的。"

拓展阅读12-4

阿里是怎样变成拳王的

拳王阿里[2]小的时候，家人给他买了一辆崭新的自行车。他每天都骑车周游，乐此不疲。

1　NLP是神经语言程序学的英文缩写，其中N（Neuro）指的是神经系统，包括大脑和思维过程；L（Linguistic）是指语言，是指从感觉信号的输入到构成意思的过程；P（Programming）是指为产生某种后果而要执行的一套具体指令。

2　拳王阿里，全名穆罕默德·阿里，世界拳坛上的传奇，也是20世纪60年代最有代表性的人物之一。

一天，他来到警察局找一位叔叔，把自行车存放在警察局门口没有上锁。不想出来后，他发现他的新车已经被人偷走了，气得他直跺脚。

沮丧之余，他的警察叔叔提出教他拳击，来化解烦恼。不想，阿里竟因此迷上了拳击运动，并逐渐成为一个专业拳击手。那个警察叔叔还告诉阿里，每次出场比赛时，就把对手想象成当年偷车的那个人。由此，阿里每次比赛都感觉是一次复仇行动，出拳格外的有力。阿里每次出场比赛，还会面对观众大声疾呼："我是不可战胜的，我是最好的，我就是冠军。"（I am unbeatable, I am the best, I am the champion! ）

就是在这样的自我暗示下，阿里越战越勇，直至夺得全美的拳击冠军！

阿里因为丢失了一辆自行车而成了世界拳王，靠的是两股心理学的力量：第一股是升华自我的力量，即阿里丢车后没有做自暴自弃的事情（如大发脾气、偷别人的自行车等），而是化悲痛为力量，在拳击中化解内心的郁闷；第二股力量是自我暗示的力量，即阿里把对手想象为偷车的人，把自己想象为冠军，这给了他巨大的心理能量。

2. 自我催眠的常用技术

自我催眠的目的是为了放松自我，愉悦自我，强化自我，激励自我。其实，我们每天都在做自我激励、自我暗示的事情。学会自我催眠的技术，会让你更加乐在其中，胜在其中，最终成为个人生活的一部分。下面介绍几种常用的方法。

1）自我语言催眠法（language suggestive method）

就是使用委婉的、肯定的语言来暗示自己。其语言可以是灵活多变的，也可以是即刻创作的。先要花几分钟时间放松身心，或回忆某个美好的人生场面或经历。在暗示前，可多做几次深呼吸，然后可以像下面这样暗示自己：

我来到了沙滩，海水冲刷着我的全身。

我躺在海滩上，晒着暖暖的阳光，感觉很舒服，很舒服。

我沐浴着阳光，感觉很好，感觉很放松，很放松。

我现在自由自在，没有人会来干扰我，打断我，骚扰我。

我不需要在意人，也不需要担心任何人。

我感到了前所未有的舒坦、舒服、舒适。

……

这样说下去，你自然就会感觉放松下来。

2）自我意象催眠法（image suggestive method）

就是想象各种愉悦的画面、情境（如童年的某段美好记忆、大自然的某一美好景象、自己十分喜爱的某一场所、人物与动物等），让自己的心情随着想象也愉悦起来。同时，你也需要调整好自己的坐姿，把双手和双脚都平放下来，只要感觉舒服就行。如果你戴着眼镜，也可将它摘掉。如果是穿着紧身衣物，也可将它们松开或脱掉。然后闭上眼睛，可采用类似上面的暗示语来放松自我。

如此下来，你会很快进入松弛状态的。

3）自我梦境催眠法（fantasy suggestive method）

就是回忆或想象自己做了一个美梦，在做完放松动作后，可以采取类似下面的暗示语来放松自己：

我已经进入了自我催眠的状态。

我想象自己做了一个美梦，我回到了我的故乡。

我回到了我的故乡，我的家乡。

我来到了我外婆的身边，我们很久没见面了，她见到我一下子就笑了。

我外婆见到我就笑了，我也笑了。

她过来抱起了我，我也蹦起来抱住了她。

我蹦起来抱住了她，我感到好温暖，好舒服，好感动。

我激动得眼泪都流了出来，外婆也哭了，可我们也在笑啊。

外婆告诉我要好好听爸妈的话，我说我会的，她高兴地笑了。

我好久没有这么开心了。

我真的很开心。

……

如此下去，你很快就会感觉愉悦的。

4）自我凝视催眠法（gazing suggestive method）

就是将视线集中在眼前的某个点或某个物体上。在盯着某个点时，意识会越来越集中，与此同时暗示自己进行放松，进入催眠状态。在墙上选定一个点，或选择某一物体，你可以将自己的视线集中在它们上面。将这一点称作目标点，一直盯着它（如水晶球、墙上某一点、催眠师手中的一个物件等）。

然后闭上眼睛，采取类似上面的暗示语来放松自己。

5）自我音乐催眠法（music suggestive method）

就是找一张你喜欢的唱片、光盘或磁带，它会令你感到放松、舒适或陶醉。你可以选择动感的音乐，也可以选择舒缓的音乐。先不要播放音乐，而是让自己进入放松状态，给自己一些暗示。当音乐响起来时，你可与自己对话，并让音乐与你融为一体，让音乐帮助你暗示，想象你能知道这些乐器发出声音，传达你的暗示。

如果音乐中有歌词，它就会给自己积极的暗示；而音乐声音的大小会让你有不同的情绪释放。当音乐结束时，你可以暗示自己更加放松，更加平和，告别往事，更加自得其乐。

[案例12-7]

自我暗示减肥录音

如果你想减肥，请自己或请人录制下面的文字（控制在两分钟之内），并在每晚睡觉前听：

我想减肥，想使自己达到理想的体重和体形。

我想使自己达到理想的体重和体形。

我想象自己站在一面镜子面前，在镜子里见到焕然一新的自我，我感到欣喜无比。

我告诫自己：如果我达到了理想的体重，就会显得更加美丽，更加自信。

如果我体内的营养足够了，我就不会有饥饿感，也就不想再吃东西了。

如果我控制好自己的饭量，我就不会再长胖，也就不用再担心体重了。

如果我控制好自己的体重，我一定会给自己买最合身、最漂亮的衣服。

如果我穿上了那最合身、最漂亮的衣服，我就更加喜欢自己了。

如果真是那样，我就会有更美好的体形和精力。

我相信我能做到这一切的，因为我会说到做到的。

我会做到这一切的，因为我能说到做到的。

······

如果你能坚持听一个星期，那么你一定会在吃平常饭量的一半时就感觉饱了。这样，你就会控制住自己的饭量。如果你坚持听一个月，你一定会有惊喜的发现，因为你的饮食习惯有了根本的转变。

最后值得强调的是，你不可以因此而无限制地减少自己的饭量，那样会使你患上厌食症的，那就不是健康减肥了。

拓展阅读12-5

我的1977年高考

1977年12月13、14、15日，我参加了我国"文革"后恢复高考后的第一次考试[1]。那年，我刚好从呼和浩特市内蒙古师范学院附属中学高中毕业。由于是首次恢复高考，而且又来得十分仓促[2]，所以大家都没什么准备，完全靠平时的积累来应战。

我虽然是应届高中毕业生，而且学习成绩在班内一向名列前茅，但我对自己的实力仍不放心，担心自己会考砸。带着这份焦虑，我找到了我的一位高中老师，请他为我做高考指点。不想他在耐心解答了我的所有提问后，语气坚定地对我说："晓东，以你现在的准备状态，如果你考不上大学，那么我们学校就没有人能考上大学了。所以，你只要对自己有信心，就会发挥出最佳的水平。"他的话令我感到非常震撼，心想老师这么看得起我，而我对自己却那么没有信心，真是不应该！于是，我便暗自下定决心，一定要在高考中尽力发挥自己的最佳水平，不让老师对我失望！

1　在"文化大革命"期间，中国的"高考"制度一度被中断了10年（1966—1976）。
2　1977年的"高考"之所以定在12月举办，是因为当时主管文教的副总理邓小平力主当年就恢复高考，所以不能像以往那样在6、7月份举行。

带着这样一份鼓励与期待，我全力以赴地投入了接连三天的高考[1]。第一天高考下来，我感觉相当不错；但第二天下午考历史时，由于出门仓促，我忘了戴眼镜，到了考场之后才发现。因为那年的考试题是抄在黑板上的[2]，我看不清考题，心急如焚，鼓足勇气请求监考老师给我换个位子。他走了过来，亲切地对我说："换位子是不可以的，但我可以把考题交给你，你抄完了再还给我，这不是一样的嘛。"我心头顿时涌过一股热流，连声道谢。

由于发生了不该发生的问题，我在答卷时，总是有一些心不在焉，眼睛时不时地左右观望。不料，这令我更加紧张，因为我看见周围的人都在专心答题，而我却时常走神，这还得了？！此时，我耳边响起了学校老师的叮嘱，心想既然他这么看得起我，我一定要考出自己的水准来。

最后一天下午考英语，这是我的主考科目。而我当年的梦想就是能到北京外国语学院（现北京外国语大学）去读书。在考试前，我忽然有了一种奇妙的联想，就是此时此刻，我就坐在北京外国语学院的教室里上课，一会儿来的老师不是监考老师，而是学校的老师。那种感觉真是美极了！

带着这种美妙的联想，我开始了答题，感觉出奇地顺手，好像那份考卷就是专门为我准备的。"思想在奔驰，下笔如有神。"这是后来我对英文考试的感受。

高考成绩下来，我得了243分[3]，高出一本线53分。这个成绩不仅是我所在中学文科考生中最高的成绩，也是全校考生排位第二的成绩，特别是我的英语成绩，竟是全内蒙古自治区高中应届毕业生考分最高的。换在今天，我就是外语科的状元了！

凭着这个成绩，我被北京第二外国语学院录取，这是当年到内蒙古自治区招生的最好的外语院校。我一生的成就，莫过于此！

回首我的高考经历，我要感谢高中老师对我的激励。现在看来，那是典型的语言催眠暗示，它令我对自己的考试能力充满信心，并尽情发挥。而英语考得好，也与考试前的美妙联想有很大关系。现在看来，那也是典型的情景催眠暗示，它使得我考前的心境尤其愉悦，达到充分的自我放松！

3. 自我催眠的常见模式

在自我催眠的形式上，可采取下列3种模式：默诵式自我催眠、录音式自我催眠、意象式自我催眠。下面详加介绍。

1）默诵式自我催眠

就是采取自我默诵的方式来进入催眠状态。它既可采取出声的方式，也可采取闭声的方

---

1 当年的"高考"都是考三天六门课。
2 1977年恢复高考，来不及采取全国统一的试卷，所以都是各省独自出题。为了防止漏题，当年监考的老师都是现场将考题抄在黑板上。
3 由于是第一年恢复高考，又是各省独立出题，加上那年内蒙古教育厅出的考题有些偏难，所以1977年内蒙古考生的"一本"录取分数线定在190分。

式，关键是能将自己导入催眠状态。对此，人们要注意如下事宜。

- 出声的自我默诵催眠：就是像对自己宣誓，可睁眼，也可闭眼。其好处是可以用声音来强化自我暗示的效果（如大声疾呼），但问题是可能会干扰到他人。如是自我宣誓，最好面对一面镜子来进行自我默诵。
- 闭声的自我默诵催眠：就是像在佛堂里诵经的样子，或是祈祷的样子，可睁眼，也可闭眼。其好处是可以在心里不断强化自我暗示的指令，但问题是效果缺乏力度。

当事人无论采取何种方式，只要令自我感觉良好就可。这当中是没有标准答案的。

2）录音式自我催眠

就是采取听录音的方式进入催眠状态。它既可采取单纯播音的方式，也可采取配乐诗朗诵的方式，关键是能将自己很快导入催眠状态。对此，可采用下面4种模式。

- 听他人录音催眠：就是购买市面上现成的催眠录音，其好处是制作很专业，容易听进去；但问题是没有针对性，不能解决特定的问题。
- 听自己录音催眠：就是自己录制针对自己症状的录音，其好处是很有针对性；但问题是不够专业，且个人未必愿意听自己的录音。
- 听咨询师录音催眠：就是请自己的咨询师或催眠师制作录音，其好处是制作有专业性和针对性，且与录音者建立了信任关系，所以容易听进去；但问题是录制可能不够专业。
- 请咨询师制作专门催眠录音：就是请自己的咨询师或催眠师制作专业的录音，其好处是制作有专业性、针对性和专业性。当然，成本会大一些。

3）意象式自我催眠

就是以自由联想的方式来进入催眠状态。它可采用下面几种模式。

- 景色意象催眠：就是想象大自然的美妙情景，如海滩、森林、名山大川、庙宇殿堂、名胜古迹等。
- 实物意象催眠：就是想象个人喜欢的某种动物（如牛、马、羊、狗等）、植物（如牡丹花、玫瑰花、水仙花、郁金香等）、房屋建筑（天安门、长城）、生活用品（如书籍、电脑、厨具、电视机等）。
- 往事意象催眠：就是想象自己的一段美好的童年经历或往事，如回忆自己随父母旅游，走串亲戚，玩游乐场。
- 亲人意象催眠：就是想象自己的某个至亲，如爷爷、奶奶、外公、外婆在身边，令自己感觉很温暖。

总之，自我催眠旨在挖掘个人的潜能，因人而异，因事而分。所以这当中没有标准的做法，当事人要根据自身的人格特质、生活经历、生活习惯来摸索出一套适合自己的自我催眠模式，并不断运用，不断完善。

[案例12-8]

自我暗示提高考试成绩

婷婷是一位高三学生，她的考试成绩一向飘忽不定，令自己和家人都十分担心，于是找到了我为她做高考催眠治疗。由于我与婷婷不在同一城市，就通过电话咨询来与她共同找出一套适合她的自我催眠方法，并不断尝试，直至完善。在这当中，我与她保持电话联系，以随时解答她的问题，调整她的状态，直至最后考出了理想的成绩。下面是她给我的反馈。

反馈一：

在学校2月25—26日的摸底考试中，我采用了喝咖啡、听音乐的方式自我放松，其中我特别选了莫扎特交响乐中长笛加竖琴演奏的一首曲子，听后感到心情愉悦。在去考场的途中，我根据不同科目想象不同的答题场景。考语文就想象思路清晰，才思泉涌，一定读懂题意，哪怕慢一点儿，并深信"书读百遍其意自现"。考数学就想象做题很顺，难题先跳过，最后会解开的。

虽然语文考试开始时不顺，但越做越顺，诗歌欣赏、作文得心应手，我拿到了语文全班第一名的成绩，这是最高的一次。两天的考试中我始终兴奋、镇定，做每道题都有信心，兴奋到手凉！英语是我的长项，我得了班级第一，与年级第一仅差4分。这是从未有过的！

反馈二：

3月25—26日是全市的一模考试，谢谢您前一天的通话，给予我鼓励。如果说上次摸底考试中无意识运用各科考场情景练习，那么这次是有意识的练习。每科考试前，都想象在考场中如何去解决问题。自认为这次发挥得不错。通过语言给自己暗示，我可以做到的，一定可以的。到目前为止，我开发出3种放松法：喝咖啡提神，防止下午考场发困；提前听喜欢的音乐愉悦心情；考试前每科语言暗示。

反馈三：

一模考试结束，我曾一度患得患失，学不进去，怕下一次会考不好。而且总是担心，这次考得好，以后会还会考好吗？另外，这阶段做题的时候，总认为自己做错了，而照同学的改结果也是改错了，没有了信心。和您通话后又有了信心。我在观念上有了变化，相信正常发挥、超常发挥是可以通过练习达到的，而不是像同学、老师所说的，是可遇而不可求的。

反馈四：

三模考试结束了，我的考试成绩基本稳定下来了，我的暗示方法也明确了，就是喝咖啡提神，防下午考场发困；提前听喜欢的音乐愉悦心情；考试前每科语言暗示。我感觉每次这么做，都能起到让我心情愉悦的功效，真感谢您让我可以靠自己来稳定自己的情绪。以前，我一紧张就做什么都心不在焉，现在不会了！

婷婷在后来的高考中超常发挥，取得了理想的成绩，也去了理想的学校。

无论怎样，自我催眠

怎样提高催眠治疗的效果，催眠师要注意处理好以下的事情：

1. 建立信任关系

催眠成功的关键在于催眠参与者对催眠师的信任。所以，咨询师要给来访者做催眠治疗，一定要先建立起良好的咨询关系，否则来访者就难以配合催眠指令，催眠治疗的效果也无从表现。

2. 进行细致评估

催眠师在做治疗之前，一定要给来访者做一个细致的评估，准确了解来访者对催眠治疗的需求与期待（比如，疼痛的根源，意图，愿望和预期），确保催眠的疗效。

3. 制订明确的方案

催眠师制订切实可行的治疗方案，也是催眠治疗成功的关键。目标定得太高太低，则难以让来访者有成就感。所以，催眠师要寻找一个突破口，让来访者一次催眠就尝到甜头。

4. 不断鼓励对方

催眠师要在暗示过程中，不断鼓励来访者，以促使对方发挥出最大的能量。催眠师还要多鼓励来访者的想象力，使其能随着你的指令而产生无穷的联想。

最后有必要指出的是，有一些新上手的咨询师，因为刚学了催眠技术，就想给每个来访者做催眠治疗，这可能是很危险的。因为催眠术不是万灵药，其效果取决于信任关系的建立及来访者的个体差异。咨询师越是急着要表现自己的功力，就越有可能砸自己的牌子。所以，在催眠术的使用上，咨询师要因人而异，灵活运用。

（三）相关知识：斯坦福催眠感受性量表（表12-4）

表12-4 斯坦福催眠感受性量表

暗示的活动	通 过 标 准
姿势改变（你弯下身去！）	不须强迫就自动弯下身去
闭上眼睛（你的眼皮越来越沉重！）	不须强迫就自动闭上眼睛
手向下垂（你的左手垂下去！）	在10秒钟内左手垂下6英寸
手臂定位（你的右臂无法移动！）	在10秒钟内右手举不到1英寸
手指并拢（你的手指无法分开！）	在10秒钟内手指无法张开
手臂僵硬（你的左臂开始僵硬！）	在10秒钟内手臂弯曲少于2英寸
两手合拢（你的两手相向合拢！）	在10秒钟内两手合拢6英寸之内
口语抑制（你说不出自己的姓名！）	在10秒钟内无法说出自己的姓名
幻觉现象（你眼前有一只苍蝇！）	被试挥手试图将之赶走
眼睛失控（你无法支配你的眼睛！）	在10秒钟内睁不开眼睛
醒后暗示（醒后请坐另一把椅子！）	醒后表现出移动的反应
失忆测验（醒后你将忘记这一切！）	所能记忆的催眠中项目少于3个

评分标准：3分以下（包括3分）感受性较弱

3~6分（包括6分）感受性良好

6分以上感受性较强

岳晓东论催眠暗示

催眠，不是为了进入睡眠状态，而是为了进入专注状态。

催眠，比想象的容易入门，也比想象的难以精通。

催眠的要诀是，信则立，不信则废。

催眠的成功，与其说是催眠师的功力，倒不如说是对时机的把握。

催眠向世人证明：潜意识的力量是无穷的，自我信念的威力是无量的。

催眠的意义在于：帮助来访者在潜意识状态下处理自己的情结与纠结。

催眠的历史要远远长于精神分析的历史，但两者的机理都是相通的，都是试图在一种轻松、自然的状态下处理当事人的内心创伤，发挥其心理能量。

参 考 资 料

1. 岳晓东：《登天的感觉》（修订版），合肥，安徽人民出版社，2011。

2. 岳晓东：《怎样做最好的自己》，合肥，安徽人民出版社，2011。

3. 岳晓东：《三国人物心理分析与职场生存》，北京，机械出版社，2010。

4. 岳晓东：《红楼梦人物心理分析与情感世界》，北京，机械工业出版社，2012。

5. 岳晓东：《心理面面观》，上海，上海人民出版社，2007。

6. 岳晓东：《性格铸造历史》，北京，中国轻工业出版社，2008。

7. 岳晓东：《高考超常发挥和心理暗示》，上海，上海人民出版社，2007。

8. 岳晓东，祝新华：《中小学心理辅导：实用理论与技巧》，北京，北京师范大学出版社，2001。

9. 岳晓东：《哈佛热线》，北京，中国青年出版社，2000。

10. 岳晓东：《与真理为友》，上海，上海人民出版社，2004。

11. 荣格：《回忆·梦·思考》，New York, Vintage Books, 1965。

12. 申荷永：《心理分析：理解与体验》，北京，生活·读书·新知三联书店，2004。

13. 曾奇峰：《你不知道的自己》，太原，希望出版社，2006。

14. 叶维菲：《移情、反移情在心理治疗中的应用与进展》，载《中国临床心理学杂志》，2000（4），247~250。

15. 崔建华，韩伟：《个体心理辅导中移情与心理依赖的区别及调适》，载《健康心理学杂志》，2000（1），7~8。

16. 张小乔，樊富珉，岳晓东：《心理咨询的理论与操作》，北京，中国人民大学出版社，1998。

17. 朱建军：《滋养和安顿我们的心灵》，见《心理医生对你说丛书》，太原，希望出版社，2009。

18. Sherry Corner, Paula S. Nurius：《心理咨询师的问诊策略》，张建新等译，北京，中国轻工业出版社，2004。

19. 约翰·麦克里奥德：《心理咨询师手册：发展个人方法》，上海，上海社会科学院出版社，2004。

20. 约翰·麦克里奥德：《心理咨询导论》，上海，上海社会科学院出版社，2006。

21. 约瑟夫·桑德勒：《病人与精神分析师》，施琪嘉等译，上海，上海科学技术出版社，2004。

22. 诸葛君：《解梦全书》，北京，中国城市出版社，2001。

23. 罗基编：《梦学全书》，北京，中国社会出版社，1995。

24. 荣伟玲，《心理咨询师的三种人生境界》，2010年6月17日，http://www.psychspace.com/psych/viennens-1539。

25.《心理咨询示范》（录像带），岳晓东与南京大学心理健康教育与研究中心共同制作。

26. 弗洛伊德：《解梦：听弗洛伊德谈解梦》，杨东雄译，北京，台海出版社，2004。

27. 弗洛伊德：《弗洛伊德自传》，廖运范译，北京，东方出版社，2005。

28. 张广森编：《弗洛伊德与〈精神分析引论〉》，北京，中国少年儿童出版社，2001。

29. 罗基编：《梦学全书》，北京，中国社会出版社，1995。

30. 诸葛君：《解梦全书》，中国城市出版社，2001。

31. 罗建平：《夜的眼睛：中国梦文化象征》，成都，四川人民出版社，2005。

32. 卓松盛：《中国梦文化》，北京，三环出版社，1991。

33. 方迪：《微精神分析学》，尚衡译，北京，生活·读书·新知三联书店，1993。

34. 荣格：《荣格文集》，冯川译，北京，改革出版社，1997。

35. 汪凤炎：《论中国古代解梦心理学思想》，载《南京师大学报》，1997（6）。

36. B. D. Beitman& D. Yue：《心理治疗师培训课程》（*Learning Psychotherapy*），北京，中国轻工业出版社，2008。

37. Demorest, A.（2005）*Psychology's Grand Theorists: How Personal Experiences Shaped Their Professional Ideas* Lawrence Erlbaum Associates Mahwah, NJ, USA, pp. 60-61.

38. Mary Beth Kenkel and Roger L. Peterson, 2010, Competency-based education for professional psychology, American psychological association Washington, DC.

39. Freud, E, Freud, L., & Grubrich-Simitis, I.（Eds.）（1978）*Sigmund Freud: His life in Pictures and Words*, New York: Norton & Company, p. 316.

40. Lynn, Steven J., 2006, Essentials of clinical hypnosis: an evidence-based approach, Washington, DC : American Psychological Association.